广东科学技术学术专著项目资金资助出版

觉知的过程与心灵境界
——中医心身生命系统的多学科观看

赵燕平　著

U0345187

科学出版社

北京

内 容 简 介

本书以近代解剖学发展历史中中医学独特的视觉经验溯源开展研究，对中医学独特关联性思维与系统视觉感知模式进行理论探索，分析中医医患及与疾病之间的独特联系，以及在针灸治疗中的医患互动模式。在科学实证方面，从中医体质心理特征、疲倦、温度觉、灸感和钵音助眠等方面开展相关人体感知觉研究，为中医学心身理论与诊疗特色提供科学诠释与客观研究参考。

本书是作者作为一名普通的中医针灸医师和中医科研工作者在临床实践和科研工作中的探索、思考与回答，有关内容谨供关注中医感知觉学的临床同道、中医现代心身研究者与中医爱好者等参考指正。

图书在版编目（CIP）数据

觉知的过程与心灵境界：中医心身生命系统的多学科观看 / 赵燕平著. -- 北京：科学出版社，2024. 11. -- ISBN 978-7-03-080027-5

Ⅰ. R229

中国国家版本馆 CIP 数据核字第 2024J25T84 号

责任编辑：彭婧煜　王立红 / 责任校对：周思梦
责任印制：徐晓晨 / 封面设计：义和文创

科学出版社 出版

北京东黄城根北街 16 号
邮政编码：100717
http://www.sciencep.com

北京华宇信诺印刷有限公司印刷
科学出版社发行　各地新华书店经销

*

2024 年 11 月第 一 版　开本：787×1092　1/16
2024 年 11 月第一次印刷　印张：14 3/4
字数：347 000

定价：138.00 元
（如有印装质量问题，我社负责调换）

前　言　>>

后现代主义学者大卫·R. 格里芬（David R.Griffin）曾提醒我们，在身心相关的整体医学观下，医学不可以忽略"人的因素"[①]。作为中华民族在长期医疗实践中逐渐形成的具有独特理论风格和诊疗特点的本土医学体系，中医药学对于健康和疾病的认识不仅重视疾病的客观性，也重视医患及与疾病之间的整体联系。中医对于机体的观看方式立足于中国古代整体恒动哲学观；在临床实践中，除了对机体要素及其物质构成进行解剖认知和系统分析之外，对外显机体生理功能状态与相关的功能联系的观察更是中医诊断的优势与重点，而治疗的过程则具有着信息变换和信息反馈控制的功能系统调节特征。

"医者，意也"，感觉是心理现象的基础，是中医临床诊疗的重要把握之处。本书立足于中医身体观、心身理论、中医体质和经络现象等中医诊疗相关命题，聚焦中医体质心理特征、疲倦、温度觉、灸感和钵音助眠等与感知觉相关的命题，寻找具有可通约性的现代科学技术与多学科研究方法进行科学阐释的途径，为中医学科学研究提供客观参考。

作为体系悠久、临证经验丰富的中医药学体系，其所蕴含的相关独特心身理论为当代生命科学的研究提供了本土化研究途径。本书是对中国古典医学理论、经验事实与科学内涵之间的联系开展相关工作之总结，所获研究结果并不是为了试图证明相关中医理论的正确性，而是为研究相关中医理论和诊疗经验中所蕴含的科学问题提供新的思路与方法；而在此过程中新的发现或为现代医学尚未注意到的新事实，则为在这条探索之路中的意外收获。例如有着悠久历史的小小艾灸之火，具有独特的温阳补气作用和确凿的疗效，而患者所觉知到的温暖的灸感正是跨越医学、心理学和物理学的真实现象[②]。

① Damasio A. The feeling of what happens: body and emotion in the making of consciousness[M]. London: William Heinemann, 1999.

② 杨雪艳, 王永霞, 郑成强, 等. 艾灸温度与提高艾灸疗效的探讨[C]//中国针灸学会针灸临床分会. 中国针灸学会临床分会 2014 年年会暨第二十一次全国针灸临床学术研讨会论文集. 重庆, 2014: 157-159.

目 录 >>

前言

理论探讨篇

第1章 中医学的视觉经验溯源 ………………………………………………3
  1 近现代欧洲古典解剖学观察途径的演变 ……………………………3
  2 传统中国解剖学视觉变迁途径 ………………………………………4
  3 近代中医身体解剖实证观变迁 ………………………………………6
第2章 中医关联性思维与系统视觉感知模式 ……………………………8
  1 生命系统论 ……………………………………………………………8
  2 中国文化的关联性思维特征 ………………………………………10
  3 汉字与传统中国文化心理学共识基础 ……………………………11
  4 视觉自动加工系统 …………………………………………………13
  5 传统中国天文学时空认知定标点 …………………………………15
  6 机体内外在联系模式 ………………………………………………16
  7 "天效以景，地效以响" ……………………………………………18
  8 知觉认知加工模式匹配特征 ………………………………………19
  9 中国传统医学经验的系统性知觉加工 ……………………………21
第3章 疾病的意义、医者的凝视与生命的安顿 …………………………23
  1 疾病的意义 …………………………………………………………23
  2 医者的"凝视" ………………………………………………………25
  3 身体映像 ……………………………………………………………26
  4 天地映像 ……………………………………………………………28
  5 生命的主人 …………………………………………………………29
第4章 "得气"中的医患互动与心理感知特征 …………………………31
  1 "得气"概念中的感知觉内涵 ……………………………………31
  2 影响针刺得气的机体反应性、心身状态与心理因素 ……………32
  3 针刺得气中的注意特征 ……………………………………………33
  4 针灸手法中基于具象思维的感觉操控 ……………………………34
  5 针灸过程中的心理暗示效应 ………………………………………35
  6 疗愈的过程 …………………………………………………………36

实证研究篇

实证研究一 中医体质与心理特征实证研究 ·········· 40

第 5 章 中医体质与心理特征研究进展 ·········· 41

　1 中医体质学相关介绍 ·········· 41

　2 体质心理特征与生理功能关系 ·········· 43

　3 中医体质学与情绪心理学 ·········· 45

　4 中医心身疾病诊疗特点 ·········· 46

　5 中医体质与心理测量 ·········· 47

　6 中医体质学在心理危机预警干预中的应用 ·········· 49

第 6 章 中医体质学与人格统一性实证研究 ·········· 51

　1 资料与方法 ·········· 51

　2 结果与讨论 ·········· 52

第 7 章 中医体质、人格特质对抑郁的影响研究 ·········· 55

　1 资料与方法 ·········· 55

　2 结果 ·········· 56

　3 讨论 ·········· 58

第 8 章 中医体质、精神因素与焦虑相关性研究 ·········· 59

　1 资料与方法 ·········· 59

　2 结果 ·········· 60

　3 讨论 ·········· 63

第 9 章 备考大学生睡眠问题和中医体质、人格特质的关系 ·········· 64

　1 资料与方法 ·········· 64

　2 统计学方法 ·········· 65

　3 结果与讨论 ·········· 66

实证研究二 中医气虚质认知反应特征相关研究 ·········· 73

第 10 章 中医气虚质与心理活动状态、反应特征研究进展 ·········· 74

　1 中医体质构成要素 ·········· 74

　2 中医气虚质研究进展 ·········· 75

　3 气虚质主观疲倦感知特征研究 ·········· 77

　4 中医体质与经络相关性研究进展 ·········· 78

　5 气虚质心理活动状态与相关认知学研究进展 ·········· 80

　6 事件相关电位技术在相关研究中的应用讨论 ·········· 81

第 11 章 中医气虚质和平和质原穴生物电信号值与主观疲劳相关性研究 ·········· 86

　1 资料与方法 ·········· 86

　　　2　结果 ……………………………………………………………………… 87

　　　3　讨论 ……………………………………………………………………… 90

第12章　中医气虚质和平和质被试者心算任务 ERP 研究 ……………… 92

　　　1　资料与方法 ……………………………………………………………… 92

　　　2　结果与讨论 ……………………………………………………………… 94

实证研究三　中医体质温度觉差异研究 ………………………………… 100

第13章　中医体质与温度觉现代研究进展 …………………………… 101

　　　1　体温与温度觉 ………………………………………………………… 101

　　　2　中医体质体温特征 …………………………………………………… 103

　　　3　中医体质与温度觉 …………………………………………………… 106

　　　4　临床及病理经络检测相关研究 ……………………………………… 107

　　　5　中医体质、脑功能及温度觉研究 …………………………………… 108

第14章　不同体质受试者温度觉得分与穴位生物电信号值的相关性研究 …… 112

　　　1　临床资料 ……………………………………………………………… 112

　　　2　方法 …………………………………………………………………… 113

　　　3　结果 …………………………………………………………………… 115

　　　4　讨论 …………………………………………………………………… 117

第15章　基于 fMRI 静息态功能连接研究对不同体质温度觉敏感差异性研究 …… 120

　　　1　实验方法及过程 ……………………………………………………… 120

　　　2　数据处理 ……………………………………………………………… 122

　　　3　结果 …………………………………………………………………… 124

　　　4　讨论 …………………………………………………………………… 130

　　　5　总结 …………………………………………………………………… 131

实证研究四　灸感研究 …………………………………………………… 132

第16章　艾灸作用机制研究进展 ……………………………………… 133

　　　1　灸感与灸量 …………………………………………………………… 134

　　　2　艾灸温热效应 ………………………………………………………… 135

　　　3　红外技术在艾灸、体质等方面的中医研究应用 …………………… 137

　　　4　亚健康疲倦人群经脉与艾灸研究进展 ……………………………… 141

　　　5　气海穴艾灸研究进展 ………………………………………………… 142

　　　6　中医体质、艾灸神经基础相关研究 ………………………………… 144

第17章　艾灸对人体红外热像及生理信号的即刻效应观察 ………… 148

　　　1　临床资料 ……………………………………………………………… 148

　　　2　方法 …………………………………………………………………… 149

3 结果 ……………………………………………………………………… 149

4 讨论 ……………………………………………………………………… 152

第18章 艾灸对不同中医体质机体红外热像与生理信号的即刻效应研究 ……… 154

1 资料与方法 ……………………………………………………………… 154

2 结果 ……………………………………………………………………… 156

3 讨论 ……………………………………………………………………… 158

第19章 不同体质气海穴悬灸前后原穴生物电、近红外脑成像特征变化研究 … 161

1 资料与方法 ……………………………………………………………… 161

2 结果 ……………………………………………………………………… 164

3 讨论 ……………………………………………………………………… 180

实证研究五 音乐助眠中医相关研究 ………………………………………… 183

第20章 音乐助眠中医相关研究进展 ………………………………………… 184

1 传统中医音乐诊疗相关理论 …………………………………………… 184

2 音乐共振效应与中国乐律相关研究 …………………………………… 185

3 经络声学特征研究进展 ………………………………………………… 188

4 音乐促眠研究进展 ……………………………………………………… 190

5 音乐促眠脑功能研究 …………………………………………………… 192

6 现代经穴-脑功能整体性研究进展 …………………………………… 196

第21章 备考睡眠问题者经穴生物电特征与钵音助眠效用及机制研究 ……… 199

1 资料与方法 ……………………………………………………………… 199

2 结果 ……………………………………………………………………… 202

3 讨论 ……………………………………………………………………… 208

第22章 钵音助眠基于经穴–脑功能整体性作用机制研究 ………………… 212

1 资料与方法 ……………………………………………………………… 212

2 结果 ……………………………………………………………………… 216

3 讨论 ……………………………………………………………………… 219

后记 ………………………………………………………………………… 226

理论探讨篇

内容导论

　　对身体的观看和生命的觉知为个体认知世界之本初，身体观亦是中国传统哲学观的重要内容，而中国传统哲学对身体的认识与西方哲学话语里的身体的呈象有着本质差异。中医学藏象、气血、经络、病因病机学等基本概念和整体观、辨证论治思维与个体化诊疗康健等重要命题的发生、立足始终与中国传统哲学对身体的认识密切相关，而对中医学中的身体的观看更是重新认识中华文明和价值的重要途径。

　　从现代视觉认知学角度来看，看与看见之间亦存在着因人而异的不同感知过程与结果。追溯中医学中的藏象、经络学说等身体观念的视知觉发生源头，观看与梳理其中所看之主体与被看之客观研究对象的关系与互动，并在视学历史演变中去解读作为观看者的主体内涵演变的方式，或许是重新认识与理解传统中医心身生命系统相关概念发生的现代理解新途径，而相关答案或因处于不同历史阶段的研究者自身世界观、自觉和觉他的不同角度而显示出具有着不断被重新发现、重新解读与重新建构过程的特点。

　　传统中医学对"疾病"这一概念界定与诠释有其独特之处，在传统中国文化中，"疾病"为一种生病状态，由观者或患者视觉等感知途径所获信息界定。而18世纪晚期所形成的基于对疾病的科学凝视角度，医者所观察的"疾病"与被纳入科学的分类范畴和因果解释中的"疾病"发展为两个不同的属性。疾病的体征被演绎为客观的、可以量化观看的数据。传统中医理论以"身体"作为外在自然的"喻体"向人们呈现出可观、可感的对于生命现象的经验认识，并由此完成了身体认知向自然认知与哲学建构的逻辑转向；更基于"以人为本"的治疗理念，在对肉身问题的针对性治疗外，同时注意内在心灵层面的疗愈。而中国的道家尝试超越生命的有限性，并由生命的现象逐步走向生命的本体意义，在这一过程中道家个体将不断探究生命个体的终极真实，反求于内心，从而或可以寻找到与其个体生命特质最相吻合的安顿生命之路。

第 1 章

中医学的视觉经验溯源

人类视觉经验为个体建构自身知识体系的主要来源，个体通过眼睛的主动观察是获取外在信息的主要通道。人类视觉观看方式的发展过程不仅是人类认识生命的发展史，也是人类心灵发展史与文化交流的历史。从人类对"身体"的结构观察、对生理功能的探索与对病证现象阐释的认知发展过程，可清晰地发现现有的医学理论体系不断发展过程之中的脉络。当近代相关人士以人体解剖生理学为基础、以医学实验室检测技术的科学标准来评判中医是否具有科学性时，其视野所及之处便是传统中医学存在在理论上的阴阳五行、精气神、藏象和经络学理论之难以理解与望闻问切等中医传统诊断技术操作之模糊性，因此近现代欧洲的医学科学活动所形成的视角如何而来、如何发展的考察观看或为研究中西医汇通的前提与关键之处。

1 近现代欧洲古典解剖学观察途径的演变

人体解剖学为研究人体正常形态结构的学科，是医学重要的基础内容。古罗马医生盖伦（Claudius Galenus，129～199 年）所著《论身体各部分的功能》《论解剖操作》等书曾是西方较早和较完整的解剖学著作，书中以公开的动物解剖和生理实验为示范，记载了大量的解剖知识，并首次介绍解剖技术，对血液运行、神经分布及内脏器官有较详细而具体的叙述。盖伦认为视觉对于身体的观察是认识人体构造的重要工具与途径。他坚持"如果有人希望观察自然的构造，他应该信任的不是解剖学的书本，而是自己的眼睛"[①]。

14～16 世纪的欧洲文艺复兴时期被认为是近代科学开始产生的特殊时期，也是欧洲科学与艺术相互交融的重要时期。波兰天文学家哥白尼（Mikolaj Kopernik，1473～1543 年）在 1543 年发表了著名论著《天体运行论》，该书的出版标志着文艺复兴时期"日心说"等天文学的革命性改变，成为当代天文学和现代科学的起点。在同一年，与哥白尼齐名的近代科学的开创者、著名人体解剖学家维萨里（Andreas Vesalius，1514～1564 年）以客观观察方法、实验至上主义为精神实质开展了人体尸体解剖法与解剖学命名标准化工作。维萨里对人体的形态构造系统进行了详细而完善的记录，其所出版《人体构造》一书则奠定了近现代解剖学的基础。维萨里提出解剖学者不要盲从权威，必须亲自动手解剖，根据自己的观察和实验对事实做出判断，从此观察实验至上成为近代以来医学的

[①] 雷·斯潘根贝格，黛安娜·莫泽. 科学的旅程: 插图版[M]. 郭奕玲，陈蓉霞，沈慧君译. 北京: 北京大学出版社，2008.

视觉观察风格的转向。基于这种视觉观察方式，在实地观察和实验的基础上所发展的实证精神指导下，人体血液循环、细胞学说等一系列重大发现相继出现，而这些发现标志着人类医学由医疗技术转向医学科学，西方近现代医学由此奠定了基础。

随着 18 世纪欧洲工业化进程的迅速发展，光学等物理学理论与技术得到了快速发展，可进行精准测量的听诊器、血压计、体温计等一系列医学光学设备的发明与使用推动了临床医学的发展。此外，人体实地解剖学的发展和测量技术的应用极大地推动了近现代欧洲医科大学对于探究生命起源和身体结构的科学活动的开展。在 19 世纪随着消色差显微镜和改良复式显微镜的应用，解剖学观察研究即从器官层次进入组织层次。在此基础上，随着微细解剖学和细胞学的逐步发展，解剖学从宏观到微观不断得到深入发展；在病因学方面，细胞病理学说及细菌学相关理论的提出则为诠释人体疾病发生机制提供了更为科学与准确的病因说明；在治疗技术的发展方面，伴随着麻醉药和消毒化学剂等的发明，外科手术得到了长足的发展，同时药理学、药物化学等的发展推动了现代制药工业的进步；与此同时，伴随着现代医学的科学性、技术性的不断发展，医学的人文性和社会性的结构内涵亦随之发生了深刻变化；随着科学技术在人体疾病的诊断与治疗中的应用，医者与患者看待身体状态的方式也在不断地发生改变。

2　传统中国解剖学视觉变迁途径

中文"解剖"一词实际上早在《黄帝内经》时期已经存在，而基于视觉观察所获的人体解剖知识以文字方式记录也有相当长的历史。我国现存的第一部医学经典著作《黄帝内经》中即已有关于人体解剖学知识的文字记载，《灵枢·经水》已明确记载并提出"解剖"一词，并记载有"度量切循"等经络学习与研究方法，以及相关的调查统计记录，如"若夫八尺之士，皮肉在此，外可度量切循而得之，其死可解剖而视之，其脏之坚脆，腑之大小，谷之多少，脉之长短……皆有大数"，显示了《黄帝内经》时期的中国医家已对人体的构造明确地进行了来自视觉的观察与阐述。据称为战国时期的秦越人（扁鹊）所作的《黄帝八十一难经》（简称《难经》）则首次记录了对人体肝、心、肺和脾的形态所作的肉眼观察结果，书中记录了心为"七孔三毛"，肺有"六叶两耳，凡八叶"，肝则"左三叶、右四叶，凡七叶"等客观特征描述文字。随着《黄帝内经》《难经》在传统中医经典的地位确立，书中所记录的解剖学文字内容为后世医家所尊崇。

在人体解剖图谱绘制方面，《隋书·经籍志》《旧唐书·经籍志》《新唐书·艺文志》等古代典籍均载有《黄帝十二经脉明堂五脏人图》一卷，提示隋唐时期可能已出现过人体解剖图一类的图像类记录。五代时期医道家运用图画形式表达关于人体内脏的认识，其中道家烟萝子所著《内境图》中录有我国现存最早的人体内脏腑图，为后世绘制解剖图之先河，该图中除肝和脾的位置不正确外其他脏器的位置大致与实体解剖相吻合，该书的问世影响了其后我国的脏腑图记录方式，该影响一直持续到元明清时期。

我国古代解剖文献及图谱皆显示了我国古代医家以视觉的方式对人体构造进行观看。例如，《汉书·王莽传》中第一次以文字形式确切记载了天凤三年（公元 16 年）我国基于医学的实际人体解剖活动："翟义党王孙庆捕得，莽使太医尚方与巧屠共刳剥之，量度五臓，以竹筳导其脉，知所终始，云可以治病……"有关文字显示了我国古代医家在总结先民经验的基础上，已用文字记录人体解剖的观察结果，并进一步用其理论逻辑推理来解释人体构造及采用朴素的自然观来解释人体机能的认知方式。宋代医家更基于"刑人于市"开展了解剖活动，并依据实际观察研究结果进行了更为精确的文字记录。

北宋庆历年间（1041～1048 年）宜州州吏吴简对当时五十多具刑场囚犯尸体开展了喉部、胸腹腔脏腑解剖活动，并由画工宋景绘制成解剖图谱——《欧希范五脏图》，该图谱为已知中国最早记录人体解剖的观察图谱，虽已失传，但从尚存的一些著作中仍可窥其大概。该图谱对人体胸腹脏器间的位置进行了观察及相互关系的描述，其内容较之前人详明而准确。值得注意的是，绘制者已注意到如右肾比左肾位置略低等人体解剖实际情形与经书所述不一致之处，并明确记录了脾在心之左的事实，从形态学上纠正了左肝右脾的传统认识。书中亦记录了"蒙干多病嗽则肺且胆黑。欧诠少得目疾，肝有白点"等病理解剖现象内容，首次开创了中国医学史上从人体内脏形态的解剖改变寻找体表病证产生原因的先例。

北宋崇宁年间（1102～1106 年）医家杨介和画工根据他们所观察到的被宋廷处决剖剐的反叛者胸腹内脏绘制成《存真图》（该图谱现已佚失，相关解剖图谱及其说明性文字尚由元明时期的医书转录得以保存）。该图谱绘制具体，不仅有人体胸腹内脏的正面、背面和侧面全图，而且还有分系统、分部位的分图。如图谱中肺侧图为胸部内脏右侧图形，心气图为右侧胸和胸腔的主要血管关系之图，气海横膜图为横膈膜正在其上穿过的血管和食管等形态图，脾目包系图为消化系统图，分水阑图为泌尿系统绘图，命门、大小肠膀胱之系图为泌尿生殖系统的绘图……所绘诸图及其文字说明大致正确，较之《欧希范五脏图》，《存真图》更加详细具体与精确。在其心气图中绘出了心脏与肺、脾、肝、肾等脏器的血管联系，为中国古代生理解剖学史上的重要发现。《存真图》[1][2]被认为是中医史上一部最有价值、最有成就的解剖学图著之一，并成为当时及后世理解解剖学图著的范本，宋以后医籍中所描述的人体脏腑图形及其文字说明，基本上都取之于该书。《欧希范五脏图》和《存真图》等我国古代解剖图谱的出现标志着当时的中国人体解剖学水平已处于世界领先地位。

南宋司法官吏宋慈（1186～1249 年）集前人验尸经验大成，著有《洗冤集录》一书，该书为世界上现存的第一部系统的法医学专著。与《黄帝内经》所记载的"骨度"体表测量法不同，《洗冤集录》中相关的骨学知识为通过观察真实的人体骨骼所获，在中国历史上首次对骨骼及其数量做出了系统论述，被认为对于人体脏腑的认识观察确较前代更加全面而准确。在这一时期，医家绘制并铸造了世界上最早的人体解剖模型，彰显了中

① 严辉. 清代法医学文献整理研究[D]. 贵阳: 贵州中医学院, 2008: 93.

② 傅维康, 李经纬, 林昭庚. 中国医学通史: 文物图谱卷[M]. 北京: 人民卫生出版社, 2000: 1.

国古代解剖学客观实证的本质，在此基础上中国医学逐步形成了客观人体解剖学系统的内容体系。

在漫长的中医学发展历史中，中医医家更愿意尊崇《黄帝内经》等古代中医经典人体相关理论，也因此存在缺乏更多的实际解剖与客观实证检验的情况。

3　近代中医身体解剖实证观变迁

明清之际，西学纷纷由欧洲传入中国，如欧洲天主教耶稣会德国传教士邓玉函（Jean Terrenz，1576～1630年）所著《人身说概》、罗雅各（Giacomo Rho，1593～1638年）所编《人身图说》、白晋（Joachim Bouvet，1656～1730年）与巴多明（Dominique Parrenin，1665～1741年）等所翻译《钦定格体全录》等作为最早的欧洲解剖学西来专著传入当时的中国。

西方解剖学知识在近代中国开始传播之时，当时的国人均未将这些知识与治疗疾病联系在一起，而更多以儒家格物的角度审视。"身体发肤，受之父母，不敢毁伤"（《孝经·开宗明义》），受中国自古以来的传统儒家道德思想、伦理和风俗等诸多方面的影响以及人们对于研究自然界和技术的兴趣所限，大部分人对于西方解剖学理论的学习并没有与解剖实践相结合。例如，被称为"中西汇通第一人"的王宏翰（1648～1700年），为当时清初唯一接触过西方解剖学的中医医家，其以儒家性理之说结合西医之学，互相发明。王宏翰在其所编撰《医学原始》一书中记载了大量中国和西方的人体解剖生理知识，但书中对于人体解剖生理的叙述，中西学说基本上是相互分离，并无融合的，通览全书，亦没有关于中西医学异同的讨论，也没有对中西学说进行进一步的深入比较。作为少时即接受传统儒家教育背景的近代医家，王宏翰认为医学的最高境界是儒学，认为"大医大儒道无二理，学宜穷理，格物务得致知之功，庶可与讲儒而论医"。

随着18世纪西方工业化进程的迅速发展，以人体解剖和测量的方法探究生命起源和身体结构的科学活动在欧洲医科大学方兴未艾。19世纪后半期，当西方解剖学再次传入时，此时的中国仍没有出现可以积极接纳的专业群体，当时的中医学家仍然在讨论"形质"与"气化"的关系问题，实质上就是解剖学对中国医学有没有用的问题。后世范行准（1906～1998年）评论王宏翰的汇通思想为"宏翰之医学思想渊源，盖成于大学致知格物之说，此致知格物与西国医学颇合，因而采用其说。演致知格物之说者，在宋则有程颐、朱熹诸人，故宏翰之医学以宋儒之说融会西方医学，反之亦可言以西方医学诊释宋儒之说，犹宋儒以禅学入儒学也……"，事实上，除王清任（1768～1831年）有过解剖实践的记录外，清代中国传统文化下的解剖实践活动尚存在实证缺失的状况[①]。

此外，近代学者方面则以毕拱辰（？～1644年）、方以智（1611～1671年）等为代表敏锐地意识到西方的解剖学知识为通过实地观察所获得的实证科学，与中医脏腑经络等理论之间存在认知差异。随着时代的发展，近代学者、医家亦开始自觉进行中西医人

① 赵璞珊. 中国古代医学[M]. 北京: 中华书局, 1997: 235.

体身体观的比较，其成为讨论的热点与争论的焦点。著有中国最早骨学专著《中西骨格辨正》的清代医家刘廷桢明确指出中国所发展的医学存在着"中医骨骼之误，病在牢守古训，不事检验，以至承伪袭谬，失其真原"等解剖学相关问题[①]。

1840 年之后，当时的西洋医学大规模传入中国并得到了迅速发展，医院这一新型医疗产物也由沿海进入内地；在清末至辛亥革命建立新政权时期，中国新医学被纳入国家部门并占据了中国医坛的首要地位。1895 年甲午战争的失败标志着清朝历时三十余年的洋务运动的失败，伴随着当时中国空前严重的民族危机，中国国民增强了摄取西方文化的主动性。在此大环境下，效仿日本的明治维新，引进西方科学文化遂成为当时中国知识界的强烈共识，当时的民国著名教育家张伯苓先生（1876～1951 年）甚至发出"强国必先强种，强种必先强身"的呼吁，直接影响了当时中国全面向西方医学学习的舆论导向[②]；中国学人丁福保（1874～1952 年）所开创的翻译日文医学书籍则揭开了汉译西医文献在华普及推广的新篇章；以汤尔和（1878～1940 年）为代表的留日医学生在完全西化氛围中接受了现代医学的熏陶，并在 20 世纪初成为活跃于医学界、教育界的中西医学跨文化中介，在推动中国医学由传统向现代医学的转变中起到关键性作用。实际上，作为最早传入中国的较系统的西医学科知识，中国近现代解剖学经历了从明末邓玉函翻译《人身说概》到民国初年《解剖条例》的颁行以及公开解剖的施行近三百年的发展历程。当民国政府内务部在 1913 年 11 月 22 日颁布《解剖条例》法令及公开解剖的施行之时，即象征着西方医学以实验科学方式在中国本土化的正式开始，亦标志着以西方解剖学为标准的身体观已被中国医学界广为接受。

人体为人类所观察到的基本和最隐秘的人类真实的现象，现代哈佛大学学者栗山茂久（Shigehisa Kuriyama）对古希腊医学和中国医学所存在的极为不同的人体观看方式进行了分析。他认为"近代中西医学所交汇之点"在于古希腊医学关于人体的描述与中国医师关于身体的想象这两者之间所存在的差异，中国人身体观念具有独特的视觉知识和视觉风格。17～18 世纪欧洲人通过浏览中国医学文献所见到的中国人对于身体的描述内容就像一个来自想象之地的叙述。栗山茂久将中国元代医生滑寿（约 1304～1386 年）所撰《十四经发挥》和近代人体解剖学的创始人维萨里所著《人体构造》进行了比较，结果发现"在滑寿的图中，我们正好失去了维萨里图中人的精确连接的肌肉。在受针灸者身上标记出的那些点，也必然排除了维萨里关于身体的幻想"。对于中国人所具有的特殊身体观念，栗山茂久认为正是在于中国医师忽视了眼睛的证据这一事实。中医从来不承认由古希腊解剖学家们凝视所发现的细节，而对那些为解剖学难以证实的不可见结构则加以整合。中国人身体观念使人困惑的他性（otherness），大部分存在于它对于解剖学主张的抵制上。栗山茂久[③]对他的发现做出了如下解释："对中国人身体观念的研究，不仅仅是要追求另类的视觉知识，也必须考察这一种另类的视觉风格、不同的观看方式的本质和神秘性，及其对于中国医师如何了解、为何如此了解的含义。"

---

① 牛亚华. 中日接受西方解剖学之比较研究[D]. 西安: 西北大学, 2005.

② 王文俊. 张伯苓教育言论选集[M]. 天津: 南开大学出版社, 1984.

③ 栗山茂久, 张春田. 中国古典医学中的视觉知识[J]. 枣庄学院学报, 2012, 29（6）: 20-33.

第 2 章
中医关联性思维与系统视觉感知模式

文化之于人类，如水之于鱼。不同文明与文化传统中所涵盖的不同民族背景、教育背景和文化等，皆为影响个体成长学习的目的与过程的重要因素。中国现代著名历史学家、思想家与教育家钱穆先生[①]（1895～1990 年）认为"中国文化演进，别有其自身之途辙，其政治组织乃受一种相应于中国之天然地理环境的学术思想之指导，而早走上和平的大一统之境界。此种和平的大一统，使中国民族得继续为合理的文化生活之递嬗"。基于中医与中国的传统文化所具有的密切的依存性关系，从文化的时空观念、认知方式等角度去探索传统中医理论的形成方式，无疑是必要途径。

1　生命系统论

医学是关乎生命健康与疾病诊疗的学科，其研究对象为人体机体生命现象与特征，医学亦因其保健、养护与卫生作用体现了其社会性。医学实施者为人，医疗的对象亦为"人"之个体，生存于现世的个体不断以主动或被动的方式关注和重视当下生命状态。生命实质到底是什么呢，生命现象或生命体是可以被还原成物理、化学的运动的规律？还是可被分解为各个部分和局部的过程？或者还是由生命内部非物质或超物质"生命力"所构成？以上问题为历史研究者所关注。现代医学从以往重视结构和局部机制、单纯研究病理逐步向生命-心理-社会的整体研究不断发展，对生命系统中复杂形态与动力学系统间相互作用的全面考察逐渐成为现代医学的关注点。而寻求秩序与混沌之间的古典和谐以及寻求人与自然之间新的和谐亦为混沌学乃至整个系统科学理想，也因于此，从系统科学的角度为中国文化与西方文化的对比研究提供了切入口与契机。

面对生命现象的复杂问题与阐述，现代美籍奥地利理论生物学家、哲学家路德维希·冯·贝塔朗菲（Ludwig Von Bertalanffy，1901～1972 年）在其著作《关于一般系统论》中提出了机体论思想理论，他认为应将有机体作为一个整体来考虑，人体具有整体不可分性，部分在整体中与在整体外有根本的区别。系统是相互联系、相互作用的诸元素的统一体，而整体性是系统最为突出、最基本的特征之一。作为有机整体的生命，系统是处于相应的关系并与环境发生关系的各组成部分的总体，以此观点，生命系统被认为是自我组织的生命，为组分间相互依赖的系统。而从生命体角度进行观看，由细胞组织形成的生物有机体是有生命的整体；从社会角度看，置身于特定家庭关系、经济关系、

---

① 钱穆. 国史大纲: 上册[M]. 3 版. 北京: 商务印书馆, 1996: 5.

政治与文化关系中的个体之整合为社会系统。贝塔朗菲认为，"活的有机体和死的有机体之间有着根本的区别，从物理、化学的观点来看，正常的、有病的和死的有机体都是一样，因为根据他们的定义和原则，无法区别……新陈代谢是生命的基本特征，生命有机体是在其'组分连续不断的更替中维持自己'"①。

对于机体而言，机体是在不断地演化的过程中具有了其生命性的时间，而时间的延续就是生命的展开。如果说在以时间可逆和确定性为特征的线性科学视野下，世界是静态的，被看成是无生命的机器与摆钟，科学与文化随之产生了分裂。以整体、生成非线性为特征的系统科学从世界观、方法论的深层次上将自然科学、社会科学、技术科学与艺术科学这些曾相互割裂的内在统一在一起，并以生命性时空观取代了以往的机械性或物理性时空观。人、科学与环境的关系以及科学本身的观念正在发生一系列的深刻变革，对生命的尊重、深切的人文关怀，对科学与哲学、科学与文化之间的内在统一的追求，是以系统科学为代表的现代科学精神与新理性的主要特征之一。

具有几千年历史的传统中医文化所具有的却是自然而然、具有时空特性的层次结构。在以《黄帝内经》为代表的中医典籍中，传统中医理论体系承载着《尚书·洪范》五行思想形成的认知思维模式，在这套认知思维模式中，世界上任何一事物运动的循环周期必然相应地分为五个阶段，每一个事物内部具有与五行运动相适应的五行结构，天地中的万事万物皆按同气相求原则被认知归纳于如《素问·金匮真言论》所陈述的五行系统结构之内。

> "东方青色，入通于肝，开窍于目，藏精于肝，其病发惊骇，其味酸，其类草木，其畜鸡，其谷麦，其应四时，上为岁星，是以春气在头也，其音角，其数八，是以知病之在筋也，其臭臊。"

> "南方赤色，入通于心，开窍于耳，藏精于心，故病在五脏；其味苦，其类火，其畜羊，其谷黍，其应四时，上为荧惑星，是以知病之在脉也，其音徵，其数七，其臭焦。"

> "中央黄色，入通于脾，开窍于口，藏精于脾，故病在舌本；其味甘，其类土，其畜牛，其谷稷，其应四时，上为镇星，是以知病之在肉也，其音宫，其数五，其臭香。"

> "西方白色，入通于肺，开窍于鼻，藏精于肺，故病在背；其味辛，其类金，其畜马，其谷稻，其应四时，上为太白星，是以知病之在皮毛也，其音商，其数九，其臭腥。"

> "北方黑色，入通于肾，开窍于二阴，藏精于肾，故病在溪；其味咸，其类水，其畜彘，其谷豆，其应四时，上为辰星，是以知病之在骨也，其音羽，其数六，其臭腐。"

在系统论理论②中，一个系统之外所有与之相关联的事物或存在的集合被定义为该系

---

① 李曙华. 从系统论到混沌学: 信息时代的科学精神与科学教育[M]. 桂林: 广西师范大学出版社, 2002: 271-277.

② 伊利亚·普里戈金. 确定性的终结: 时间、混沌与新自然法则[M]. 湛敏译. 上海: 上海科技教育出版社, 1998: 42.

统的环境,环境与系统具有不可忽略的联系,为系统存在与生成演化的必要条件与土壤。凡系统都有其作为整体的形态、结构和功能,系统与环境之间具有相应的边界,系统既依赖环境,又对环境保持相对的独立。对于生命系统而言,生命作为系统的各项条件,从整体上考虑则包括其组分的类型、数目和相对位置。《素问·金匮真言论》中详细记录了中国古人对机体内外联系的认知体系,人体脏腑在外与五星、五方、五色、五季等外在因素相关,在内与五体、五华与五志等解剖结构、生理功能联系,其所形成的以金木水火土五行为代表的五个子系统,充分展示了传统中国医学所基于的中医机体系统认知范式,具有以时间、空间为观看尺度,与天地所代表的宇宙相合相通的特征。

著名中国科学史研究者李约瑟(Joseph Needham,1900～1995 年)认为中国的科技发展实际上从未"停滞",而在缓慢上升,如果假以时日,甚至也许会独立走向一场"有机论的科学革命"①。在李约瑟看来,爱因斯坦之后,牛顿图景已经被证明具有局限性,西方的机械论及其背后的自然法观念也不再具有"天然的合法性"。智慧的中国人想出了一种有机的宇宙观,将自然与人、宗教与国家,过去、现在、未来之一切事物皆包含在内。他认为现代科学和有机论哲学及其整合层次已经回到了中国的有机论的道路。

2　中国文化的关联性思维特征

中国人以万物相互联系、相互关联的思维方式为世所见,整体观是中国传统文化的核心特征,而类比推理、同类相求为整体观的核心,在这种整体观方法论中,对于事物的认识在于从该事物与其他事物的关系中进行考察。李约瑟认为"在所有的中国思想中,关系或许比实体更为基本"②。生命现象以生命实体构成为基础,并被认为是属于生命整体功能的外部体现。传统中国医学在数千年长期临床实践基础上形成了一整套具有客观、真实、系统、动态与稳定性的内外感应直觉观察方法,其诊疗过程长于任物与心灵体会,其思维体系与中国传统文化思维有着非常密切的联系。

20 世纪法国著名的社会学家和汉学家葛兰言(Marcel Granet,1884～1940 年)以其人类学视角专注于中国哲学思维研究,并将人类学所关注的宗教、巫术、仪式与风俗等与哲学联系起来③。其在《中国人的思维》(*La Pensée chinoise*)一书中首次使用"关联性思维"(correlative thinking)一词概述中国人的思维特征,并认为这种思维的哲学依据在于中国的阴阳观念,而阴阳两大原则归纳了中国人的思维方式,"秩序或整体范畴"是这种思维的最高范畴,秩序是受阴阳支配的。在这样的秩序中,人与每一件事物都处于特定的位置,按照特定的节奏运行,人与物具有双向象征效应,万物指示着人类的行为,而人类行为又顺应和象征着自然万物,人与自然万物构成一个巨大象征体系。葛兰言认为 17 世纪为中西思维的分水岭,在近代科学传统的基础上,生物学家更加深入研究细胞、细胞核以及生物分子等微小的结构,以求寻找构成生命机体的最基本组织单元。传

---

① 李婷婷. 镜中观镜,似幻还真: 评李约瑟《文明的滴定》[J]. 科学文化评论, 2016, 13(5): 116-122.
② 吕嘉戈. 由易而出的中国哲学整体观方法论[J]. 当代思潮, 1998(3): 53-64.
③ 赵霞. 论关联性思维影响下的中国古代美学传统[J]. 吉林省教育学院学报(中旬), 2012, 28(12): 68-70.

统的中国医学理论则依旧需要强调生命的过程、交感与共鸣，机体内在心、肝、脾、肺和肾等彼此之间的功能表象，以及这些机体要素相互协作在平衡的机体里所扮演的重要角色[①]。

英国汉学家葛瑞汉（Graham，1919～1991 年）继承了葛兰言的观点，在其晚年集大成的汉学著作《论道者》（*Disputers of the Tao*）一书中对中西思维的分化进行了详细的探讨[②]。在他看来，中国古代占主流的思维方式是关联性思维，这种思维方式对应的宇宙秩序显示出一种美学的秩序；而西方占主流的思维方式则是因果性思维，这种思维方式对应的宇宙秩序为一种理性的秩序，葛瑞汉认为这是中西方思维之异的主要原因，并在《论道者》中提出了他的疑问："西方在伽利略之前都是关联思维占主导。何以在后伽利略时期西方发展了因果关系、分析思维，中国则依然保持了古老的关联思维？"

这一问题亦为近代中国学者所关注的焦点，鉴于当时西学东学之不同，明代杨廷筠（1562～1627 年）在其所编《绝徼同文纪》中做出了中西语言文字不同或为内在因素的应答，他认为"夫文以昌分，教因俗别。中华字成而有音，西国音成而有字。中华字有尽，音无尽；西国音无穷，字更无穷；中华以六书，尽万字之体；西国以二十三字母，概万字之用"[③]。此外，中文书写语言被认为是近代西学东传的主要阻碍，近代中医西化的过程亦表现为以近代科学术语解读传统思维、以现代医学概念去理解古代中国医学用语的中医西传本质。在现代医学史和科学技术史研究者高晞[④]看来"这种忽略中国医学的历史和文化特征的错误"导致了医学用语抽离原有背景，硬行翻译，甚至扭曲传统中医所包含的内涵，而这种倾向直至 20 世纪 70 年代方有所改观。

3　汉字与传统中国文化心理学共识基础

现代科学机体论认为认识的范畴首先依赖于生物因素，其次依赖于文化因素，个体的知觉基本上取决于不同特殊文化下的人类组织和心理组织。个体实际上看到什么，依赖于其所获得的知觉内容和倾向，蕴含着个体所拥有的经验、知识、兴趣和态度，因而不再限于对事物个别属性的感知，而个体的兴趣所在和注意方向取决于以往所受的训练，即我们用于描述和概括现实的语言符号。

语言历史几乎与人类意识的发生同步，使用不同语言系统的个体具有不同的思维模式和观察模式，并导致不同的世界观。语言和世界观之间的关系被认为不是单向的关系，而是相互的关系，语言结构决定从实体中抽象出哪些特征，并决定思维范畴所采取的形式。冯·贝塔朗菲[⑤]等现代哲学家认为西方的语言由印欧语系所决定，故其语言带有分析性，基本上是用对立的思想方法来进行思维。与关心处理整体和形式问题的方式比较，其文化的思维方式更擅长质的可度量性与单元的可分性；而印欧语系则被认为"不带有

① 劳埃德.古代世界的现代思考：透视希腊、中国的科学与文化[M]. 钮卫星译. 上海：上海科技教育出版社，2009：101.
② 刘杰. 葛瑞汉的关联思维之再诠释——以《论道者》为例[D]. 上海：上海师范大学，2014.
③ 许苏民. 论晚明基督教哲学家杨廷筠[J]. 中国文化，2012（2）：186-195.
④ 高晞. 十五世纪以来中医在西方的传播与研究[J]. 中医药文化，2015，10（6）：15-24.
⑤ 冯·贝塔朗菲. 一般系统论：基础、发展和应用[M]. 林康义，魏宏森译. 北京：清华大学出版社，1987：184-238.

我们的生物上和语言上拘束的生物，完全可能有十分不同的科学形式，十分不同的假设和推导系统的数学形式"。

人类的意识、思维活动是最高级的生命活动，语言和文字是人类彼此交流、用以表达思想与感情的重要手段。作为记录语言的书写符号，汉字最初的象形图像具有来自对外周世界观察后的原始刻画符号的认知特性，而汉字的造字历史过程和汉字辨识过程也是个体认知体验的过程。因此，正如东汉著名经学与文字学家许慎（约58～约147年）在其所著中国第一部系统地分析汉字字形和考究字源的字书《说文解字》中所述：中国文字造字的认知途径不外"指事者，视而可识，察而可见，上下是也"[①]。只有在对汉字形、声与义充分理解的基础上，才能进一步认识与掌握汉文化深层结构。近代西学东传代表人物利玛窦等皆亦认为"象"是汉字观的核心思维，"古之六书，以象形为首，其次指事，次会意，次谐声，次假借，终以转注，皆以补象形之不足，然后，事物之理备焉……凡字实有其形者，则象以实有之物。但字之实有其物者甚少，无实物者，可借象，可作象，亦以虚象记实字，盖用象用助记，使易而不忘"[②]。利玛窦同时发展出了一种识字之法，"一以时尚习见之字为本，特略及古书耳"，他认为象有形之物时则用象，无有形之物时则"借象"或"作象"，即通过与之相似、相关或者读音相似的象以达记忆之效。

汉字与汉民族思维方式互为因果，包含着象形于天地人文内在特性，具有通过认识自身以演绎天地万物品性的思维方式。作为中国文化的肌理骨干与整个汉文化构成的重要因子，对汉字的观看为对汉民族思维观看的重要途径。中医常用汉字形、声、义反映中国传统医学的心理学共识基础特征，正如《文心雕龙·原道第一》所述："与天地并生者……心生而言立，言立而文明，自然之道也。"如在各种传统技术活动的具体程序制订中，阴阳五行学说为个体与自然、个体之间、个体与社会和个体身心契合提供了认识的基础。其中五行理论是中医重要的生命机体系统观认识的具体体现。从字源溯流，"木""火""土""金""水"的基本字源本身就直接具有象形表意、会意等原始刻画符号之性，为造字者来源于用心的体察和感悟之后的内在心理表象的符号呈现，而对于这些字源的解释本身也是观看者在视觉凝视之时当下内心的感应，这种感应绝不仅仅是听觉或视觉系统的简单元素，更多的是视觉信息中国式的象形会意认知整合加工过程，在此以许慎《说文解字》中对五行字源解释作为相应之例：

"木，冒也，冒地而生，东方之行，从屮，下象其根……"

"火，燬也，南方之行，炎而上，象形……"

"土，地之吐生物者也，二象地之下，地之中，物出形也……"

"金，五色金也，黄为之长，久埋不生衣，百炼不轻，从革不违，西方之行，生于土，从土；左右注，象金在土中形……"

"水，准也，北方之行，象众水并流，中有微阳之气也……"

长期所积累的视觉经验被认为是形式感的技术，这些形式性的表象来自直观感觉，

① 许慎撰. 说文解字注[M]. 段玉裁注. 杭州：浙江古籍出版社，1998.

② 汤开建. 利玛窦明清中文文献资料汇释[M]. 上海：上海古籍出版社，2017：474.

但已融入生活感受并通过形式上的视觉经验得到验证。在视知觉中，个体对生活形象的记忆以种种形态的表象被存储在视觉图像记忆中，成为对照现场感受的心理上的参照系，在视觉中发挥参照、修补与印证的作用，从而引起某种心理定式的激活，引起相应的视觉心理反应，并直接影响到形式感受，这样的视觉参照系成为感知形式的心理反应机制的重要组成部分[①]。从中国文字字源学来看，"木""火""土""金""水"具有不同的象形性意义，而五行本身不能仅仅被看作物质世界本原结构的知识体系，更是功能象征的模型；"木""火""土""金""水"这些重要的中医元素不限于具体物质形态，更源于个体体验归类的事物的基本属性与功能。

4　视觉自动加工系统

认知方式为个体在科学认识活动中所采取的基本方法及思想观念，认知方式受个体的思维习惯、文化观念与科学认识水平等因素的影响。汉字不仅体现了中国人认识世界的方式，也体现出中国人掌握世界的方式。这种方式具有明确的从实践到精神掌握世界的特点，心理学与中国文化本身具有内在本质的联系，在许多心理学家眼中，中国文化本身便是一种充满了心理学意义的文化现象。作为中国文字的使用者，当我们书写汉字表述某种观念时，已包含视觉中中国文化对周围与自身的理解与使用，更多考虑全面与情境。具有象形会意的中国文字作为记录语言单位把声音和含义转变成一种可视觉的东西，从而具有了形、音、义，成为漂浮在口语之上因人主观感受和经验独立的精神符号世界，在历经千年之后，依然不断闪烁着文字所具有的象形图像意味，即使文字的视觉词源湮灭之后，至少还能保留相应特定概念和一个特定符号之间的对应。

知觉心理学家、格式塔心理学美学的代表人物阿恩海姆（Rudolf Arnheim，1904～2007年）在其论著《视觉思维——审美直觉心理学》中提出著名的视知觉动力加工学理论，他认为同族的意向通过相似性和各种联想连接在一起，地理和历史方面的联系则产生了空间的背景和时间的顺序，在无数次思维操作中，形成了由形状构成的组织系统。而且总是在不停顿地形成的过程中；在这个过程之中，遇到并期望从中获得意义的每一个事物或其他刺激，都会与先前已经储存的模式或模板进行比较，这是一种自下而上的模式匹配的知觉模型[②③]。阴阳五行等中医整体观理论亦显示了个体更加关注和强调如何保持事物之间的和谐关系、依存与互补的关系。

在认知心理学中，知觉为个体对刺激信息的组织、理解和解释，是获得感觉信息意义的过程，这个过程积极并具有主动的选择性。知觉活动不仅依赖于刺激物的物理特性，还依赖知觉本身的特点。功能性磁共振成像（fMRI）技术等现代影像学技术的发展为具有象形、会意特征的汉字与脑功能区的相关联系提供了实证性研究论据。较早的脑功能研究结果已显示运用象形文字主要依赖人体右脑的功能，较近的研究结果也支持深层次

① 王令中. 艺术效应与视觉心理：艺术视觉心理学[M]. 北京：人民美术出版社，2011：72.

② 阿恩海姆. 视觉思维：审美直觉心理学[M]. 滕守尧译. 成都：四川人民出版社，1998：6, 7, 109.

③ Galotti K M. 认知心理学[M]. 吴国宏，等译. 西安：陕西师范大学出版社，2005：32, 34, 374.

的思考、创意与永久性的记忆主要依靠右脑；关于割裂脑的认知研究发现右脑包含了专门进行计算式分析感知的模块，受限于偏向表面特征；左脑比较擅长高级协调和问题解决，负责结构和意义；研究者亦发现使用象形文字者其负责形象思维能力的脑区同时被激活，而拼音文字则只激活使用者位于大脑左半球若干脑区的抽象思维能力。较为一致的研究共识①②认为以中文为母语的人对英文的辨识过程伴随着比以英文为母语的人更明显的大脑右半球活动，使用象形文字者形象思维能力同时被激活，而拼音文字只激活使用者位于大脑左半球若干脑区的抽象思维能力。对中国、日本等东亚国家居民认知加工过程与美国居民的比较研究发现：东亚人认知加工信息通常更全面，更多考虑情境，西方人加工信息时更多进行解析。

以上的认知科学研究结果支持特定文化具有特定的认知过程的相关命题，也支持文字是按民族语言特点各自形成和演变的"文字自变论"的理论②。由此提示，处于中国文化情境长期使用汉字的个体更擅长概念、分类及层级组织范畴的能力，以五行体系的生命有机系统整体观无疑为这种能力的集中体现。五行的符号及五行相关系统具有指示与象征符号的特征，包含了对具体事物的概括，显示其所具有的简洁与明确的概括性。在其抽象或具体背后隐喻具有表现性与抽象性的主题思想，从而自然而然有一种"追求事物的结构整体性或完形性的特点"③。这样的文字使用方法对特定文化下使用汉字的中国人而言，加强了个体对概念、分类及层级组织范畴的特定的认知能力和认知过程。

"五脏之象，可以类推"（《素问·五脏生成》），以《黄帝内经》为代表的中医理论根据天人相应理论，以自然界和社会的规律现象类推人体内脏腑的功能活动，从而掌握人体的生理、病理以及诊断和治疗的路径。作为长期汉文字与语言的使用者，传统中医医者视觉仓库中有着相应汉文化下表意文字这类字型的储备，在其临床辨证论治的过程中，包含其所掌握的传统中医的阴阳、五行系统理论指导和实际操作经验，并以相应的感知与知识提取信息方式，对临证所收集的信息进行系统归类，进而"同气相求"提取可辨认的不同物体之性。具体的类推认知过程则如唐代医家王冰（710～805 年）对"五脏之象"的文字解释所示范的："象，谓气象也。言五脏虽隐而不见，然其气象性用，犹可以物类推之。何者？肝象木而曲直，心象火而炎上，脾象土而安静，肺象金而刚决，肾象水而润下。夫如是皆大举宗兆，其中随事变化，象法旁通者，可以同类而推之尔……"

在连续不断地收集、积累日益丰富的事实材料的过程中，中医医者根据所掌握的阴阳五行理论体系规范理念以及对当下人体内部的生理病理变化实际情况做出新判断。来自所观察患者的生命功能状态特征与信息通过医生的感知能力被捕捉传递，而医者力图将所获得的各种感性材料和理性的推论融洽地共同置于同一逻辑体系之中。被归类的事物并不仅仅是因知觉对象所生成的感性材料，更是呈现能够被认识的事物为认识活动产生的前提条件，只有当知觉首先形成了关于被归类事物的概念（或者是意象）时才有可能，在此基础上，与此相对进行相应模板匹配归类过程。

在传统中医临床中，基于机体系统观的知觉过程既包括了望、闻、问、切中医四诊

① Staffod T, Webb M. 心理和脑：脑与心智历程 100 项[M]. O'Reilly Taiwan 公司编译. 北京：科学出版社，2007：121.

② Galotti K M. 认知心理学[M]. 吴国宏，等译. 西安：陕西师范大学出版社，2005：372.

③ 阿恩海姆. 视觉思维：审美直觉心理学[M]. 滕守尧译. 成都：四川人民出版社，1998：6, 7, 109.

内化所获得的片段信息所组合成的大块自下而上的加工，也包含以中国文字为基础的中国文化与哲学思想训练下医生期望和认识引导的自上而下知觉加工。"天人相应"为中国传统哲学的重要观点，也是传统中医学理论发展的基本概念，从视知觉认识角度观看，拥有该理论的学习者始终基于阴阳五行理论，从个体生理功能与行为去把握和建立其与所在天地之间的整体联系，并基于所建构的相对稳态平衡的需要，对原有的理论不断进行补充、延续与基于相关模式的匹配行为。

5　传统中国天文学时空认知定标点

"天地合气，命之曰人"（《素问·宝命全形论》），"天人相应"作为中国传统哲学的重要观点，所显示的观察主体视角为值得讨论的内容。公元前 1 世纪，在中国最古老的天文学和数学著作《周髀算经》中记录了中国古老的盖天思想："日照四旁各十六万七千里，人所望见远近宜如日光所照……"文中提示以人之主体的目力范围作为观看世界的参照坐标的内涵，凡日光所能照到的范围就是人目力所及，太阳运行到这个范围内则是白天，转出这个范围为黑夜[①]。金元著名医家刘完素（1120～1200 年）在其论著《素问要旨论·太阳早晚出入经》中详细描述了中国古人"观天下"的视觉效应过程[②]：

> "地为人之下，太虚中者也，然地太虚之中，非谓至下之处也。以观平野之外，目视之极，天圆之际，非谓天之有际，而与地之相接也。凡遐迩山休，皆黄隔而致之然也。物隔之际，是为日月营运道路上下之中也。是故日未出而先晓，日乍入而朗明矣。然日月星象，非谓高下齐等，循天而营运也矣……故经曰：天变代惑之用，天垂象，地成形，七曜纬虚，五行丽地。地者，所以载生成之形类也，灵者，所以列应天之精气也。形精之动，犹根之与枝叶也，仰观其象，虽远可悟其道矣……"

长久以来，人们似乎习惯将古代天文学仅仅作为一部科学史来看，而从视觉观察的角度来看，中国传统天文体系是在特定视觉观前提条件下的认知结果。作为世界上天文学发展最早的国家之一，中国传统性星官体系建立了最基本"象"的概念，并成为中国古人对时空关系的认识起点[③]。如中国对北斗七星的观察早有记录，作为中国古人观象授时的重要坐标参照点，北斗七星中的天枢、天璇、天玑、天权、玉衡、开阳和摇光七星从地球肉眼观看为相连如勺的视觉形象，初学星学者可从北斗七星之勺象依次寻找其他星座。"斗柄东指，天下皆春；斗柄南指，天下皆夏；斗柄西指，天下皆秋；斗柄北指，天下皆冬……"（《鹖冠子》）对前半夜夜空中的北斗七星的不同方位位置的视觉识别具有明确指示时间和季节的作用，进而自然界天地的运转、四时的变化、五行的分布，甚至人间世事吉凶否泰皆由北斗七星所决定。

二十八星宿是战国中期所形成的中国传统天文学体系特有的恒星分群系统，是视知

① 毛小妹, 白贵敦. 医易时空医学: 用电脑测经络验证五运六气的科学性[M]. 太原: 山西科学技术出版社, 2007: 56.

② 湖南省中医学院, 湖南省中医研究院, 长沙市嘉鸿科技开发公司. 中华医典[CD]. 长沙: 湖南电子音像出版社, 2014.

③ 冯时. 中国天文考古学[M]. 北京: 社会科学文献出版社, 2001: 89.

觉认知途径，古代观天者以人类生存的真地平空间为中心，将黄道和天赤道附近的天区划分为二十八个区域，以观测日、月及金、木、水、火、土五星运转等相对应于这些区域的视运动和对真地平空间特征的影响。二十八星宿出没的观测则从角宿开始，自西向东排列，与日、月视运动的方向相反。作为一个有机整体，二十八星宿分为四组，每组各有七个星宿，在传统中国文化中并有四象、四兽、四维与四方神之体系与之呼应。在视觉自动加工基础上，各宫所属七宿被连缀，并以青龙、白虎、玄武与朱雀之动物形象类比相应，通过结构上的联系确定与其他星座的联系，以形成"天之四灵，以正四方"之"象"的视觉联系。这种基于视觉的观察与视知觉的认知模式，在天以北斗为视觉观察坐标中心点，观察日月星辰在各种天文点上的象变，在地与气候、物候现象相应，与自然界五方、五色、五音相合；在人以五脏为中心的机体系统，作为生命体系时刻与天地之气的运动规律保持一致，遂形成如下天人相应的关系系统：

> "斗为帝车，运于中央，临制四乡。分阴阳，建四时，均五行，移节度，定诸纪，皆系于斗。"（《史记·天官书》）

> "天地之间，六合之内，不离于五，人亦应之。"（《灵枢·阴阳二十五人》）

> "天食人以五气，地食人以五味，五气入鼻，藏于心肺，上使五色修明，音声能彰；五味入口，藏于肠胃，味有所藏，以养五气，气和而生，津液相成，神乃自生。"《素问·六节藏象论》

> "人之合于天道也，内有五脏，以应五音、五色、五时、五味、五位也；外有六腑，以应六律。六律建阴阳诸经而合之十二月、十二辰、十二节、十二经水、十二时、十二经脉者，此五脏六腑之所以应天道。"（《灵枢·经别》）

> "黄帝问于岐伯曰：愿闻卫气之行，出入之合，何如？岐伯曰：岁有十二月，日有十二辰，子午为经，卯酉为纬。天周二十八宿，而一面七星，四七二十八星，房昴为纬，虚张为经。"（《灵枢·卫气行》）

> "岐伯答曰：天周二十八宿，宿三十六分；人气行一周，千八分，日行二十八宿。人经脉上下左右前后二十八脉，周身十六丈二尺，以应二十八宿，漏水下百刻，以分昼夜。故人一呼脉再动，气行三寸；一吸脉亦再动，气行三寸，呼吸定息，气行六寸；十息，气行六尺，日行二分。二百七十息，气行十六丈二尺，气行交通于中，一周于身，下水二刻，日行二十五分。五百四十息，气行再周于身，下水四刻，日行四十分。二千七百息，气行十周于身，下水二十刻，日行五宿二十分。一万三千五百息，气行五十营于身，水下百刻，日行二十八宿，漏水皆尽脉终矣。所谓交通者，并行一数也。故五十营备，得尽天地之寿矣，凡行八百一十丈也。"（《灵枢·五十营》）

6　机体内外在联系模式

基于天地之气的时空联系在中医机体系统观的形成与自身的演化中起着重要作用，中国古人以所谓的视觉定位与对于周围物候的感知能力而感受不同恒星分群系统的存在，对日月五星运动天象的观象察候为观察自然界事物千变万化之本源。作为中医理论中最核心内容，其机体系统理论为从"天人合一，以五脏为中心"的整体关系入手，论述人体生理、病理、疾病诊断、治疗起始与归结的时空网络体系。对于生命和疾病的各种问题的解决则基于个体当下的"天地人"复杂时空体系的把握，需要强调的是应把握个体不断呈现的生命状态连续变化特征与自然界之间所存在的联系。

传统中医医者的阴阳五行理论皆以普遍的事物和现象入手，在阴阳五行的统一有序的系统框架之中，以直观外推和内向反思推衍的方法，借助"金""木""水""火""土"这些代表五行事物的普遍特征去领悟所要表达的生命概念与医学意义。在个体生命过程中人体各种器官和内在生理系统以五种外显之生理之象呈现，其中"肝"生发应木、"心"主神明与血脉象火、"脾"主运化应土、"肺"宣发肃降属金、"肾"封藏应水，以此内外相应，分别在平衡的机体里承担着重要的功能角色。正如《素问·六节藏象论》所述形成如下以五脏为中心的五个子系统的机体系统：

"心者，生之本，神之变也；其华在面，其充在血脉，为阳中之太阳，通于夏气。"

"肺者，气之本，魄之处也；其华在毛，其充在皮，为阳中之太阴，通于秋气。"

"肾者，主蛰，封藏之本，精之处也，其华在发，其充在骨，为阴中之少阴，通于冬气。"

"肝者，罢极之本，魂之居也；其华在爪，其充在筋、以生血气，其味酸、其色苍，此为阳中之少阳，通于春气。"

"脾、胃、小肠、大肠、三焦、膀胱者，仓廪之本，营之居也，名曰器，能化糟粕、转味而入出者也；其华在唇四白，其充在肌、其味甘，其色黄，此至阴之类，通于土气。"

作为系统中的要素，人体内在功能联系性以机体系统内的五脏为要素而存在整个系统中的彼此关系和相互作用，表现为五脏子系统所处的相互生克制化的动态平衡关系模式，在时间与空间上与天地相应，从而构成天地人之整体联系体系。

对于人与天地的相应途径方面，中国古人发现了日月星辰空间方位变化与他周遭春夏秋冬、寒来暑往的时间、季节与自然物候的规律变化，而空间与时间坐标点标定则为古时观天的重要途径与尺度。"天效以景，地效以响，即律也"（《后汉书·律历志上》），对于中国古天文学观测者来说，以所记载的候气之法为其解决途径，"冬至阳气应，则乐均清，景长极，黄钟通，土炭轻而衡仰。夏至阴气应，则乐均浊，景短极，蕤宾通，土炭重而衡低"（《乐动声仪》），观天者通过机体各种感觉器官体验日出日落的细微感知变化，测量日影朝夕长短、日影重合时机，效于律管以候六十之气，观北斗七星等以辨方位，从而从客观上确立春分、秋分、夏至、冬至、立春、立夏、立秋与立冬这些重要的季节性时间基点，以此分四时、定方位、分天地阴阳之气的秩序变化。

个体在对于自然季节秩序变化的生理感知、在生活中对自然秩序的自发性与适应性的选择基础上，通过取象比类、运数比类的方法认识自身与外在环境，最终形成了人与自然为一整体、人体自身整体的具有秩序感的中医机体系统视觉观，表现为与自然气候、物候相应的机体的生命、感官和生活习性的秩序感。这种个体与自然秩序互动模式的存在与演化，最终形成了中国文化中人与自然秩序感的心理结构特性，个体最终拥有适应与感知自然秩序的自觉能力。在此意义上，基于阴阳五行学说的中医机体系统不能仅被看作认识物质世界本原结构的知识体系，更具有中国独特的时空视觉感知特征，同时具有以"象"为特征的东方知觉式的心理认知模型意义①。

7　"天效以景，地效以响"

在中国传统文化中，人与物、人与人、人与内在很大程度上以某种方式连通，宇宙中一切事件发生发展皆有彼此相互的联系，其中阴阳五行相关模型系统即为以传统中医为代表的中国传统文化认识世界、认识人体、了解天人关系的重要系统关系模式。从认知过程来看，对于有生命的机体而言，外部客观存在的事物为机体知觉的对象，客观事物为远端的刺激，通过视觉系统等人体感受器官所接收的信息构成了近端刺激。自然界的五音、五色、五味为客观刺激从而使得个体感知五季、五方；人在体表外显的五官、五华、五体、五声等接受近端刺激的输入中觉知体内五脏六腑系统的状态，从而判断五脏各子系统彼此相生相克关系。

中国文化被认为是以鲜活生命现象为核心，立足于"象"的感应途径，根据阴阳五行等学说建立的宇宙万物结构模型，具有对于各种结构模式进行"取象比类"的认知方式，体现了中医学所代表的中国传统文化"人天同构"的思维特征。人与万物在同一时间中共同存在，休戚相关，便是中国人的生命伦理观。这样的主客相融的认识方式能获得事物表里内外、事物与宇宙万物以及事物与认识主体在自然状态下的全面联系，以还原当下事物完全的整体层面，在中国文化中对意识的觉察与体悟成为获得这种认识方式的必然途径。

在《素问·六节藏象论》中较早地讨论了人与天地相应之理，文中多处显示了当时人所在世界对时间与空间的尺度确定原则，如"天以六六为节，地以九九制会，天有十日，日六竟而周甲，甲六复而终岁，三百六十日法也。夫自古通天者，生之本，本于阴阳。其气九州九窍，皆通乎天气。故其生五，其气三。三而成天，三而成地，三而成人，三而三之，合则为九。九分为九野，九野为九脏；故形脏四，神脏五，合为九脏以应之也"。书中黄帝继而就天地之气和合而有万物的形体，又由于其变化多端以致万物形态差异而定有不同的名称向岐伯提出了"天地之运，阴阳之化，其于万物孰少孰多"之问题，岐伯的回答则是："草生五色，五色之变不可胜视，草生五味，五味之美不可胜极，嗜欲不同，各有所通。天食人以五气，地食人以五味。五气入鼻，藏于心肺，上使五色修明，音声能彰；五味入口，藏于肠胃，味有所藏，以养五气，气和而生，津液相成，神乃自生。"

对于"草生五色，五色之变不可胜视""各有所通"内在机制的阐释，1923年名医张骥（1874～1951年）在《内经药瀹·卷一·阴阳色气味》一书中记录了清代著名医家张志聪（1610～1682年）对此所作的注释："天三生木，故先言草木而及于昆虫万物也。草

① 田合禄，田蔚. 中医运气学解秘：医易宝典[M]. 太原：山西科学技术出版社，2002：43.

生五色者，其色为苍，其化为荣，其色为赤，其化为茂，其色为黄，其化为盈，其色为白，其化为敛，其色为黑，其化为肃，物极而象变不可胜视也。草生五味者，其味为酸，其味为苦，其味为甘，其味为辛，其味为咸，以草生之五味而及于五菜、五谷、五果、五畜之美不可胜极也……"①由此观之，中国古代医家显示了其所具有的将客观事物远端刺激转化为近端刺激的思维认知过程的特征，这样的思路体现了内在的具象感应的特征与内外联系匹配模式的认知方式。

在认知学中，将整体分解为部分的分析过程构成了知觉的基本加工，该过程包括将刺激分解为不同的成分，根据个体对部分的认识推断出整体代表的意义，其中被搜寻和被辨认的部分称为特征。对于整个物体的模型匹配而言，依赖于对其特征的认识。对于特征理论而言，知觉者选择一种体系来知觉某种特定的物体，这种体系在知觉者知道这是什么之前已被决定，何为可识别的特征、何为不是特征的明确定义非常关键②。对于五行特性的描述，医者通过知觉感官对五方、五色、五味、五音进行特征识别，无疑是方便有效的特征识别，以此便可以快速有效地面对这些数量不断增长的模板的联系，尽管在临床中，这些信息的刺激往往是间断或不完整的，但是物体或模式仍可以被清楚地识别，即使是在刺激模式差别很大的情况下也如此，在此过程中，基于五音、五色、五味等特征比其余的特征具有更加重要的意义。在临床不断的学习过程中，医者对各种特征的重要性意义的领会会随着时间的延续不断地进行自我修正、调整而有所改变。

8　知觉认知加工模式匹配特征

意象（image）为认知主体在接触过客观事物后，根据感觉来源传递的表象信息，在思维空间中所形成的有关认知客体的加工形象，在头脑里留下的物理记忆痕迹和整体的结构关系。知觉对象与记忆中的标准意象之间存在着密切的联系，而"预先知觉的意象"所产生的影响取决于这些意象的原形形象的个体体验经历，同时还取决于观看背景的性质。在对眼前事物的认识活动中个体的知觉和记忆之间发生着最有用和最普通的相互作用。基于"过去"所获得的视觉认识，不仅有助于视觉去察觉或发现出现在当下视域中的某件物体或行为的性质，而且能将眼前出现的事物划定在构成个体总的视觉世界的各种事物的类别（等级）中，并为它自觉或主动分配一个恰当的位置。这一思维过程使得每一次知觉都成为一种把特定现象归入到某一视觉概念之中的活动，也是思维中最为典型的活动③。在认知理论中，在很多情况下，对客观刺激物识别的模棱两可性会使观看者从中看到几种不同的形状，这些不同的形状为机体在其个体记忆中寻找到的与之最为相符的意象。记忆的意象同知觉对象一样，能够极为灵活地对知觉中的寻找活动给予内部的支援，而个体的内心会出现一种竭力想从记忆中寻求与外部对象相当的意象与意向的判断冲动④。

① 湖南省中医学院, 湖南省中医研究院, 长沙市嘉鸿科技开发公司. 中华医典[CD]. 长沙: 湖南电子音像出版社, 2014.
② Galotti K M. 认知心理学[M]. 吴国宏, 等译. 西安: 陕西师范大学出版社, 2005: 32-34.
③ Galotti K M. 认知心理学[M]. 吴国宏, 等译. 西安: 陕西师范大学出版社, 2005: 44.
④ 王令中. 艺术效应与视觉心理: 艺术视觉心理学[M]. 北京: 人民美术出版社, 2011: 72.

传统中医理论的学习者期望从临床实践中所收集到的每一个事物、现象或行为刺激中获得意义，会常常与先前已经储存于记忆中的模式或模板进行比较，并显示出一种自下而上的模式匹配的知觉模型。从认知角度来看，医者诊疗的过程依然是信息最初的获得和加工过程，包含了大量的认知环节。这个知觉的过程包括将输入的信息与已经被储存的模板进行比较，从中找出一种匹配的模板，如有多种模型都与之匹配或接近，则进一步认知、识别、加工，以区分更为合适的模板[①]。当患者向医者抱怨自己有头痛、鼻塞、咽喉肿痛等不舒服的症状时，医者基于自身视觉、听觉、触觉等感知途径注意患者机体的外在变化，收集相关症状表现，以所建构的知识体系对应解释所感知到的信息，进行自上而下与自下而上的信息知觉加工模式，最终形成有意义的病情咨询、进行模式识别，将其与自己所知的疾病范畴类型相匹配，在记忆中识别、提取对于该类疾病的相关诊疗信息，以制订相应的治疗方案，预计分类。在这样的诊疗过程中，医者临床诊断的认知思维过程虽在几秒钟甚至更短的时间内完成，但这个过程包括了医生个体对所有可能病证的不同分类的能力，基于以往医疗活动的经验进行积累、比较、分类与概括而得出的结论的思维训练，不同症状的异同区别能力的前提在于在视觉上对于素材本身所具有的相应熟悉度的获得。在这样的过程中，医生的思维决策每一步都必须使自己向减少目标差的方向改变，这个诊疗过程的本质是捕获信息、传递信息与处理信息，使机体系统寻找新的稳定点的进化过程。源于中国传统哲学的中医机体系统观念在《素问·阴阳应象大论》中的如下相关论述中得以呈现：

"东方生风，风生木，木生酸，酸生肝，肝生筋，筋生心，肝主目。其在天为玄，在人为道，在地为化。化生五味，道生智，玄生神。神在天为风，在地为木，在体为筋，在脏为肝，在色为苍，在音为角，在声为呼，在变动为握，在窍为目，在味为酸，在志为怒。怒伤肝，悲胜怒，风伤筋，燥胜风，酸伤筋，辛胜酸。"

"南方生热，热生火，火生苦，苦生心，心生血，血生脾，心主舌。其在天为热，在地为火，在体为脉，在脏为心，在色为赤，在音为徵，在声为笑，在变动为忧，在窍为舌，在味为苦，在志为喜。喜伤心，恐胜喜，热伤气，寒胜热，苦伤气，咸胜苦。"

"中央生湿，湿生土，土生甘，甘生脾，脾生肉，肉生肺，脾主口。其在天为湿，在地为土，在体为肉，在脏为脾，在色为黄，在音为宫，在声为歌，在变动为哕，在窍为口，在味为甘，在志为思。思伤脾，怒胜思，湿伤肉，风胜湿，甘伤肉，酸胜甘。"

"西方生燥，燥生金，金生辛，辛生肺，肺生皮毛，皮毛生肾，肺主鼻。其在天为燥，在地为金，在体为皮毛，在脏为肺，在色为白，在音为商，在声为哭，在变动为咳，在窍为鼻，在味为辛，在志为忧。忧伤肺，喜胜忧，热伤皮毛，寒胜热，辛伤皮毛，苦胜辛。"

"北方生寒，寒生水，水生咸，咸生肾，肾生骨髓，髓生肝，肾主耳。其在

① Galotti K M. 认知心理学[M]. 吴国宏, 等译. 西安: 陕西师范大学出版社, 2005: 123, 125, 374.

天为寒，在地为水，在体为骨，在脏为肾，在色为黑，在音为羽，在声为呻，在变动为栗，在窍为耳，在味为咸，在志为恐。恐伤肾，思胜恐，寒伤血，燥胜寒，咸伤血，甘胜咸。"[①]

　　基于以上《黄帝内经》所提供的极具整体秩序感的知识建构内容，接受传统中医思维训练的医者，在其所进行的临床辨证论治的过程中，本于自身生理上的适应、心理本能与后天认知习得，在中医的阴阳、五行理论的指导下，将在临床中所收集到的众多关于机体的信息认知归类，如此以建立可以辨认的不同物体或模式，以及与相对应的模板匹配。

9　中国传统医学经验的系统性知觉加工

　　在现代认知心理学中，知觉为个体对刺激信息的组织、理解和解释，是获得感觉信息意义的过程，这个过程是积极的、主动的、有选择性的。知觉活动不仅依赖于刺激物的物理特性，还依赖知觉本身的特点。英国现代著名美学家与艺术史家贡布里希（Gombrich，1909～2001 年）在其《秩序感——装饰艺术的心理学研究》论著中对秩序感进行了如下的解释："有机物必须仔细察它周围的环境、而且似乎还必须对照它最初对规律运动和变化所作的预测，来确定它所接收的信息的含义，这种内在的预测功能称作秩序感……"[②]对于秩序感心理反应机制的基本原理，现代心理科学认为其就像预先编入的处理程序，具有直接验证、处理图像数据的功能。秩序与变化来自于大自然，也来自个体的天性，对于秩序的客观性质和主观感受，可以在心理反应机制中二元合一。贡布里希对此天性进行了如下解释："有机体在为了生存而进行的斗争中发展了一种秩序感，这不仅是因为他们的环境在总体上是有序的，而且因为知觉活动需要一个框架，以作为从规则中划分偏差的参照……"[①]

　　最早的医学被认为是先有临床实践而不是由单纯的理论创作出来的医学体系，医者最初所获得的关于外部实际事物的认识为通过感觉器官对外部刺激的即时反应与对外在世界的一种确切视觉掌握下的直接感官经验，这种认识往往建立在未经思索的瞬间片段的感觉基础上。知觉者对同一个图案或物体的周围情境的不同体验，将建立不同的心理预期，这种差别是观察者在知觉最后构建过程中纳入现实世界知识和特定的期望的信息后所形成的。个体所认识到的外界环境的各种细微变化、对自身可理解性是基于自身所收集到来自器官的功能活动信息、个体生命体验经历建立的整体关系或者是某种联系，在此联系中，客体与主体之间便存在着完全的依赖性，最终实现了个体对世界的认识。

　　个体视觉、听觉、嗅觉、味觉与触觉等感知功能是机体在与外界环境共生时的重要感知途径，在个体所发生的看、听、闻、尝、触摸等与外界接触的直接过程中，世界的整体存在与个体自身之间便有着自然的紧密性和相似性。"见其色，知其病，命曰明；按其脉，知其病，命曰神；问其病，知其处，命曰工"（《灵枢·邪气脏腑病形》），中医医者通过四诊所获的感知觉经验，显然有助于引导医者自身倾向关注所获得信息刺激的特定方面，从而为他获取更多的倾向于为他的医疗服务的临床经验。实际上，以传统中医学理论为临床

---

①　何文彬，谭一松. 素问[M]. 北京：中国医药科技出版社，1998：27.

②　Gombrich E H. 秩序感：装饰艺术的心理学研究[M]. 杨思梁，徐一维，范景中译. 杭州：浙江摄影出版社，1987：6, 13.

指导的中医医生，其临床辨证的基本认知特征和认知过程始终在阴阳五行体系中天人合一的前提下，从人体功能行为方面把握人体与自然的整体联系。

在中医医疗活动中，医者在临床实践连续不断地收集、积累日益丰富的事实材料，不断根据所掌握的阴阳五行提供的理论模型规范，对人体内部的生理病理变化做出新的归类判断，在这样的知觉认知过程之中，来自患者对象的信息不断地被医者捕捉与传递，医者力图将所获得的各种感性材料与其理性推论融洽地共同置于同一逻辑体系之中。在临床面对一个患者之时，素有经验的医者尽管在医疗诊断的过程中基于自身努力会更有意识地去收集、区分来自患者机体的各种细微变化，并结合自身现实世界的知识和特定的期望信息进行疾病的诊断，但也会因为其不同的训练方式、自身不同文化背景等因素在具体的患者诊疗预期目标上显示出差异。从此种意义来说，以传统中医为代表的古老东方医学模式以机体整体作为系统的认识，更是建立于基于信息变换和信息反馈控制的功能系统，因此在临床上无须对要素和其物质构成进行更多的解剖和分析，而应更加强调以基础的外显生理功能为观察的重点[①]。

知觉心理学家阿恩海姆[②]认为个体唯有感性知觉才可以通过所谓"场"的一系列变化提供知识："观察者经验到的意象是一个力的系统，这些力像任何力场中的构成者一样活动，趋向达到一种平衡状态。这一平衡状态完全是直接的知觉经验来予检验、评价和修正的，如同一个人在自行车上根据身体的动觉来保持平衡一样……"阿恩海姆对在此过程中内心深处的变化进一步给予如下微妙的文字阐述：

> "心灵的反应在完全不成形的刺激材料面前时是微弱和倦怠的，当刺激物本身以各种清晰或模糊的式样呈现的时候，心灵会做出认识性反应。当知觉对象必须较为清晰地把刺激客体呈现出来，同时又满足与相应种类的记忆形象高度相似，知觉对象才能在瞬间被自动归于某一类别之中。在这种冲动的压力下，这种意象的各个不同方面与特征会迅速地、一个接一个出现，直到呈现出一个与之相符的完整意象，知觉加工模式自然而然有一种追求事物的结构整体性进行联系，当其部分之间获得一种具体相互依存时间，整体便具有了意义……"

---

① Boogerd F C, Bruggeman F J, Hofmeyr J S, et al. 系统生物学哲学基础[M]. 孙之荣, 等译. 北京: 科学出版社, 2008: 2271.

② 阿恩海姆. 视觉思维: 审美直觉心理学[M]. 滕守尧译. 成都: 四川人民出版社, 1998: 29.

第 3 章

疾病的意义、医者的凝视与生命的安顿

1 疾病的意义

近现代中医学研究者一直存在一个疑问："对那些来自西方，接受科学实验的医生来说，一开始对中国医学产生怀疑是再自然不过的事了。中医没有解剖，没有可控制的实验，说千百年来中医是科学探索有什么证据？"在 1940 年，曾任当时湖南湘雅医学院院长的胡美先生①（Edward H.Hume）在他所著《中国医道》一书中，就该疑问发表了他的看法，他肯定了传统中医在药物学以及运动疗法方面的贡献，并指出中医为建立在有别于西医"科学"基础上完整的思辨体系，是有理论而并非完全经验型的医学体系。他认为古希腊和阿拉伯医学奠定了欧洲医学的基础，而比它们更古老的中国医学思想则被证明是适合亚洲文明的医学，对于中西医之间的区别则要理性观看。1946 年，胡美在《道一风同》一书中再次记录了他的如下困惑："训练有素的中医是怎么样对人性有一个比较成熟的认识的，是什么使中医这么快就意识到疾病外在表象下的社会、宗教、经济因素？"毫无疑问，在胡美长期的近现代中西方医学交流中所获得的真实而独特体验的基础上，他觉察到传统中国医学对"疾病"这一概念有着界定与诠释的独特之处。

"人类的历史即其疾病的历史"②，人类自其诞生之日即常常要面临着病痛生死之困扰。而疾病作为人类文明的伴生物，除其所涵盖的身体损伤与疼痛的单一生物学事件的属性外，对其的称谓代表着人类对疾病真实形象的认识，在人类认知之初期，疾病所隐喻的集中于宗教和文化，从文化角度观看，疾病与病证被赋予更多的隐喻，而不再仅仅是单纯生理的存在。从人类疾病史的演化可考察到不同文化与历史阶段对"疾病"的认知途径与认知演化的发展风貌。在公元前 1000 年前后的古埃及和美索不达米亚、公元前 750 年前后的古印度、公元前 6 世纪的古希腊以及约公元前 800 年的中国等古代遗址中皆遗留有关于疾病方面文字和图画描述的证据③。现代对疾病的普遍定义④为"在一定病因作用下自稳调节紊乱而发生的异常生命活动过程，并引发一系列代谢、功能、结构的变化，表现为症状、体征和行为的异常。疾病是机体在一定的条件下，受病因损

---

① Edward H H. Doctors east，doctors west：an American physician's life in China[M]. NewYork: W.W.Norton & Company, 1946: 16.

② Henschen F. The history and geography of diseases[M]. New York: Delacotre Press, 1966: 25.

③ 张大庆. 农业出现前的疾病史[J]. 中国医院院长, 2013（5）：88-90, 14.

④ 辞海编辑委员会. 辞海：文学分册[M]. 上海：上海百科全书出版社, 1981: 2726.

害作用后，因自稳调节紊乱而发生的异常生命活动过程"，在这样的定义中呈现了定义者从生物学角度，对于个体机体生理功能、生命活动的观看内容。

疾病的隐喻是反思人类哲学的思维方式，思考机体症状的本质时更容易去理解个体特定症状发生的隐喻本质，而作为医者自身不仅需要生理知识也需要人文知识的储备。中国古人对于疾病相关文字构成定义方式大多具有基于对患病者症状和体征的观察等主观综合认识特征，夏慧茹[1]认为从《说文解字》对疾病成因的认识角度来看，在中国传统文化中疾病为一种生病状态的概念界定。这个界定为由观者或患者视觉等感知途径所获的信息，甚至类似于普通人对于病的界定，显示出比现代医学的疾病定义更大的外延。从认知角度来看，传统中医对于疾病的认识首先是具有对个体症状和体征主观综合性的观察的过程。"夫病之始生也，极微极精，必先入结于皮肤"（《素问·汤液醪醴论》)，在最初发病之时，导致疾病发生的外邪往往肉眼难以觉察，传统中医医生对患病者的疾病状态客观存在一种形式的界定。中医传统思维理念训练下的中医医生以望、闻、问、切的方式收集患病者的具体主观感知特征与体征信息情况，在此基础上进行八纲辨证、脏腑辨证、六经辨证、经络辨证或卫气营血辨证等，对所观察收集到的患者临床症状进行比对、分析、综合与归纳，对患病个体病因、病位、病变性质以及当下病情阶段正邪双方力量对比等各方面情况进行某种认知识别与模式的匹配、概括，从而获得对患病者机体综合反应状态的认知判断。在这个过程中，中医医生实际上进行了一个有意识地运用其拥有的中医药理论知识和个人临床实践经验储备，对患者临床症状信息进行收集及连续加工的心理认知过程。医生作为临床治疗实施主体，所具有的系统中医理论知识，丰富的临床经验，独特的灵感与顿悟思维方式，具体的性格心理特征，以及情绪、动机等心理各种因素皆对其临床辨证医疗行动有着重要影响。

从盖伦医学对人体解剖学的促进开始，欧洲所发展的近现代医学的研究对象更重视对无生命的人体进行形态结构、器官解剖的研究，随着光学等科学技术的发展，18世纪欧洲器官病理学的诞生创造了现代意义的西医疾病概念，由此开始了近现代以来以疾病为中心的疾病研究历史。欧洲光学的发展推动了具有基于逻辑理性和经验的追求真理的近代科学定量研究活动的形成与发展，近代以人体解剖和测量的方法探究生命起源和身体结构的科学活动促进了欧洲现代医学精准与确认的科学特征。近代科学技术应用则推动了现代医学中人体实际解剖和测量技术的发展，健康被理解为一种规范概念，而生命的健康状态或疾病状态则是一个标准问题，对于疾病的界定促进了临床上对人体的各种生物参数（包括智能）健康测量技术和测量标准的不断发展[2][3]。

与此相对，传统中医所训练的医生一直围绕着有生命的个体开展临床实践，并始终运用与空间和时间密切联系的传统哲学思维对患病者生理现象与病理现象进行观察、思辨与感悟，总结其中的规律，正是由于研究对象和研究方式的截然不同，中、西医学在近代走上了不同的发展道路。

① 夏慧茹. 《说文解字》对疾病成因的认识（Ⅰ）[J]. 时珍国医国药, 2008, 19（2）: 502-504.
② 甄橙. 18世纪西医学对疾病的认识[J]. 中华医史杂志, 2005, 35（4）: 5-7.
③ 李振良, 李肖峰. 医学人文精神缺失的认识根源[J]. 医学与哲学: 人文社会医学版, 2010, 31（3）: 24-25, 30.

2　医者的"凝视"

　　疾病对存在着的生命呈现出多重意义，法国哲学家福柯①（Michel Foucault，1926～1984 年）将疾病的话语分为两类：一类是它自身呈现出来的话语；另一类是我们在描述它时使用的话语。前者有赖于观察获得，观察便是解读自然。现代医学则将疾病看成是人类自身躯体的异常或畸变，疾病为人体自身的一种特异状态。福柯将依靠观察体验的疾病本质称为"凝视"，在他看来，"凝视"中的一种是先于一切干预，忠实于直接事物的纯粹凝视，在捕捉直接事物时毫不加以修饰；而另一种是用一整套逻辑武装起来，从一开始便去除那种毫无准备的经验主义的纯真性。

　　公元前 6 世纪的古希腊到公元 19 世纪的欧洲，基于整体病理学的"体液论"是当时欧洲医学中疾病物质理论的传统认识方法。"体液论"理论强调机体的统一性与个体性、精神活动和躯体活动之间存在的强相互作用，认为疾病是由机体内部体液的整体平衡紊乱或者是在某个特殊部位体液的自然平衡的破坏所导致，因此，医者的医疗活动目的在于帮助患者恢复自然治愈力。在由此而生的现代生物医学模式为导向的疾病观中，疾病被视为人体内导致偏离"正常"状态的故障，而受过专门训练的医疗专家则成为治疗疾病的唯一专家。在这样的疾病观下，临床医学实践中的患者主观感受与意见经常被医生忽略，医生和患者更加关注医疗技术与设备的有效性。福柯对此进行了如下描述："医生在对付疾病时，脑海里要有一个空间来为疾病分类，凝视疾病：医学的凝视具有奇特的性质，它需要投射到疾病的可见对象上面，那就是病人。"

　　值得注意的是，在这个临床实践中，患者个人的具体主观体验（叙事）全部被医生理解并翻译，纳入抽象的、因果的、本质的理论范畴之中来加以解读，最终在医生的诊断结果中表现为标准的医学术语。疾病的状态，因其彻底的客体化（对象化）、概念化，而产生与患者自身的疏离，出现自我角色的混沌。使得患者不得不设法重新定位自我的生病角色，以期与周遭保持和谐的关系。福柯进一步做出了如下分析："病人的身体、疾病的个体性在分类医学中被视为负面现象，因为它们对疾病的种类、本质构成遮蔽。医生在观察病人时，要尽量排除病人个体所造成的干扰，以辨识出那个纯粹的疾病种类。总之，那张超验的疾病分类图表既是疾病的起源，又是疾病的最终结果：它从根本上使一种理性而确定的医学知识成为可能，而医学知识必须不断地穿越避开人们视线的东西而逼近它。"②

　　基于对疾病的科学凝视角度，疾病中由从医者所观察的疾病，以及被纳入科学的分类范畴和因果解释中的疾病发展成为两个不同的属性。疾病的体征被演绎为客观的、可以量化观看的数据。在诊疗的过程中，患者一般不会把自己的疾病看成是一个过程，而是疾病对于日常活动的影响感知与体验；医生所受的训练则促使他将疾病理解成各种躯体症状的集合，并以各种"客观的""可量化的"临床数据描述和概括疾病。图姆

---

① 米歇尔·福柯. 临床医学的诞生[M]. 刘北成译. 南京：译林出版社，2011：118-119.
② 索良柱. 福柯：从权力的囚徒到生存美学的解救[D]. 上海：复旦大学，2009.

斯[①]（Tombs）在其《病患的意义》一书中对诊断做出了如下的诠释："相对明确地为疾病命名，一般情况下，医生对待疾病中的躯体，最主要的就是将生理和病理现象通过机械或设备还原为一组组的数据、图像、指标等，躯体成为解剖、生化等自然科学范畴下的'物'（物质实体），医生关注躯体和患者外在表象、感觉和行为背后人体内的病理结构和病理机制。当某些指标与病人的病史、体验或化验及其它检查结果相吻合时，这些疾病便被确认存在。"

与此同时，患者则多从躯体的外表及其疾病对自己日常生活的影响程度来思考可接受的治疗方案，医生诊疗的原则是按照他用各种医疗设备看到的内部的躯体情况来描述、解释临床症状并考虑治疗方案。与此相对，无法被科学化的"非科学"的治疗则必然存在着一定无效的认识。实际上，在医患的治疗关系中，医学界在界定何为疾病方面具有巨大的权力[②]。此外，正如提出应该用生物-心理-社会医学模式取代生物医学模式的当代美国医学家恩格尔（Engel）在 Science 中对现代生物医学模式缺陷做出如下描述："疾病完全可以用偏离正常的可测量生物（躯体）变量来说明，在它的框架内没有给疾病的社会、心理和行为方面留下余地。"[③]

3　身　体　映　像

在现代生物医学治疗的过程中，作为叙述者本身的患者其意识从病患的躯体中"退场"，病患的躯体成为意识所关注的中心和被检查的对象，躯体被疾病折磨、功能失调，随时成为被触摸、照射、取样、分析乃至切割、移植与置换的生理学物体，从而呈现出法国 20 世纪最重要的现象学哲学家梅洛-庞蒂[④]（Maurice Merleau-Ponty，1908～1961 年）所描述的"病人丧失了现象身体，并只是将其身体当作是客体身体"的状态。于是，病患的躯体就有了客观性，与主体意识产生了疏远感和异己性质，并突出表现为对执行自我命令的对抗。病患的躯体可能不仅不能完成正常的自我意义行为，而且还可能阻碍甚至破坏主体的正常行为，躯体的他者（otherness）意义从而得到了显现。临床上，各种化验、心电图、CT 片、病理切片等的医学实验室诊断结果皆在提醒和引导主体对客观化的病患躯体加以关注与驾驭，当经他人作为一个"客体"来对待的这一过程之后，患者就能切身体验到对于自己来说是主体，而对于他人来说则是客体躯体二重性。

在不同的民族文化中，疾病附加上了各种道德善恶或文化价值，从认识疾病的文化隐喻出发，对于隐喻疾病的了解则不断地改变个体对生命的认知程度；伴随着近现代医学的发展，疾病的隐喻从为自然的一部分转向了"不自然"之物的同义词[⑤][⑥]。20 世纪

① Tombs S K. 病患的意义：医生和病人不同观点的现象学探讨[M].邱鸿钟，陈蓉霞，李剑，等译. 青岛：青岛出版社，2000：1940.

② 张玉龙. 疾病的价值研究[D]. 青岛：山东大学，2012.

③ 李霁，张怀承. 从医学模式的递嬗看生物心理社会医学模式的伦理意蕴[J]. 中国医学伦理学，2000，13（5）：12-15.

④ 梅洛-庞蒂. 知觉现象学[M]. 姜志辉译. 北京：商务印书馆，2001.

⑤ 李尚仁. 医学、帝国主义和现代性：专题导言[J]. 台湾社会研究季刊，2004（54）：4.

⑥ 余远亮，梁瑞琼，孟丽莎. 被"文化"隐喻的疾病[J]. 文学教育（下），2017（6）：22-23.

70 年代中期美国艺术评论家苏珊·桑塔格[①]（Susan Sontag，1933～2004 年）在经历了一场乳房切除手术治疗后，写出了著名的《疾病的隐喻》一书。在这本书中，苏珊·桑塔格论证了疾病被隐喻现象的存在、隐喻方式和目的何在，她指出"在自古就有的疾病的隐喻中患者和疾病都被妖魔化"。"作为生理学层面的疾病，它确定是一个自然事件，但在文化层面上，它又从来都是负载着价值判断的……"，在此意义上，疾病本身成为一个符号性的判准，经常作为某种事物或某含义的象征。疾病本身唤起的是一种全然古老的恐惧，任何一种被作为神秘之物加以对待并确实令人大感恐怖的疾病，即使事实上不具备传染性，也会被感到在道德上具有传染性。在苏珊·桑塔格本人看来，她因生病手术而遭遇到的是"患病者因而常被置于完全'物化'的境地，背负沉重的心灵压力，在疾病中沉沦"的感受[②]。

从心理学角度来看，疾病所引起的外在症状表现具有先天遗传性与条件激化性，也可能在于个体不适应的或无效果的应对策略上。外在症状是躯体与心灵的连接桥梁，无意识的欲望和冲突往往转化为躯体症状，当疾病被理解为较为复杂的心身事件时，疾病的定义涵盖了个体躯体上的痛楚与精神上的折磨感。患病者的疾病症状被认为或是象征来访者经历的隐喻，被视为在潜意识层面形成的，并具有间接性与目的性[③]。从躯体化障碍发生的病机病因学层面上，奥拉西奥·法夫雷加（Horacio Fabrega）等西方研究者认为：在古代传统医学中，患者所患之症状导致了生理异常与感觉的不适，成为驱使他们寻求治疗的主要原因，亦是其内在机体功能的外在表现；而在东方医学中的功能疾病观（functional view of disease）是理解"躯体化"的有效途径，后者则包含了个体生理上和心理上自我整合的概念，因而具有社会性、宗教性和政治性，就生理和病理方面而论，患病本身和自我相互联系[④]。

在传统中国人的观念中，身体不仅仅是一具有生理功能的躯体，还具有气、阴阳、五行等本土概念中所体现的弥合物质与精神、联结生理与心理的模糊性与开放性。古典中医的身体观特征之一被认为是精神不能离开身体出场，必须与身体结合才有出场的机会。以中医的身体感觉为例，机体的感觉为互融的共同之觉，望闻问切彼此呼应，而不是对于视觉的单一依赖，医者甚至可通过节制感官的使用以产生智性直观的能力。中医所认知到的身体不是视觉对象化的事物，而是一个与各种可能相关的生命体。人们在表达疾病感觉时通常不分生理或心理的层面问题，任何一方面出现不适感觉即可认为自己生病，在面对医生时也倾向于同时报告自我的躯体状况与心理感觉，使得临床报告显示出较高的躯体化发生率，这正是文化心理影响疾病表达的体现，也使得疾病不仅是一种医学现象，更是一种文化现象，从疾病的隐喻而言，医者不仅需要生理知识，也需要人文知识[⑤]。

---

① 苏珊·桑塔格. 疾病的隐喻[M]. 程巍译. 上海: 上海译文出版社, 2003: 90.

② 覃慧宁. 如何揭示被"隐喻"遮蔽的真实: 评苏珊·桑塔格《疾病的隐喻》[J]. 西北民族研究, 2006（2）: 194-198.

③ 雅普克. 临床催眠实用教程（第四版）[M]. 高隽译. 北京: 中国轻工业出版社, 2015: 82.

④ Fabrega H. The concept of somatization as a cultural and historical product of western medicine psychosomatic medicine[J]. Psychosomatic Medicine, 1990, 52（6）: 653-672.

⑤ 吕小康, 汪新建. 意象思维与躯体化症状: 疾病表达的文化心理学途径[J]. 心理学报, 2012, 44（2）: 276-284.

4　天地映像

在中国传统医学理论中，天人一体观、五脏一体观和人天相应的思想所构成的整体恒动观为医家对人体观看的根本途径，"人之身体"成了他们理解自身之存在与天地之存在的"直接的客体"。如早在《灵枢·邪客》中即可发现对于天地万物与人体身体之间相应关系的详细文字描述，其中有"天有阴阳，人有夫妻；岁有三百六十五日，人有三百六十五节；地有高山，人有肩膝；地有深谷，人有腋腘；地有十二经水，人有十二经脉；地有泉脉，人有卫气；地有草蓂，人有毫毛；天有昼夜，人有卧起；天有列星，人有牙齿；地有小山，人有小节；地有山石，人有高骨；地有林木，人有募筋；地有聚邑，人有䐃肉；岁有十二月，人有十二节；地有四时不生草，人有无子。此人与天地相应者也……"

天人同数、同构同质、同形同象的思想是秦汉身体哲学得以成功建构的理论基石，中国传统文化通过"身体映像"类比出"天地映像"，提出"同气""同数""同构"等具体诠释范式，完成了身体哲学的体系化建构，而以人体为范式建构世界转为人体向世界的发散和敞开，"身体"作为天体的"喻体"向人们呈现出可观、可感的经验理性，并由此完成了身体认知向自然认知与哲学建构的逻辑转向。在这个转向过程中"喻体"作为一种认知范式的出现与借用是必不可少的中间环节，是此岸世界通向彼岸世界、身体世界通向自然世界、客观世界通向精神世界的桥梁。

在《黄帝内经》中多处记录了传统中医理论所建立的基于"天人相应"而对于机体生理与病理空间观看模式："夫圣人之起度数，必应于天地；故天有宿度，地有经水，人有经脉"（《素问·离合真邪论》），在生理上，"天地温和，则经水安静"；当天地之间阴阳之气不再清净即产生疾病；皮肤与经脉更是"天人相应"和邪气产生的重要途径，当发病时天地气运变化通过经脉而有如下相应表现："天寒地冻，则经水凝泣；天暑地热，则经水沸溢；卒风暴起，则经水波涌而陇起。夫邪之入于脉也，寒则血凝泣，暑则气淖泽，虚邪因而入客，亦如经水之得风也，经之动脉，其至也，亦时陇起，其行于脉中，循循然……"（《素问·离合真邪论》）中医医者亦根据观察北极星附近的北斗星所处于不同的位置来标定季节，以天象在大地的投影为基础，绘制面南定位的俯看的方式，观察天运异常与外感疾病发生的关系，"风从南方来，名曰大弱风，其伤人也，内舍于心，外在于脉，气主热。风从西南方来，名曰谋风，其伤人也，内舍于脾，外在于肌，其气主为弱……"（《灵枢·九宫八风》），正如王传林①所认为，中国古人正是从身体映像与自然映像的相互比类中发现了天人之间的同象性与同构性，天人之际，同构比类，"天"体现的是一个大宇宙与大图景，而"人"体现的是一个小宇宙与小图景，有基于此，人可以"通过其身体介入一个世界"与之合而为一。

---

① 王传林. 从"身体映像"到"身体哲学"：秦汉身体哲学的建构理路与诠释范式探析[J]. 哲学分析，2016，7（2）：87-99，198.

5　生命的主人

心身关系问题是心灵哲学的核心问题，也是疾病发生的内在原因和治疗重点。传统中医体系包含了天地人合一的整体与人之形、气与神的整体认识，为典型的整体性的传统医学模式。在中医的理论中人为肉身（血肉有情之体），在其精神与心灵层面，更有内在的觉知、感受、情绪与意愿。在相应的诊疗方面，中医更是基于"以人为本"的治疗过程，除了对于肉身问题的针对性治疗外，在内在心灵层面的治疗要素同样重要。

"上古之人，其知道者，法于阴阳，和于术数，食饮有节，起居有常，不妄作劳，故能形与神俱，而尽终其天年，度百岁乃去"，在《素问·上古天真论》中岐伯以上古之人的心理生理状态与今之世人作对比，讨论了病证产生的内在原因在于外在诱惑激发个体所产生的各种欲望，"今时之人不然也，以酒为浆，以妄为常，醉以入房，以欲竭其精，以耗散其真，不知持满，不时御神，务快其心，逆于生乐，起居无节，故半百而衰也……"，因此，除注意饮食起居的调节、对于环境气候的适应及自我体格的锻炼之外，内在的精神修养在防病养生中有着重要意义，个体对欲望和情绪管理等精神内在修养建设是非常重要的内容。

在历律哲学与天人合一观点下，生命即为个体与自然间的局部与整体相呼应的系统，传统中医医者在诊断中所观察到的是机体表里的内外相通、寒热的能量变化、虚实出入相应的现象，在传统的五音入五脏、五色入五脏等子系统范畴下，个体遂通过五官的信息收集功能不断地与外界环境发生着某种呼应，在临床上这种呼应作用可以帮助医生发现和认识到更多超出逻辑思维范围的病证联系，总结出更多纵贯天地人之间的独特规律[①]。在治疗方面，医生凭主动或自动通过感官的影响产生医患间的生理和心理的影响，即是医者的关键所在。

中国现代著名科学家钱学森（1911～2009 年）晚年倾力于中国"天人合一"哲学主要分支的"天人感应论"研究，他基于"量子认识论"对"天人感应"的科学性确认进行了相关讨论，为理解中国"天人合一"理论的科学性提供了最主要的哲学原理[②③]。对于人类所在的是"宏观"世界还是"确定性"主导的主客体界限分明的世界的命题，钱学森采纳哥本哈根学派见解，明确了人的认识过程并非"宏观"世界的"决定论"过程，而是量子过程，在此过程中主客体界限消失。在具体论证"天人感应论"科学性方面，钱学森多次结合宇宙学新进展对"天人感应"开展相关研究，并在此基础上提出了"宇宙观中的人天观"及"人择原理"的观点，他认为在宇宙学中，被观测到的宇宙与作为观测者的人互为依存，没有作为观测者的人，也就没有被观测的宇宙。钱学森亦认为"天人感应论"科学性在宏观层面的集中体现就是中医，而实际上在医患的互动关系中，没有中医医者的观看，也就没有被观测与诊断中医病证的个体。

① 张晶，刘璇. 审美感应中的"时、色、声、味" [J]. 北方论丛，2019（1）：38-44.

② 钱学森. 人体科学与现代科技发展纵横观[M]. 北京：人民出版社，1996.

③ 胡义成. 董仲舒"天人感应论"的现代确立：论钱学森院士对中国古代"天人感应论"的证明[J]. 衡水学院学报，2016（5）：29-39.

　　医患合作为临床治疗的基础，从整体上来看，传统中医医家重视自身道德人格、品行建设，在医患交往和为患者治病的过程中，医家强调自身的主动性，强调个体的自律和以身作则。在医生眼中，患者并未被看成是完全被动的角色，相反，在治病救人的过程中，除药物技术之外，医者重视患者本身的特点显示了医患平等的传统文化对于人的关注，突出显示了中国医学重视生命过程中的主体能动性对于生命的重要作用，显示出其在生命态度上饱含浓厚的人文意识的特点。事实上，传统中医身心理论被认为开出了"依自不依他"的中国哲学精神的先声之鸣，并以一种为中国哲学所特有的生理、伦理相统一的方式呈现。中医的身体观看方法①被认为亦使得个体的身体实际上"自性圆满"地成为一种典型的自组、自完善与自修复的"自组织系统"，从此使得每一个人皆有成为自己生命健康的真正主人的可能。

　　海外当代国学研究者成中英（Chung-Ying Cheng）先生长年致力于向西方世界介绍中国哲学，他认为西方社会消除了人的社会性、生活感性及不受教规约束的哲学感悟性，这个世界也因此成为了以理性分析与科学综合为主流的知识世界，科学方法便是这一世界发展的最后成果，而建立在知识论医学观基础上的医学，取得了巨大成就，但也造成疾病诊断和治疗过程过度物理和机械化，导致"身心二分"实际情况②。在经典西方哲学中，心灵之眼、光照与理性之光是贯穿于以柏拉图-奥古斯丁-笛卡儿为代表的理性主义哲学传统中心隐喻，而身心二分蕴含的前提是"我是身体的观者，观察打量我之外的身体，这个观身体的我实际上是解剖尸体的医生的角色"，在这样的前提下，个体身体是对象的身体，而不是本己的身体③。从 19 世纪末至今，当对科学的忠诚推动医学专业技术发展和文化成功的同时，其在另一个方面也威胁着医学中对于职业精神、医学艺术和文化凝聚来说至关重要的人文价值。国内外相关医学研究者④⑤多认为历史作为人性化力量这一观念几乎总是谈论得不足，此即对所感知的生物医学、医疗机构和医学职业精神缺陷的响应。

① 张再林. 刚柔与中国古代的身道[J]. 中州学刊, 2017（8）: 99-106.

② 李振良, 李肖峰. 医学人文精神缺失的认识根源[J]. 医学与哲学（人文社会医学版）, 2010, 31（3）: 24-25, 30.

③ 陈立胜. 身体: 作为一种思维的范式[J]. 青岛大学学报, 2002（2）: 12-20.

④ 约翰·哈里·华纳. 医学史的人性化力量: 对美国 20 世纪生物医学的回应[J]. 北京大学学报（哲学社会科学版）, 2011, 48（6）: 110-115.

⑤ 李振良, 孟建伟. 从身心二分到身心合一: 论医学观的转变[J]. 自然辩证法研究, 2010, 26（11）: 88-92.

第4章

"得气"中的医患互动与心理感知特征

1 "得气"概念中的感知觉内涵

"得气"是影响针刺疗效的重要前提和指征，而其又较易受到多种因素的影响。针刺得气的快慢、强弱，以及针刺过程中所采用的手法为临床医家所关注，被认为是判断针刺效应与影响治疗效果最直接的原因，也是研究经络现象及经络学说产生、完善与发展的重要基础。传统针刺感应强调医者和患者的主观感受，对针灸得气过程中医患双方的心理要素与认知特征关系的认识为进一步开展相关研究工作提供参考。

"刺之要，气至而有效"（《灵枢·九针十二原》），"得气"概念被认为最早源于《黄帝内经》中的"气至"，古今文献多以"得气""气至"与针感等来表述针刺时的感应。一般而言，狭义"得气"是针灸治疗的前提，"气至"为广义得气，是治疗的最终目的，而针感是针刺后机体的所有感觉。

"得气"概念在不同历史时期有不同感知觉内涵，涉及感知觉对象、感知觉种类等内容。从"得气"的感觉对象而言，涵盖在针灸过程中医生与患者双方的自我感受认知。从医生的感受而言，"得气"为针刺时医生持针手下沉紧、徐和等感受，或医者产生"气至如乌之集，气盛如稷之繁"的具体形象感受。近现代针灸学定义中多将"得气"等同于针感，尤以患者感觉为重，近代相关研究者[1]将医生持针的沉、紧等感觉与患者所产生的酸、麻、重、胀或触电样反应相结合，统称为针刺感应。

1950年，日本医生长滨善夫等在给一位视神经萎缩患者针刺治疗时，偶然发现该患者出现非常明显的感觉传导现象，其感传路径不同于神经和血管的分布，而与传统中医典籍中的经络循行路线相一致，后来称这一现象为循经感传，该现象也被认为属于"得气"概念的范畴，被公认是普遍存在于人体内的一个客观的过程，当以指压、针刺、电脉冲等手段，激发被试有关穴位出现如气样冲动、水样流动、风样吹动的循经缓慢走行，并伴有冷、热、痒、麻、酸、胀等各种不同的主观感觉现象[2]。循经感传需要在适当的条件下才能被人的高级神经中枢所觉察，即产生传导感。

现代研究者对"得气"这一针灸常见现象进行众多的研究，如在神经生理学方面，研究者认为[3]当针尖刺激到皮肤下的不同深部感受器时，与感受器相连的传入神经纤维将

---

① 刘妍, 郑嘉太, 陈波, 等. 针灸得气现代评价方法研究进展评述[J]. 上海针灸杂志, 2016, 35（10）: 1147-1150.

② 白兴华. 灸法与经络的发现[J]. 北京中医药大学学报, 2006, 29（2）: 141-144.

③ 夏雪, 张小卿. 针感及其物质基础相关研究进展[J]. 亚太传统医药, 2019, 15（6）: 197-201.

针刺刺激传入大脑中枢后会激活不同的脑区，经大脑的进一步处理，产生酸、麻、胀、重等针感。针感的产生及其物质基础是可以提高临床疗效的关键问题，具有重要的研究意义。随着功能磁共振成像等光学神经影像学方法的发展和应用，对针刺得气的中枢响应等脑科学研究为研究者关注的重点，结果显示针刺腧穴产生的感觉主要以徐和的酸、麻、胀、重等得气指征为主，针刺非穴产生的感觉以刺痛为主，前者所激活脑区的调控功能与腧穴的主治作用密切相关，而得气的关键与腧穴的定位准确度相关。有关的研究结果[1][2][3]为"得气"客观表征和内在发生机制提供了更多的客观研究论证。

2　影响针刺得气的机体反应性、心身状态与心理因素

"神"为中医理论中的重要概念，广义的神概念为生命活动总称，狭义的神则指精神意识思维活动等。《黄帝内经》中涉及"神"的原文包括生理功能、病理表现、诊断方法、形体官窍联系、针刺治疗反应等诸多内容。"凡刺之真，必先治神"（《素问·宝命全形论》），于晓强[4]认为来源临床实际的"神"的医学实践经验才是中医学"神"理论形成的最基本因素和最重要内容，而《黄帝内经》对于"神"病的针刺治疗已经有较为细致的分类和相应的可靠疗法，开后世"神"病辨证治疗之先河，并为针灸得气理论奠定了基础。

患者机体因素在针刺得气中具有重要作用，主要影响因素包括个体体质、病证类型、机能状态、腧穴功能特异性、耐受性、心理因素等[5]。在针灸实施前，针灸师需要评估患者的情绪与精神状态，"知精神魂魄之存亡得失之意，五者已伤，针不可以治之也"（《灵枢·本神》）、"无刺大醉，令人气乱。无刺大怒，令人气逆。无刺大劳人，无刺新饱人，无刺大饥人，无刺大渴人，无刺大惊人"（《素问·刺禁论》），当患者当下有大醉、大怒、大劳、大饥、大渴与大惊等极易导致情绪紊乱、精力耗竭状态的相关事件与情绪表现时，针灸师不能进行即刻的针灸治疗。此外，新近的研究[6]亦报道针刺对象认知水平与得气关系密切，得气的影响因素应考虑针刺对象的认知水平。

体质是中医学范畴中对个体固有特质的一种表述，是人群及人群中的个体在遗传的基础上，在环境的影响下，在其生长、发育和衰老过程中形成的代谢、机能与结构上相对稳定的特殊状态，疾病发生的内因，往往是决定整个疾病发展过程与类型的重要因素之一[7]。研究者亦开展了"得气"等针刺效应与体质相关性系列研究，如刘菲团队[8]进行了不同中医体质人群足三里穴针刺得气规律研究，研究以王琦教授的"中医体质分类与判定表"为标准，对 527 例健康大学生中医体质进行分型与分析，并观察受试者左侧足

① 何昭璇，侯键，邱科，等. 基于功能磁共振成像技术的针刺机制研究现状分析[J]. 针刺研究，2016, 41（5）：474-478.

② 张贵锋，黄泳，唐纯志，等. 针刺得气的 PET 脑功能成像研究[J]. 针刺研究，2011, 36（1）：46-51.

③ 张青，余玲玲，刘诗琴，等. 关于针刺得气中枢响应的 fMRI 研究现状与思索[J]. 针刺研究，2018, 43（5）：330-334.

④ 于晓强. 《黄帝内经》"神"理论发生学研究[D]. 济南：山东中医药大学，2012.

⑤ 李静，刘玉祁，李春华，等. 关于机体相关因素对针刺得气影响的探讨[J]. 中国针灸，2013, 33（4）：378-380.

⑥ 赵云龙. 针刺对象认知水平与得气的关系[J]. 中国中医药现代远程教育，2023, 21（2）：138-140.

⑦ 王琦. 中医体质学[M]. 北京：人民卫生出版社，2005：62-63.

⑧ 刘菲，杨晓光，李学智，等. 不同中医体质人群足三里穴针刺得气规律研究[J]. 针刺研究，2016, 41（6）：535-539.

三里穴的针刺感觉，比较各体质间的针感性质及强度差异，结果发现针刺感觉以酸、麻、重、胀、钝痛和循经感传等为主，受试者感受最多的是胀感，占 90.3%，其次是酸感，占 45.9%，有关结果提示受试者酸感强度可能是针刺时产生镇痛的原因。柏芳芳[①]对循经感传与中医体质之间的相关性开展了流调工作，结果提示不同年龄段的循经感传出现情况与不同的中医体质之间具有一定相关性，就整体人群而言，平和质和特禀质为循经感传现象出现的易感体质，而血瘀质的人群则不易出现循经感传现象，有关工作为针刺时需因人施术、因人施治提供了客观证据。

在治疗过程中，患者个体心理、精神状态和思想情绪亦为影响针灸疗效的重要因素，其中，患者治疗前的精神状态、情绪特征与针灸过程中的针感、耐针程度都有密切联系。"精神不进，志意不治，故病不可愈"（《素问·汤液醪醴论》），患者治疗前的精神状态、情绪特征与针灸过程中的针感、耐针程度都有密切联系。患者在针前对针灸的认识、顾虑、分心、思想准备状态，以及在针灸过程中的配合程度等其他心理因素，都对针刺效应产生相应的影响，其心理状态与心理活动则直接影响针灸对于患者疾病的病程和预后。医者对于来访者需要全然地关注与客观地评估。

3 针刺得气中的注意特征

注意为机体知觉的重要功能，是心理活动对一定对象的指向与集中，伴随着感知觉、记忆、思维、想象等心理过程的一种共同的心理特征。在心理学中注意包括有意注意与无意注意两种类型，其中由外部刺激引发的视觉刺激和反应模式被称为"刺激驱动捕获"，反射性注意在瞬间形成，往往在第一时间获取注意。对于施针的针灸医生而言，保持高度的专注力亦十分重要。"持针之道，欲端以正，安以静，先知虚实，而行疾徐"（《灵枢·邪客》），在《黄帝内经》等古代医籍中已记载了对针灸实施外部环境有需要保持安静的要求，如针灸施术应在幽静的环境之中，施术时关门闭户、防止干扰，这样才"深居静处，占神往来，闭户塞牖，魂魄不散，专意一神，精气之分，毋闻人声，以收其精，必一其神，令志在针"（《灵枢·终始》），便于医者保持注意力不受外界干扰。

患者的机体状态因为患者本身的生理、心理状况和被施治情况不断变化，在这样复杂的临床环境中，针灸师需要思想专注、运气于指，意念所至，指下感觉灵敏，也因此发展出较常人更为精细的触觉感知能力；《素问·宝命全形论》等相关医书对此进行了"刺虚者须其实，刺实者须其虚，经气已至，慎守勿失，深浅在志，远近若一，如临深渊，手如握虎，神无营于众物"等对于施针者集中注意力与高度觉知的具体而形象性的描述，而其中"神无营于众物"描述了施行针灸的医生精神集中、心无旁骛、心手相合、眼心相合、细心体会进针深浅的针灸操作的高妙境界。

在进行针灸治疗前的心理准备方面，施针者所采用的针刺姿势、意念、呼吸、精神等都要注意调身以端正、聚精会神、以心行意、以意导气、以息调气、以气运针、导引真气直达病所，从而获得《针灸大成》所述"必端以正，安以静，坚心无懈……用针之

① 柏芳芳. 循经感传与中医体质相关性研究[D]. 呼和浩特: 内蒙古医科大学, 2016.

要，无忘其神"之针灸效果。此外，"精神不专，志意不理，外内相失，故时疑殆"（《素问·征四失论》），《黄帝内经》中更认为临床疗效不佳多为施针者不能保持注意力集中所致。实际临床亦显示较高注意力、对医生与针灸疗法信任度高的患者人群较容易产生"得气"的针灸反应[①]。

4　针灸手法中基于具象思维的感觉操控

"象"思维是传统中国文化视觉思维方式的代表，"取象比类法"亦是最为核心的一种独特的中医学思维方法，贯穿整个中医诊疗过程，对中医理论包括针灸理论的研究和应用有着重要的指导意义。北京中医药大学刘天君教授等当代中医研究者提出中医象思维之"象"是"具象"，其本质是感觉，具象之"象"为个体对于代表物象的感觉，而非抽象与表象[②③]。具象思维中运演的是感觉，演绎的方式是体验、体证，以感觉操控为运演模式的具象思维是中医的特征性思维，这种认知和验证方式属于体验科学方法的范畴。在针灸治疗中，葛鹏等[④]则提出针刺得气的本质是感觉操控，而感觉操控亦是具象思维的本质特征。长期气功训练可以增强医者的具象思维能力，在针灸临床中更容易得气。医者掌握具象思维操作方法，坚持气功训练，有助于提高针灸疗效。在《黄帝内经》《金针赋》等中国传统针灸典籍中更以具象性的文字描述记载了在整个针刺过程中针灸师的主观感应变化及相应的具体而精细的针刺手法实施。如在《灵枢·九针十二原》中以"刺诸热者，如以手探汤；刺寒清者，如人不欲行"等文字关系到施针时医生的自我温度觉知，而在《金针赋》中则以"重沉豆许曰按，轻浮豆许曰提"描述了施针者的空间定位等觉知特征，以"轻松虚滑"变为"沉紧重满"来对"得气"时医生的手感、力度进行了精细的文字描述等[⑤⑥⑦]。在进行临证取穴针刺的过程中，医者通过"审切循扪按"，能感知到针下吸纳、沉紧等微细感知变化，从而得以及时了解与准确地把握患者当下的脉象及针感等具体情况变化。在行针候气过程中是否"得气"的判断标准是以针灸师指端针下所感知到的徐和、紧疾、轻滑、沉紧等感觉变化为重要的凭介，并以具象认知思维认知所获"得气"的感应实际情况。如当气未至时，针下感觉轻浮，则显示为"如闲处幽堂之深邃"（《标幽赋》）之情境，或为"若气不朝，其针为轻滑，不知疼痛，如插豆腐者"（《针灸大成》）之感觉；当行针气至时，针下感觉则发生从"轻、滑、慢而未来"变为"沉、涩、紧而已至"的变化，《标幽赋》并以"如鱼吞钩饵之浮沉"来形容气至时的具象状态。在此基础上，"针下沉重紧满者，为气已至，若患人觉痛则为实，觉酸则为虚"，

① 王威，许晓蓓，卜维静. 针刺得气、神经心理因素与疗效[C]//中国针灸学会针灸文献专业委员会. 中国针灸学会针灸文献专业委员会2016年学术年会暨针灸诊治理论研究与应用学术研讨会. 潍坊，2016: 103-107.

② 梁永林，汪雪义，李亚珍，等. 论象思维对中药作用认识的影响[J]. 中医研究，2013，26（5）：3-5.

③ 曹大明，路玫. 从"象思维"浅谈对中医针灸理论的再认识[J]. 中国针灸，2013，33（1）：75-78.

④ 葛鹏，张海波，刘峰，等. 针刺得气与具象思维[C]//中国医学气功学会. 中国医学气功学会第五届会员代表大会暨2014年医学气功学术年会论文集. 北戴河，2014: 223-226.

⑤ 彭冬青，高旭. 金伯华应用《金针赋》针刺手法经验总结[J]. 北京中医，2013，32（3）：214-216.

⑥ 胡妮娟，吴桂雯，朱江，等. 关于如何进行针刺得气定性定量判断的思考[J]. 上海针灸杂志，2015，34（6）：493-497.

⑦ 王培清. 得气、得气的应用与操作[J]. 中国针灸，2007，27（5）：349-351.

医者进一步根据指端针下的沉重胀满感觉与患者的痛或酸的自我感知进行了虚实寒热辨证，并"视其寒温盛衰而调之"（《灵枢·经水》），采取进一步的辨证施针。

5 针灸过程中的心理暗示效应

"凡刺之真，必先治神"（《素问·宝命全形论》），传统针灸治疗中亦存在着心理暗示成分，被认为是调动了人的自我精神活动，与针灸治疗的作用相合。在以往的相关研究[①]中，研究者往往重视医者的意识所参与及所发生的被动治神的心理效应作用，而未过多涉及患者主动的意识、主动的心理参与情况。实际上针灸疗法在候气、行针等环节中存在着大量医患互动中的催眠等心理暗示效应，而在传统针灸治疗过程包括了存神、调息与意守等具有传统中国心理调适特色的技术，医患双方所存在的感知觉的相互作用过程显示着传统针灸技术所具有的心理暗示技术的微妙作用所在。

在"治神"方面，针灸师在进行针刺治疗时应集中注意力，保持"寂无动乱"的治疗状态，从而达到"静意视息，以义斟酌，观所调适经脉之变易尔"的诊疗目的。医者需要保持安静，注意了解自己平时的呼吸节奏和模式，同时需要觉察患者呼吸及脉象的变化，可以由此判断患者经脉气血的变化。为了探索施针者与患者之间的互动如何影响身体的呼吸，医者首先须通过指端针下的触觉变化与针刺过程中其他的感知变化引导患者当下的觉知，而此时接受针灸的患者的注意力也因当下自我的感知变化从外向内、从被动接受到主动觉知，体会针灸时身体中各种感觉的微细变化。

在行针方面，传统针灸治疗非常注重施针者与患者呼吸运动在觉知上的配合与呼应，在《黄帝内经》等古典中医针灸理论文字记载中，针灸辨证行针需要观察患者如下的呼吸运动状态，"吸则内针，无令气忤，静以久留，无令邪布。吸则转针，以得气为故。候呼引针，呼尽乃去，大气皆出，故命曰泻。呼尽内针，静以久留，以气至为故，如待所贵，不知日暮。其气以至，适而自护，候吸引针，气不得出，各在其处，推阖其门，令神气存，大气留止，故命曰补……"（《素问·离合真邪论》）[②]，其中患者吸气时被认为是比较充实的状态，呼气时是比较空虚的状态，吸则进针与转针可以更好地泻掉壅滞之气，在患者呼气时出针，呼尽内针，静以久留针，以气至后，在吸气末，即气最充盛之时出针，在这点上被认为与道家"存思术"的呼吸和数息之法颇为相应[③]。

除了选穴定穴外，在针刺前后与施行针术过程中，患者的意识主导作用不容忽视。在针灸互动的过程中，亦存在医者在入静状态下的意念导入性心理治疗的成分。该意念导入性心理治疗内容被认为亦是针灸"调神""治神"的核心所在[④]。王瑜等[⑤]认为"得气"对于意识可分为浅与显两种作用方式，是人体经穴于意识两种状态下知觉相互作用而

① 王峰，秦玉革，秦玉恒，等.《内经》意气针灸疗法和提插捻转治神的联系[J]. 中国针灸，2016, 36（3）：274-278.

② 田代华. 黄帝内经素问[M]. 北京：人民卫生出版社，2005: 1.

③ 刘永明.《素问遗篇》与道教医学[J]. 甘肃社会科学，2008（2）：111-114.

④ 谢世平，张心保，翟书涛，等. 气功态的心理调查[J]. 中国临床心理学杂志，1999（4）：244-245.

⑤ 王瑜，姜会梨，图娅. 认识论和脑认知视野下对针刺得气的探讨[C]//中国科学技术协会，吉林省人民政府. 2017 第十九届中国科协年会论文集. 长春，2017: 1-4.

被激活的结果，当激活水平超过意识阈限时，刺激被显意识知觉；当激活水平达不到意识阈限时，刺激依然能被知觉到，但不伴随主观的意识经验，即被潜意识知觉；若刺激增强或注意力集中等，又均可增强激活水平，且两者作用可以叠加；当激活水平达到一定程度时，"得气"随即产生。"得气"存在于显意识和潜意识之间，并在注意力、经穴刺激等因素影响下而发生相互转化，机体的注意力和经穴刺激间存在着相互的补偿。实际上，个体心理能量的调动可能为接受针灸个体的主动疗愈过程提供了新视角与疗愈的能力。正如《灵枢·九针十二原》所述"迎之随之，以意和之，针道毕矣"，即通过患者意念的调动与跟随，使"得气"的针感向病灶传导，达到"气至病所"，才能取得良好的疗效。

6　疗愈的过程

《素问·八正神明论》曰："然夫子数言形与神，何谓形？何谓神？愿卒闻之。岐伯曰：请言形，形乎形，目冥冥，问其所病，索之于经，慧然在前，按之不得，不知其情，故曰形。帝曰：何谓神？岐伯曰：请言神，神乎神，耳不闻，目明，心开而志先，慧然独悟，口弗能言，俱视独见，适若昏，昭然独明，若风吹云，故曰神。三部九候为之原，九针之论，不必存也。"古代中医医者对两种不同的临床诊疗思维方式在诊断疾病所达到的不同效果进行了比较。其中相对于"形"之诊察方式，文中以"慧然独悟"描述了医者直接得到患者病情本质的诊疗方式，于晓强[1]认为这样的方式类似"灵感"和"顿悟"的直觉思维方式。

现代心身理论[2]认为身体所承载的心理经验会在生理组织上留下痕迹，形成与此心理经验对应的生理反应；而生理经验也会积淀在心理深处，一旦出现此生理现象，随时即引起特定的心理反应，作为主体应物时，便是以此身对此时此地此物做出的整体反应。在现代心理学的积极想象、催眠等心理治疗技术领域中，心身之间显而易见地呈现出清晰的联系。人体非自主功能一般被认为人体无法自行进行控制，而通过催眠等心理暗示技术的应用，个体可觉察自身所具有的改变感官体验的潜在能力，并在控制疼痛、增加自主神经系统的控制、影响非自主的功能等方面获得实际的影响，从而在临床中提升躯体愈合的速度和质量。

在针灸治疗之前，针灸医师与接受针灸治疗的患者之间所建立的相互接纳与信任的医患关系对于临床实际疗效具有重要的作用，其中，患者对医者全然的放心与信任是针灸疗效发生的重要前提；在治疗开始与过程中，针灸医师在对患者的局部皮肤进行取穴之前，已通过语言与视觉等交流途径与患者建立了最初的接触，针灸医师在心中已预先形成相关穴位具象诊断与治疗方案。患者需要放心地将穴位所在身体局部全然暴露于医者的面前以接受针灸治疗，此时患者长久以来被忽略的触觉感官、痛觉通道等开始发挥更多的作用。

① 于晓强. 《黄帝内经》"神"理论发生学研究[D]. 济南: 山东中医药大学, 2012.
② 殷学国. 述古代文论中的"内感"[C]//古代文学理论研究（第二十八辑）：中国文论的道与艺. 中国古代文学理论学会, 2003: 11.

"方今之时，臣以神遇而不以目视，官知止而神欲行"（《庄子·养生主》），在针灸临床寻穴与取穴的过程中，施针医者通过自身视觉等感知通道，即时感受、收集当下患者各种外显身体信息，并同时进行着在此基础上所开展的辨证施针涉及到的分析、确认的认知工作。此时医者和患者感同身受，透过呼吸和触觉，医者体验与患者之间存在着无声的交流，在针刺"得气"的时候医者带领着患者获得特殊的感官知觉体验，以此打开身体全方位感官感知，在非言语的工作状态下，医者与患者获得双方之间真正的交流，这种交流或者是由"得气"的感官刺激与体验所引导的自我的觉知，在其后潜意识层面的自我修复工作便随即开始。

法国当代汉学家朱利安①（Julien）对传统中国绘画的创作过程进行了如下的诠释："所发展的视角是能量式的，而绝非感知——描述性的，它诉诸于一种动态化的促动原理而非再现……中国人在设想绘画时，所根据的是操纵画笔的过程，而非关联于形式的感知性。"同样受中国传统文化思维影响的中医医者在进行针灸时亦存在着一种与患者重要的互动关系，在这个双方互动的关系当下施针者需要在针刺过程中不断自我觉知、以己观他，自发完成对对方身心与穴位的动态观看与感知；与此相应，医者和患者在针灸治疗过程中有着一种莫名的相互信息承载与能量转化的关系。当针灸治疗师倾注于捕捉手中触感或针感的信息、觉察补泻手法所达到的能量感知状态之时，针灸行为不单单是治疗技术本身，也是治疗师和患者之间传递感应信息的渠道和媒介。

在具体的针灸感知觉层面，德国心理学家冯特②（Wundt，1832～1920 年）在其著作《生理心理学原理》中论述到："触觉之一半性质，一经视觉之后接而有愈盖微妙之修正。"而在针灸当下，当针灸师借助手指与针下患者皮肤穴位按寻互动之时，针灸师与患者的相互联系即存在于双方所获得的触感、视觉等感知觉经验的共同认知加工过程中，而在这个过程中，主体和对象不分轩轾，合而为一。

① 朱利安. 大象无形: 或论绘画之非客体[M]. 张颖译. 郑州: 河南大学出版社, 2017: 389-390.
② Wundt W. Principles of Physiological Psychology[M]. 北京: 中国社会科学出版社, 1999.

实证研究篇

实证研究一　中医体质与心理特征实证研究

内容导论

　　随着现代医学模式从生物医学模式向生物-心理-社会医学模式的转变，医学发展亦由以"病"为中心向以"人"为中心发生了转变，相对于现代临床对于"人之所病"的重视，传统中医对"生病之人"更加重视，而中医体质学则更加关注生命过程中的特殊规律，关注个体的生理与心理特征等方面的差异性。

　　本实证研究相关章节涉及现代中医体质心理特征研究进展内容，介绍了相关课题组所开展的中医体质心理特征相关研究。相关内容还包括中医体质学与人格的统一性实证性研究，中医体质、人格特质对抑郁的影响研究，中医体质、精神因素与焦虑相关性研究，高校备考生睡眠质量、中医体质与人格特质情况研究。有关工作为深入了解学生群体心身特点，为相关个体早期预警、及早干预、提高考试效率等教育合理管理提供参考。

第5章

中医体质与心理特征研究进展

1　中医体质学相关介绍

　　体质是个体在生命过程中，禀受于先天、受后天影响，在其生长发育和衰老过程中所形成的与自然、社会环境相类似的相对稳定的人体个性特征，它通过人体生理、病理的差异现象表现出来，在生理上表现为功能、代谢及对外界刺激反应等方面的个体差异性，在病理上表现为对某些病因和疾病的易感性或者易罹性，以及疾病发生、发展与传变转归中的某种倾向性[①]。

　　中医体质学说始于《黄帝内经》，基本成熟于明清时期，是中医基础理论重要的组成部分。以《黄帝内经》之"阴阳二十五人"为代表的历代相关医学理论蕴含着丰富的体质医学内容，详细论述了对于体质的形成与分类的相关认识，为当代研究人群中不同个体身心特性及这些特性对生命延续和疾病发生、发展的影响提供了重要的理论基础。基于个体健康实际状况的中医体质辨识调养，在治未病、养生、亚健康诊疗等方面皆有重要理论指导与实践价值。以匡调元[②]、王琦[③]等为代表的中医体质学者开展了大量的现代系统研究工作，《中医体质学说》和《中医体质学》相继问世构建了中医体质学现代理论体系。2009 年中华中医药学会《中医体质分类与判定》（ZYYXH/T157—2009）[④]颁布，其是我国第一部指导和规范中医体质研究及应用的文件代表，为中医体质辨识及与中医体质相关疾病的防治、养生保健、健康管理提供客观评估依据。该标准的颁布与实施为中医分类科学化、规范化、实施"治未病"和个体化诊疗提供了理论、实践支持，亦为"治未病"提供体质辨识方法、工具和评估体系。

　　体质辨识是在了解个体健康状况的过程中确立体质类型的思维和实践过程，将所收获的体质状况信息在中医学体质理论指导下，通过比较分析进行综合、概括并判断为某种体质类型。体质的分类方法是认识和掌握体质差异性的重要方法，为辨识体质的基础。对于形体禀赋进行诊察，分析心理、地域及致病因素对人的影响，分析某类人群脏腑阴阳气血的多少、对某类疾病的易罹性，分析某种体质患病后疾病发展的倾向性、对药物的耐受性等皆为中医体质辨识的重要内容。临床基于中医体质学说开展"辨体-辨病-辨证

---

① 孙理军. 中医体质理论研究进展[M]. 北京: 中国中医药出版社, 2021: 204.

② 匡调元. 体质病理学研究[J]. 成都中医学院学报, 1978, 1（2）: 3-17.

③ 王琦. 9 种基本中医体质类型的分类及其诊断表述依据[J]. 北京中医药大学学报, 2005, 28（4）: 1-8.

④ 中华中医药学会. 中医体质分类与判定: ZYYXH/T157—2009[S]. 北京: 中国中医药出版社, 2009.

诊疗模式"为中医相关理论现代临床实际应用提供测量可能。

体质分类研究，即将人群中的体质现象，根据各自不同的表现特征，按一定的标准，采用相应的方法，通过广泛的比较分析和归纳，分成若干个类型。现代中医体质学中的体质构成要素主要包括形态结构、生理功能和心理特征三个方面。

（1）母国成[①]认为中医体质结构是体态（人的外表形态）、质能（人体组织器官的功能特点及做功强度）和气质（个体在其生命活动过程中所表现出的精神面貌、性格、情绪）的综合。其中质能为内脏功能、形态诸方面的统称，对体质的改变具有一定的主动性。而体态、气质则为内部质能在体外的反映，具有察外而知内的特殊功用。

（2）喻自成[②]认为体质的结构包括体格特征、脏腑阴阳气血的生理反应特征及其病理倾向特征、情绪特征、反应的敏捷性、能力特征、性格特征、对时令的适应性。

（3）何裕民[③]认为体质结构由以下特质构成：①自和力（调适力），为机体自我调控、自行调整，从而适应环境变化，或从暂时的功能失常状态中自行摆脱出来，趋向常态（稳态）的倾向和能力；②卫外力，也称为稳定性，是个体总体上心身功能的稳定程度；③反应性，包括反应的快慢、强弱、趋向和结局等；④过敏性，为反应性的一种极端表现；⑤交感性，即迷走协调性；⑥代谢率；⑦兴奋-抑制性；⑧流-滞度，为通畅条达和郁滞壅堵的程度；⑨燥-湿度，为体内液态成分的多少及分布状态；⑩成熟度，也称衰老度。

（4）王琦[④][⑤]在其体质"心身构成论"中提出：体质是在遗传基础上和缓慢的潜在环境因素作用下形成的特定躯体素质与心理素质的综合体，是"形神合一"思想在中医体质学说中的具体表现。使用"病""证"动物模型难以直接套用于相关研究，而中医体质类型被认为是个体在未病状态下所表现的阴阳气血津液偏颇状态的描述。

以"人"为本，"因人制宜"的思想，是中医学对人体生命科学的独特见解，人体生理病理的反应状态及个体差异性一直为中医所重视。不同个体在形态结构、生理功能和心理特征上存在着各自的相对稳定的差异性，形态的差异决定了生理功能的差异，而生理功能的差异使得个体在心理特征上具有相应的倾向性，生理功能和心理特征的差异又会影响形态结构产生相应变化。事实上形态结构、生理功能和心理特征三者相互依存、相互作用，共同影响着个体的体质特征。体质差异性的各种表现是区别各种体质类型和更进一步分析各具体体质特性的重要依据，也是现代中医体质研究的核心问题。

在疾病诊疗方面，众多临床研究者分别在干眼症、功能性便秘、慢性荨麻疹、子宫内膜癌、过敏性结膜炎、成人脂肪肝、非创伤性股骨头坏死和脑小血管病等的影响因素

① 母国成. 中医体质学说及其异化[J]. 新中医, 1983, 5（9）: 17-19.

② 喻自成. 略论体质的结构、类型与特点[J]. 湖北中医杂志, 1990, 2（2）: 23-25.

③ 何裕民. 体质结构研究[J]. 中华中医药杂志, 1989, 4（6）: 33-36.

④ 王琦. 论中医体质研究的 3 个关键科学问题[C]//中医体质判定标准研究——2006 中华中医药学会第四届全国中医体质学术研讨会论文集. [出版者不详], 2006: 4-13.

⑤ 王琦. 从三个关键科学问题论中医体质学的进展及展望: 中华中医药学会中医体质分会第十九次学术年会讲话[J]. 北京中医药大学学报, 2021, 44（12）: 1061-1066.

与中医体质类型相关性方面开展了广泛分析。而作为人类生命活动的一种重要表现形式，体质现象是特定躯体素质与一定心理素质的综合体，中医体质心理、中医体质与临床心理学等相关跨学科研究受到了越来越多的研究者的重视。众多研究者[1][2]分别从中医体质角度研究抑郁症、焦虑症、恐怖症、精神分裂症、网络成瘾、自卑、人际关系敏感等与临床关系密切的心理问题，有关的工作为深入体质心理研究、创新中医诊疗模式、拓宽临床心理学辨识方法及提供多角度心理干预方式提供新的途径。

2 体质心理特征与生理功能关系

"形者神之质，神者形之用"（《神灭论》），在传统中国文化中，人是形与神，即生理与心理的统一体，生命现象是"形神合一"的具体表现。"何者为神？岐伯曰：血气已和，营卫已通，五脏已成，神气舍心，魂魄毕具，乃成为人"（《灵枢·天年》），在中医理论中，个体有着内在的脏腑经络、气血津液等相同的性质和功能物质，并表现出神、魂、魄、意、志等任物功能，以及喜、怒、悲、忧、思、恐、惊等情绪变化。中医学在"形神合一"的生命观及"天人一体"的自然观指导下，将个体在生理与心理方面的差异纳入中医体质的范畴。

传统中医形神关系观（心身关系论）是中医整体思想的有机组成部分，突出了人的精神、意志、思维活动是建立在脏腑功能基础上的，人的心理活动有个体差异性，并受到自然环境和社会环境的影响。中医体质学有关学说为现代心理学提供新的思考方式，对中医相关基础理论研究亦是开拓中医学自主发展的重要任务，而探索有关中医相关理论的心理学意义无疑也是心理学研究的重要创新与尝试。

心理为客观事物在大脑中的反映，感觉、知觉、情感、思维等为反映心理活动特征的要素。作为体质的内涵之一，心理涵盖感觉、知觉、记忆、思维、性格、能力等，涉及性格、意志、情感类型、智能水平等心理特征倾向，而心理特征的差异主要表现为人格、气质、性格的差异。

在心理特征与生理功能关系方面，一定的形态结构与生理功能是心理特征产生的基础，而个体容易表现出相应的心理特征；在正常生理学范围，体质固有特性或特征可表现出机能、代谢及对外界刺激反应的个体差异性。而在中医"形神合一"与"心身合一"的生命整体观下，不论正常质还是病理质均具有相应的性格与心理特征。不同体质具有不同的心理特征，并表现为特定的精神状态和情志反映。各种不同的精神情志既是影响体质的重要因素，也是导致体质变异的原因，辨体实施精神情志调摄是改善体质和养生的重要内容[3]。

在中医相关理论中，机体自身生理功能范围内的阴阳盛衰偏颇，决定了个体处于不同的功能状态，从而对外界刺激产生不同的易感性、反应性、亲和性和耐受性。在临床

① 董思颖，顾文昊，李文乐，等. 中医体质学与心理问题成因相关性探析[J]. 中华中医药杂志，2022，37（9）：5480-5482.
② 陈顺琪，资艳，宗玉涵，等. 基于中医体质三论的中医体质学与心理学研究的相关性探讨[J]. 北京中医药大学学报，2023，46（8）：1088-1093.
③ 王琦. 中医体质学说研究现状与展望[J]. 中国中医基础医学杂志，2002，8（2）：6-15.

中，把握患者的体质特征是中医学临床诊疗的重要内容，人体生理病理的反应状态及个体差异性为中医临床所重视。个体对于外界刺激自发的选择性不同亦决定了不同体质机体在面对同一致病因素时，产生不同的发病倾向、病证特点和病情轻重的差异①。

体质不仅通过人格作为中介影响心理症状，同时体质直接影响心理症状的发生。现代中医体质专家王琦②③提出"心身构成论"相关理论，在他看来，体质是特定躯体素质与一定心理素质的综合体，是中医形神合一思想在中医体质学说中的具体表现，因此不论是正常质还是病理质，均具有相应的性格、心理特征。在这一方面，研究者开展了相关的研究工作，丰富和发展了中医体质学。如唐芳④引入心理症状作为人格与体质的研究因变量，并利用结构方程模型对研究假设进行分析，对9种中医体质类型人格心理特征进行流行病学调查。结果显示，不同中医体质类型人群均表现出相应的人格心理特征。平和质人群个性外向稳定；气虚质、湿热质、瘀血质、气郁质人群内向不稳定；阳虚质、痰湿质人群内向稳定；阴虚质人群外向不稳定；特禀质人群人格心理特征因人而异；此外9种体质人群尚未发现有典型精神质型个性特征。有关结果初步说明不能忽略体质对人格的重要影响，体质在影响心理症状的过程中，人格起到了部分中介的作用。不同中医体质类型与人格心理特征具有相关性，而不同偏颇体质类型人群采取相应的调体措施可为预防心理疾病的发生提供参考。

中医学相关理论认识到内藏于体内的各个脏腑的生理活动与精神情志密切相关，超过正常范围的情志变化会影响所联系的脏腑正常机能的发挥，五脏机能的异常也会影响到相关的情志。中医体质辨识有助于对机体的心理活动、精神状况进行更全面和深入的了解，避免现代常规医学"查病式"体检模式对于检测指标的过度依赖性。此外，中医体质辨识对于医学实验室体检各项指标正常，而受检者自觉身体不适的亚健康人群的近期健康信息评估更能显示出自身的优势⑤。体格、精神与社会之完全健康状态的成年个体具有保持正常稳态的能力，从正常稳态到心理危机有一个发生、发展和突变的过程。其中渐变、量变阶段是预防、维护和提高心身健康的最有效关键时期。

（1）在临床疾病认知学研究方面，多个研究者报道中医体质分型在帕金森病、脑梗死等相关疾病诊断、鉴别中具有研究意义，可为相关疾病认知学功能状况早期鉴别、诊断、病理机制分析提供新的思路，也可为疾病的中西医结合治疗提供理论依据。

（2）在体质与认知的关系方面，如邹敏燕等⑥采用神经心理学测试和《中医体质分类与判定》附录"中医体质分类与判定表"，以及二元Logistic回归研究中医体质对老年人轻度认知障碍（mild cognitive impairment，MCI）发病的影响，结果显示体质可能是MCI发病的独立危险因素，阳虚质和痰湿质易发生MCI，其中阳虚质容易出现视空间与执行能力、命名能力障碍，痰湿质容易出现注意力、延迟回忆能力障碍。

① 孙理军. 中医体质理论研究进展[M]. 北京: 中国中医药出版社, 2021: 5, 87-89.
② 王琦. 中医体质学[M]. 北京: 人民卫生出版社, 2005: 22-30.
③ 王琦. 中医体质学说研究现状与展望[J]. 中国中医基础医学杂志, 2002, 8（2）: 6-15.
④ 唐芳. 中医体质类型的人格心理特征研究[D]. 北京: 北京中医药大学, 2010.
⑤ 孙理军. 中医体质理论研究进展[M]. 北京: 中国中医药出版社, 2021: 217.
⑥ 邹敏燕, 宋玉磊, 罗丹, 等. 中医体质与轻度认知障碍的相关性研究[J]. 中医药信息, 2022, 39（9）: 48-52.

（3）在体质类型与影像学方面，孙江[①]的研究显示帕金森病患者静息态功能磁共振影像资料与其中医体质类型分布之间具有相关性，其中帕金森病患者的常见偏颇体质类型（阴虚质、气虚质）在脑区域间的功能连接信号差异具有统计学意义（$P < 0.01$），其中阴虚质帕金森病患者和气虚质帕金森病患者分别在不同的脑区呈现抑制的特征。闫艳[②]对于急性脑梗死患者的影像学资料与中医体质类型的相关性分析研究结果显示急性脑梗死患者血管狭窄程度、梗死灶面积与中医体质类型的差异具有统计学意义：①单一梗死灶在大脑皮质部位、大面积梗死、动脉硬化可作为痰湿质的客观参考指标；②单一梗死灶在脑干或放射冠的部位可作为气虚质的客观参考指标；③小面积梗死、动脉狭窄和动脉闭塞可作为血瘀质的参考指标；④腔隙性梗死可作为平和质的参考指标。

3　中医体质学与情绪心理学

情志即中医学对现代心理学情绪的特有称谓，被认为相当于个体的情感系统或过程，是指基于个体心理、生理状态，经过心神（脑）的感应、认知、调控，对内外环境变化产生的涉及个体心理、生理的复杂反应，涉及特有的情绪主观体验、情绪表情和相应的生理与行为的变化，是一个复杂的，具有适应性、动力性和系统性，能够帮助个体适应复杂多变环境的心理现象，涉及情感、情绪与心境等代表性心理成分[③④⑤]。

情志致病是中医理论中内伤致病的重要因素，具有患病广泛、反复发作、多情交织、体质相关、加重痼疾、危害甚笃和相互转化的特点[⑥]。在中医体质学中，认知、动机、个性特征、体质等为七情发生与致病的决定性因素，而社会因素、自然因素和机体自身因素皆是影响七情的重要因素，在《黄帝内经》中脏腑、经络、气血、阴阳、神、运气、月相、体质、年龄和疾病十个方面皆为影响情志的因素[⑦]。

在疾病相关性方面，抑郁症的易感体质和人格类型特征等为研究者所关注。如王珊珊[⑧]对抑郁症患者中医九种体质、五态人格、证型分布规律进行相关性研究，结果显示：抑郁症患者九种体质以气郁质、阳虚质为主。抑郁症患者男女体质分布不同，男性抑郁症患者多为气郁质和湿热质，女性抑郁症患者多为气郁质和阳虚质。五态人格中的太阴人格维度得分高者不仅易患抑郁症，而且抑郁程度可能较重。抑郁症常见证型为肝郁脾虚证、心脾两虚证和肾虚肝郁证。结论为抑郁症易感体质以气郁质多见，不同证型间五态人格结构相同。抑郁症证型与中医九种体质和五态人格的相关性等结果为临床医生运用"辨病-辨体-辨证"诊疗模式治疗抑郁症提供循证医学依据。

在相关病因病机方面，众多学者对于中医七情相关理论开展了大量相关研究，张惠

① 孙江. 帕金森病中医体质与静息态功能磁共振成像特点的相关性探讨[D]. 济南: 山东中医药大学, 2022.
② 闫艳. 急性缺血性脑卒中体质与脑 MRI 的相关性研究[D]. 济南: 山东中医药大学, 2021.
③ 乔明其, 韩秀琴. 情志概念与可能的定义[J]. 山东中医药大学学报, 1997, 21（4）: 258-262.
④ 邢玉瑞. 七情内涵及致病特点[J]. 中国中医基础医学杂志, 2003, 9（9）: 6-7, 17.
⑤ 邢玉瑞. 中医病因病机理论研究进展[M]. 北京: 中国中医药出版社, 2021: 5, 258-259.
⑥ 张丽萍. 现代中医情志学[M]. 北京: 中国医药科技出版社, 2011: 35-36.
⑦ 马作峰, 姜瑞雪, 王平, 等. 论《内经》中影响情志的十种因素[J]. 中国中医基础医学杂志, 2011, 17（11）: 1194-1195.
⑧ 王珊珊. 抑郁症中医九种体质及五态人格特征与证型的关系初探[D]. 北京: 北京中医药大学, 2019.

敏等[1]认为先天禀赋性体质对情志因素之易感易伤性、神经症易发有倾向性，其中先天禀赋性体质心、肝之气易实易虚，是躁狂、抑郁等精神病主要致病的原因。岳广欣等[2]认为七情发生涉及外界客观事物与主体间的相互作用，为在由本性演化出的欲求与客观事物相互作用时所产生。七情的发生一方面取决于个体对外界事物及刺激的认知，另一方面是内在动机因素（"欲"）满足与否引起情志的反应，此外，还有个性趋向对外界刺激的情感体验与社会环境的适应能力。不同的神经类型与体质的个体会产生不同的致病作用。目前研究者对于七情较多地开展了偏于病理学的研究，而对其生理学研究较少。

随着脑科学的快速发展，脑与情绪的相关关系研究为心理学与脑功能研究者所关注。七情是大脑对外界客观事物刺激的不同情绪反应，是思维活动的外在表露，属于中医神明体现之一，黄跃东等[3]、刘伟等[4]、张丽萍[5]等当代研究者分别对现代中医情志学中脑主情志进行了深入探讨。"思"与"喜""怒""忧""悲""恐""惊"共为七情主要内容，涉及情感、情绪反应与认知活动。其中备受研究者关注的"思"是指思虑过度，对所思问题不解、事情未决及个体肝脾气郁功能低下时产生的担忧、焦虑的心情，被认为是一种思虑不安的复合情绪状态[6]。研究者[7][8]认为，从致病性而言，忧思恼怒为当代常见的情志变化，气机紊乱则为情志异常的主要病机，肝、脾、心则是情志变化影响最大的脏器。

4 中医心身疾病诊疗特点

随着社会的高速发展，心理因素导致的身心问题成为当代人类疾病谱的重要内容。心身疾病患病率高，时间长，复发率高，危险性高，其躯体症状与体征呈现出复杂性与多样性，相关病证的有效诊疗与如何减少药物副作用的需求日益为社会关注。中医药擅长心身整体功能状态的调整，对抑郁症等心身病证的防治已有丰富的临床报道并显示出起效较快、患者生活质量提高、减少复发、副作用少、患者依从性好等明显优势，中医关于心身疾病的认识与治疗方法成为有关领域研究热点。

外在症状是躯体与心灵的连接桥梁，无意识的欲望和冲突往往转化为躯体症状；情绪障碍等相关病证既有人格因素，又有体质因素。中医体质养生学研究重视人体生理病理的反应状态及个体差异性，不论是正常质还是病理质均具有相应的性格、心理特征。个体的体质特征可以从形态结构、生理机能、心理特点、反应状态四个方面进行表达，结合中医体质研究可为诠释焦虑等情绪障碍根本成因的重要研究途径。在体质与性格的研究方面，目前主要还是停留在理论层面的探讨，缺乏有效的实证研究。

① 张惠敏，郑守曾，钱会南，等. 气虚体质个性特点的调研与分析[J]. 辽宁中医学院学报，2006（1）：101-102.
② 岳广欣，黄启福，陈家旭，等. 七情发生与五脏功能调节[J]. 中华中医药杂志，2007，22（9）：585-588.
③ 黄跃东，李珀，赵俊芳. 中医情志的发生机制刍议[J]. 福建中医学院学报，2004，14（4）：43-45.
④ 刘伟，王新陆. 情志致病与脑神相关学说辨识[J]. 中医药学刊，2003，21（10）：1697-1730.
⑤ 张丽萍. 现代中医情志学[M]. 北京：中国医药科技出版社，2011：35-36.
⑥ 乔明琦. 中医情志学[M]. 北京：中国中医药出版社，2019：21.
⑦ 苏凤哲，冯玲，路洁. 路志正教授从脾胃论治情志疾病临床探讨[J]. 世界中西医结合杂志，2010，5（5）：382-385.
⑧ 金光亮. 情志源流与概念探讨[J]. 北京中医药大学学报，2007，30（8）：514-516.

神志活动与心理状态作为人体生命过程中脏腑精气的外在表现，是中医体质学和心身健康共同的重要研究内容。中医体质学作为中医学的分支学科，关注人类本质的身心健康状态，心理学则对心理现象的形成发展进行深入研究，彼此既各具特点，各有侧重，又在研究目的、学科发展、理论构成、研究方法等方面存在一定联系，研究领域有所交叉。在中医相关生理学理论中，机体心理活动为体质构成的要素，影响和主宰着个体的形体和生理功能活动，而形体又是精神相关心理活动产生的基础。机体的精神状态，主要通过"喜""怒""忧""悲""恐"等心理活动表现出来，而过度的情绪变化又通过影响内在脏腑气血的功能活动而影响着个体的体质。外来的精神刺激被认为是引起情志致病的诱因，机体的心理气质偏颇、五脏禀赋素质、五脏即时功能状态是影响病变的基础和主体，为中医理论中决定情志疾病发生的内在根本因素，个体对外界精神刺激的应激抗御能力和自我调节程度差异被称为"七情致病阈"[1]。

体质往往能决定所产生的包括情绪疾病的病变类型的倾向性，可提供与患者整体健康情况和生活方式相关的资料，基于中医体质的辨识在临床上可进一步揭示体质与人格、气质等的关系，更加精准有效地指导相关诊断、治疗和养生。情绪障碍等相关病证既有人格因素，又有体质因素。

在相关病因病机方面，中医情志疾病如癫、狂、脏躁、百合病、客忤、梅核气、不寐等病证皆与七情相关，并表现出异常的机体表现；在相关诊疗方面，以"人"为本、"因人制宜"的思想是中医学对人体生命科学的独特见解，而传统中医体质学说、情志医学等相关理论对相关病证提供了独特的诊疗方法，如辨明心身疾病患者的体质类型，采用针对性治疗，结合心理治疗，是调整心身的有效方法。

陈顺琪等[2]认为中医体质学和心身健康互动两分支学科在学科分类方法、形成因素、外在表现形式、测量研究方法、临床应用等领域，可以彼此借鉴，取长补短，开拓新的交叉研究领域。其中"体质可分"的体质类型与心理分型、体质可辨与心理测量、"体病相关"与身-心整体疾病、"体质可调"与心理可易等是现代中医体质学研究的关键科学问题。

5　中医体质与心理测量

在中医情志学中，作为机体的精神状态的情志即为机体在心身的主导和调节下，以五脏精气为物质基础，以相互协调的脏腑功能活动为内在条件，在外界环境的刺激和影响下，内外综合作用而对客观事物产生的一种特殊反映形式，是个体对于客观事物能否满足自己欲望而产生的体验。在心身关系方面，情志活动以五脏为内应，精气血津液为物质，以经络为内外沟通的通道。现代研究者分别结合现代医学、心理学、实验动物学、分子生物学及基因组学进行多方面的现代七情学说临床与动物实验研究。

① 童园园. 七情致病机理内涵探析[J]. 安徽中医学院学报, 1996, 15（2）：4-7.
② 陈顺琪, 资艳, 宗玉涵, 等. 基于中医体质三论的中医体质学与心理学研究的相关性探讨[J]. 北京中医药大学学报, 2023, 46（8）：1088-1093.

临床重视医者对情志的外部行为的观察，从临床研究情志的生理病理机制，而缺乏客观的量化研究。

心理测量是情绪心理学的重要研究方法之一，中医体质学亦涉及个体的心理特征等重要内容。现代中医体质学研究者在临床流行病学、文献学等方面开展了大量研究，对不同体质状态客观辨识的辅助评估工具的应用与评估等为近期研究重点，并根据人体形态结构、生理功能、心理特点及反应状态等对体质进行了分类，并制订了中医体质分类与判定表、五态人格等中医体质与人格量表。基于中医体质个体主观感知特征、心理特征反应等的研究，以及基于机体心身因素的研究及相关基础研究尚无较多报道，而相关病证诊断量表及心理测量量表则得到了越来越多的使用。

作为《黄帝内经》论述最为完整的体质类型，五形人体质相关理论及临床应用为研究者所关注。

鞠宝兆、路漫漫[①]相关研究团队在现代中医体质学理论的指导下，按照其辨识特征初步研制五形人体质辨识问卷，从体质内涵、辨识标准、调理方法等方面进行论述。将五形人体质参照现代医学、体质学、心理学等辨识量表或问卷的标准，初步研制具有中医特色并符合现代体质学标准的调查问卷。以实现五形人体质类型的应用。五形人体质辨识问卷根据木形人、火形人、土形人、金形人、水形人五种体质的不同形成五个部分，每个部分分为四个维度，包括形态特征、心理特征、发病倾向、适应能力，根据已总结的体质类型特征建立条目，采用专家访谈法对条目内容进行筛选，初步形成调查问卷。

王珊珊[②]相关研究团队开展了抑郁症证型与中医九种体质、五态人格的相关性研究，结果显示五态人格中的太阴人格维度得分高者不仅易患抑郁症，而且抑郁程度可能较重。中医九种体质与五态人格存在相关性，太阴人格与气虚质、痰湿质、血瘀质、气郁质呈正相关，少阳人格、阴阳平和人格与平和质呈正相关，少阴人格、太阳人格、少阳人格与气郁质呈负相关，提示"多阴少阳"人格与气郁质密切相关。

杨秋莉、王昊[③]研究团队应用五态人格测验、五五体质检测、症状自评量表三种问卷测量，使用单样本 t 检验分析 989 份大学生各典型人格组的体质特征与全国水平的差异；从多层面对中医人格与体质的关系进行分析，包括运用分析探索体质的内部结构；运用积差相关分析探索人格与体质阴阳维度相关性及体质因子与五态人格的相关性；运用结构方程模型分析验证体质在影响人格与心理症状的过程中起到的作用；运用卡方检验进行结构方程模型间的比较研究；运用路径分析探索对心理症状产生影响的重要因素。结果显示体质对人格有着不容忽视的影响，证实了中医学心身合一的整体性。而体质在影响心理症状的过程中，人格起到了部分中介的作用。有关工作为临床医生运用"辨病-辨体-辨证"诊疗模式治疗抑郁症等情志相关疾病提供循证医学依据，发挥中医药防治抑郁症的作用。

① 路漫漫. 《黄帝内经》五形人体质理论及应用研究[D]. 沈阳: 辽宁中医药大学, 2021.
② 王珊珊. 抑郁症中医九种体质及五态人格特征与证型的关系初探[D]. 北京: 北京中医药大学, 2019.
③ 王昊. 基于五态人格测验与五五体质检测探讨中医人格与体质关系的研究[D]. 北京: 中国中医科学院, 2013.

6　中医体质学在心理危机预警干预中的应用

随着时代的发展与生活、学习压力的日渐增加，群体性的心身问题与相关疾病发生日益普遍。当代青少年群体是社会的一个特殊群体，他们正处于身体和心理发育的最快阶段，具有生命力强、思想感情活跃、对事物敏感等特点，同时也是心理状态最不稳定的一个群体。俞国良等[1]详细比较了 2010～2020 年我国大中小学生内外化问题检出率的共通点与差异，结果显示我国学生心理健康问题总体检出率为 18.9%，内化问题总体检出率为 20.0%，外化问题总体检出率为 11.7%，区域特点与年份不同是造成内外化问题检出率波动的共同因素。研究者亦系统考察了这十年间我国学生各类心理健康问题检出率的大小、分布特点、影响因素与发展趋势，其总体检出率由高到低依次是抑郁与睡眠问题（均为 22.2%）、自伤行为（20.1%）、焦虑（18.1%）、自杀意念（13.6%）、自杀未遂（3.3%）等，针对相关人群的及时筛查、尽早干预，以及长程的心理健康教育与服务日益重要。

作为心理学理论指导下对有心理危机的个体或群体的一种短期的帮助行为，心理疾病干预的目的是及时为经历个人危机、处于困境或遭受挫折和将发生危险的对象提供支持和帮助，使之恢复心理平衡。它不同于一般的心理咨询和治疗，最突出的特点是及时预防、及时治疗、迅速有效。当前心理疾病领域的研究尚未完全成熟，各种针对性的治疗和干预方法如雨后春笋般纷至沓来，具有代表性的治疗方法主要包括药物治疗法、精神分析治疗法、行为治疗法等；对于专业治疗师而言，专业精神心理临床治疗存在需要和患者充分沟通、因较长期的治疗与使用针对性化学药物所产生的依赖性等问题。由于患者病情和个人功能状态的复杂性，单一的治疗方法难以满足治疗的需要，强调多学科综合治疗和个体化治疗是处理相关症状的必然要求。

针对大学社区研究生群体，构建有效的研究生心理危机识别、预防与有效的管理跟踪监测模式是当前高校研究生学生管理工作非常重要的问题。中医体质在相关方面亦得到了应用的可能，如吴劲松[2]相关研究团队对不同年龄段人群心理压力感知水平进行的相关研究结果显示：相比于青年组和成人组，青少年组对心理压力的感知水平可能更高；在不同体质的压力知觉方面，气郁质群体表现出的心理压力水平可能要高于其他体质；脑功能影像学方面的结果显示不同年龄人群心理压力的感知水平不同可能与大脑杏仁核、岛叶、颞极、眶额皮质、海马旁回等相关脑区灰质体积有关，其中与心理压力相关的杏仁核-vmPFC 功能连接在从青少年向青年发育的过程中存在功能方向性的转变，杏仁核-vmPFC 功能连接与风险决策能力相关，可能调控了冒险行为。

由于中医药学是在以中华民族文化为主体的背景下发生发展起来的，具有简、便、廉、效等特点，对于当代中国以大学生为代表的青少年群体的健康管理与"治未病"可发挥其独特而契合的作用。我们相关研究团队针对华南师范大学大学生中医体质量表、

① 俞国良, 黄潇潇. 学生心理健康问题检出率比较: 元分析的证据[J]. 教育研究, 2023, 44（6）: 105-121.
② 吴劲松. 基于功能性磁共振技术探讨心理压力与中医体质及年龄相关性的神经机制研究[D]. 福州: 福建中医药大学, 2017.

人格五因素问卷等进行问卷调查，开展了相关研究。对正常组与焦虑组的体质和人格特质进行差异检验，结果显示正常组与焦虑组在平和质得分上没有显著差异；而在气虚质、阳虚质、阴虚质等体质类型上，焦虑组得分显著高于正常组，说明焦虑患者比正常人的体质差，症状较为明显。

相关流调结果首次显示体质与性格特质显著相关，神经质与体质显著正相关，体质越差，个体情绪越不稳定。气虚质能消极预测外向性，气虚质个体比较内向，与气虚质个体胆小不喜欢冒险的特点相一致。特禀质的个体有生理缺陷，内心比较自卑，随和性相应较低，能消极预测个体随和性。在焦虑方面，焦虑个体显示出较高的神经质，情志长期处于剧烈波动中，往往表现出临床身体症状与不良情绪。我们的研究显示焦虑组气虚质、阳虚质、阴虚质等体质类型得分显著高于正常组，提示焦虑患者有偏颇体质的倾向，并呈现出较多的临床心身症状。

对正常组与抑郁组的体质和人格特质进行差异检验，结果显示在气虚质、阳虚质、阴虚质、痰湿质、瘀血质、气郁质和特禀质等特质类型上，抑郁组得分均显著高于正常组，抑郁组的神经质得分显著高于正常组，说明他们情绪更不稳定；他们的开放性、随和性和谨慎性得分显著低于正常组，说明他们的内心更为封闭、固执和随意。研究结果显示个体体质特征可以从形态结构、生理机能、心理特点和反应状态四个方面进行表达，结合中医体质研究可为焦虑、抑郁等情绪障碍根本成因提供新的研究途径。调查结果显示利用中医的体质问卷与临床诊断能较好地把握不同情感障碍的心身情况。结果首次为建立简化、快速中医体质心身辨识体系及制订个体个性化心身健康调养指导有效方案提供客观数据。

第6章

中医体质学与人格统一性实证研究

在当代生命科学中，体质学涉及人类学、形态学、生物学、心理学、医学等多个学科。随着生理学和心理学两大人体功能学科的形成，亦出现了与体质密切相关的人格、气质、性格、素质等相关概念。

"人格"又称"个性"，是个体内在生理心理系统的动力组织和由此决定的独特的思维、情感和行为模式，包括人格倾向（对社会环境的态度和行为动力特征，包括需要、动机、兴趣、理想、信念、价值观等），心理特征（能力、气质、性格等），心理调节（自我评价、自我感受与自我控制）。人格被认为是在个体与其所处的环境交互作用的过程中逐渐形成的，为独特的身心组织，有独特性、多面性和缓慢形成的特征，可以反映有特色、全面整体的个人与社会化客体的持久统一的自我，其中与中医体质理论关系最为密切的是心理特征中的气质与性格等[①]。

关于中医体质与性格的研究，目前主要还是停留在理论层面的探讨，缺乏有效的实证研究。因此，对中医体质与人格的实证性研究，对中医心身科学研究体质有重要的意义。而针对人格的五大因素，研究体质与五大人格之间的关系更具有代表性和时代需求性。

1 资料与方法

1.1 对象

对在校的大学生进行调查，共发 300 份问卷，收回问卷 273 份，回收率为 91%，剔除乱答、错行、漏选等无效问卷 5 份，得有效问卷 268 份，其中男生 105 人，占 39.2%，女生 163 人，占 60.8%，平均年龄为（21±2）岁。

1.2 研究工具

1.2.1 中医体质量表[②]

该量表把体质分为 9 种，分别是平和质、气虚质、阳虚质、阴虚质、痰湿质、湿热

---

① 孙理军. 中医体质理论研究进展[M]. 北京: 中国中医药出版社, 2021: 5.
② 王琦, 朱燕波, 薛禾生, 等. 中医体质量表的初步编制[J]. 中国临床康复, 2006, 10（3）: 12-14.

质、血瘀质、气郁质和特禀质，共 60 题，采用五点计分方式，得分越高症状越明显。该量表具有信度和效度，9 个因子内部一致性为 0.72～0.80[1]。

1.2.2　人格五因素问卷

人格五因素问卷分为 5 个维度，包括神经质、外向性、开放性、随和性、谨慎性；采用五点计分[2]。

2　结果与讨论

2.1　男女体质类型比较

男女体质类型比较见表 6-1。

表 6-1　男女体质类型比较

体质	$M_男 \pm SD_男$	$M_女 \pm SD_女$	t	P
平和质	25.46±2.39	25.75±2.17	−1.032	0.303
气虚质	19.41±3.31	20.41±3.16	−2.515	0.012
阳虚质	19.25±4.43	21.36±4.92	−3.590	0.000
阴虚质	18.55±4.62	21.09±4.24	−4.650	0.000
痰湿质	17.40±4.35	18.23±4.38	−1.526	0.128
湿热质	21.55±5.44	23.94±4.84	−3.789	0.000
血瘀质	17.77±4.66	21.96±4.50	−7.391	0.000
气郁质	16.32±4.25	18.56±4.02	−4.390	0.000
特禀质	13.82±4.49	13.83±3.93	−0.015	0.988

较早的研究[3]表明女性气质心理上的特点与体质生理特点互为因果，体质偏虚弱、失调者的情绪容易激动，较多发生抑郁、焦虑的情绪波动。而这些消极的个性特点又通过心身机制干扰到个体的生理功能，进一步削弱个体体质，导致体质进一步的偏颇失调。如表 6-1 所示，我们发现男女在平和质、痰湿质与特禀质之间不存在显著差异，在气虚质、阳虚质、阴虚质、湿热质、血瘀质、气郁质上均存在显著差异，女生体质明显较男生差。这与王琦等研究[4][5]所发现的女性血瘀质、阳虚质、气郁质得分明显高于男性结果相一致，考虑女性为阴柔之体，阴盛阳衰，所以脏腑功能较男性偏弱，体质偏差。

① 朱燕波，王琦，折笠秀树. 中医体质量表的信度和效度评价[J]. 中国行为医学科学, 2007, 16（7）：651-654.
② 戴晓阳，姚树桥，蔡太生，等. NEO 个性问卷修订本在中国的应用研究[J]. 中国心理卫生杂志, 2004, 18（3）：171-174, 170.
③ 王莉. 男女体质特点及其异同的研究[J]. 中国中医基础医学杂志, 1998, 4（2）：7-9.
④ 王琦，朱燕波. 中国一般人群中医体质流行病学调查：基于全国 9 省市 21948 例流行病学调查数据[J]. 中华中医药杂志, 2009, 24（1）：7-12.
⑤ 王琦. 中医体质学[M]. 北京：人民卫生出版社, 2005: 22-30.

2.2 体质与人格特质的相关性分析

体质与人格特质的相关性分析见表 6-2。

表 6-2　体质与人格特质的相关性分析

人格特质	平和质	气虚质	阳虚质	阴虚质	痰湿质	湿热质	血瘀质	气郁质	特禀质
神经质	0.11	0.40***	0.29***	0.31***	0.38***	0.40***	0.39***	0.64***	0.21***
外向性	0.01	−0.36***	−0.25***	−0.14**	−0.24***	−0.22***	−0.20***	−0.43***	−0.20***
开放性	0.02	0.07	−0.03	−0.01	0.04	−0.01	−0.06	−0.01	0.06
随和性	−0.01	−0.17**	−0.07	−0.16***	−0.33***	−0.19***	−0.10	−0.13*	−0.29***
谨慎性	−0.03	−0.19**	−0.12*	−0.16**	−0.26***	−0.25***	−0.26***	−0.33***	−0.020***

**$P<0.01$，*$P<0.05$。

如表 6-2 所示：①平和质与人格特质之间不存在相关关系；②开放性与体质之间也不存在相关关系；③神经质与体质存在显著正相关，即体质越差，个体的情绪越不稳定；④外向性与体质之间存在显著负相关，说明体质越好的人，性格越开朗活泼；⑤随和性、谨慎性与体质具有显著负相关，说明体质越好，个体倾向于更随和、谨慎。

2.3 体质对人格特质的回归分析

为了进一步发现体质与人格特质之间的关系，以体质作为自变量，神经质、外向性、随和性、谨慎性作为因变量，分别做它们的回归分析，结果见表 6-3。

表 6-3　体质对人格特质的回归分析

人格特质	选出顺序	R	R^2	ΔR^2	β	t	P
神经质	气郁质	0.647	0.419	0.417	0.647	13.976	0.000
外向性	气郁质	0.428	0.183	0.180	−0.332	−4.972	0.000
	气虚质	0.449	0.202	0.196	−0.167	−2.498	0.013
随和性	痰湿质	0.326	0.107	0.103	−0.346	−4.271	0.000
	特禀质	0.360	0.130	0.123	−0.179	−2.767	0.006
	气郁质	0.380	0.144	0.135	0.160	2.123	0.035
谨慎性	气郁质	0.331	0.110	0.106	−0.266	−4.059	0.000
	血瘀质	0.350	0.123	0.116	−0.132	−2.011	0.045

如表 6-3 所示，神经质 = 0.647×气郁质（预测率为 41.7%），外向性 = −0.332×气郁质 −0.167×气虚质（预测率为 19.6%），随和性 = −0.346×痰湿质−0.179×特禀质 + 0.160×气郁质（预测率为 13.5%），谨慎性 = −0.266×气郁质−0.132×血瘀质（预测率为 11.6%）。进一步分析可以发现气郁质对四种人格特质具有显著的预测作用。

　　中医气郁质为长期情志不畅、气机郁滞而形成的以性格内向不稳定、忧郁脆弱、敏感多疑为主要表现的体质状态。本章研究显示气郁质能够积极有效地预测神经质的结果，与气郁质本身的特点相一致；气郁质能消极预测个体的外向性，即气郁质越高的个体越内向，也与气郁质个体胆小不喜欢冒险的特点相一致。此外，气郁质还可消极预测谨慎性，考虑气郁质的人具有情绪不稳定、敏感多疑、对待事物难以深思熟虑的性格心理特质。

　　研究亦发现特禀质能消极预测个体的随和性，即特禀质的个体比较刻板、不灵活，考虑由于特禀质个体存在生理功能的异常，内心比较自卑，所以随和性也相应比较低。

　　我们的研究表明中医体质辨识与现代心理学上的人格特质无论在理论上还是实际体现上，都有很好的结合点。首先我们发现男女在平和质、痰湿质与特禀质之间不存在显著差异，在气虚质、阳虚质、阴虚质、湿热质、血瘀质、气郁质方面，女生体质明显较男生差。在体质与人格特质之间存在显著的相关关系，并且其关系可以由一定的数学方法量化。通过中医体质辨识与现代心理学上的人格特质中的数量关系的建立，可以使中医体质辨识更具有现代科学性。而且中医体质辨识可以在人格特质的判断、身心健康体检及心理疾病预警等方面发挥越来越重要的作用。

第 7 章

中医体质、人格特质对抑郁的影响研究

抑郁是一种心境异常低落，不愉快的负性情绪状态，给人们日常的工作和学习带来消极影响，长期抑郁状态可能会导致心理障碍的发生，而严重的抑郁症患者容易有自杀倾向。相关有效诊疗与预警成为热点。

抑郁是在环境和个体体质等多种因素共同作用下发生的。在现代医学模式中，人们倾向于采用生物-心理-社会医学模式来解释各种疾病的机制。有学者[①]认为中医学的模式在本质上与生物-心理-社会医学模式十分一致，而它的内容更加丰富和全面，是一种"生命、心神、环境医学模式"。在这种模式的启发下，我们认为从中医的体质和人格特质两方面对抑郁的影响机制进行研究有利于更好地对它们进行预测和解释。

研究者对抑郁症分别进行了不同的中医辨证，如冼慧等[②]认为抑郁是肝气郁结、疏泄不畅所致，而气郁分为实郁和虚郁，实郁由情志刺激，肝气郁结而成；虚郁则由脏气弱，导致疏泄不及所致。卫永琪[③]将抑郁分为肝郁脾虚型、痰蒙神昏型、心脾两虚型、气血不足型、肝肾阴虚型、髓海空虚型等分型。吕红艳将抑郁分为肝郁气滞型、肝郁脾虚型、心脾两虚型、肝肾阴虚型四型[④]。笔者希望通过体质量表，用实证的方法发现抑郁与体质之间的客观关系。有学者研究认为抑郁也受到人格特质的影响。那么，抑郁是否同时受到体质与人格特质影响呢？结合中医体质研究可以作为讨论抑郁根本成因的重要途径，结合心理学的人格五因素问卷对抑郁成因的研究，能够对抑郁成因有新的认识。

1 资料与方法

1.1 对象

对选修中医养生课的同学进行调查，共发 300 份问卷，剔除无效问卷 32 份，得有效问卷 268 份。

---

① 许宇鹏, 许文勇, 陈守鹏. 简析中医医学模式与生物心理社会医学模式的关系[J]. 江苏中医药, 2006, 27（9）：13-14.
② 冼慧, 裴清华. 抑郁症的中医辨治[J]. 北京中医, 2007, 26（3）：136-137.
③ 卫永琪. 中医辨证治疗老年抑郁症[J]. 四川中医, 2004, 22（12）：44-45.
④ 汤志顺, 门中平. 中医治疗抑郁症近况[J]. 实用中医药杂志, 2006, 22（10）：656-657.

1.2　研究工具

1.2.1　体质量表

本研究采用王琦编制的中医体质量表。该量表把体质分为 9 种，分别是平和质、气虚质、阳虚质、阴虚质、痰湿质、湿热质、血瘀质、气郁质和特禀质，共 60 题，采用五点计分方式，得分越高症状越明显。该量表具有信度和效度，9 个因子内部一致性为 0.72～0.80[①]。

1.2.2　人格五因素问卷

人格五因素问卷分为 5 个维度，分别为神经质、外向性、开放性、随和性、谨慎性；采用五点计分。

1.2.3　自评抑郁量表（SDS）

该量表根据汪向东《心理卫生评定量表手册》内容整理而得，该量表有 20 个题目，每一个题目相当于一个症状，按 1～4 级评分，信度为 0.92，被广泛应用于对抑郁的测量，得分越高抑郁程度越严重。

2　结　　果

2.1　正常组与抑郁组的体质与人格特质差异比较

如表 7-1 所示，对正常组与抑郁组的体质和人格特质进行差异检验，结果显示正常组与抑郁组在平和质和开放性得分上没有显著差异，而在气虚质、阳虚质、阴虚质、痰湿质、湿热质、血瘀质、气郁质和特禀质等特质类型上，抑郁组得分均显著高于正常组，说明抑郁症患者比正常人的体质差，症状较为明显。抑郁症患者在神经质得分上显著高于正常组，说明他们情绪更不稳定；他们在外向性、随和性、谨慎性得分上显著低于正常组，说明内心更为封闭、固执和随意。

表 7-1　正常组与抑郁组的体质与人格特质差异比较

体质与人格特质	$M_{正常} \pm SD_{正常}$	$M_{抑郁} \pm SD_{抑郁}$	t	P
平和质	25.83±2.25	25.50±2.23	1.062	0.289
气虚质	18.80±3.20	20.98±3.01	−5.743	0.000[***]
阳虚质	19.35±4.61	21.50±4.86	−3.680	0.000[***]
阴虚质	19.16±4.18	20.91±4.72	−3.164	0.002[***]

① 朱燕波，王琦，折笠秀树. 中医体质量表的信度和效度评价[J]. 中国行为医学科学，2007，16（7）：651-654.

续表

体质与人格特质	$M_{正常} \pm SD_{正常}$	$M_{抑郁} \pm SD_{抑郁}$	t	P
痰湿质	16.02±3.91	19.42±4.11	−6.876	0.000***
湿热质	21.28±5.20	24.35±4.89	−4.956	0.000***
血瘀质	18.70±4.58	21.67±4.90	−5.085	0.000***
气郁质	15.15±3.56	19.73±3.65	−10.318	0.000***
特禀质	13.03±4.01	14.56±4.14	−3.041	0.003***
神经质	29.55±6.51	37.70±5.98	−10.658	0.000***
外向性	40.66±5.96	34.72±6.00	8.074	0.000***
开放性	38.40±4.53	37.95±4.36	0.823	0.411
随和性	43.85±4.66	42.05±4.81	3.093	0.002***
谨慎性	43.97±5.86	38.87±5.32	7.458	0.000***

***为 $P < 0.001$。

2.2　中医体质与抑郁的相关分析

如表 7-2 所示，气虚质、阳虚质、阴虚质、痰湿质、湿热质、血瘀质、气郁质和特禀质与抑郁皆呈显著正相关，结果说明体质越偏颇的人，他们的抑郁可能性越高。原因可能是偏颇体质体内存在阴、阳、气、血等物质偏衰和能量不足与紊乱，更容易因为内在失衡而出现睡眠紊乱、肠胃不和等抑郁相关症状。

表 7-2　中医体质与抑郁的相关分析

体质	平和质	气虚质	阳虚质	阴虚质	痰湿质	湿热质	血瘀质	气郁质	特禀质
抑郁	−0.076	0.327***	0.231***	0.206**	0.434***	0.329***	0.355***	0.563***	0.238***

为 $P < 0.01$；*为 $P < 0.001$。

2.3　人格五因素与抑郁的相关分析

如表 7-3 所示，神经质与抑郁呈显著正相关，说明情绪越不稳定的人，抑郁的水平越高；外向性、随和性、谨慎性与抑郁呈显著负相关，说明越外向、越随和、越认真负责，抑郁的水平越低。

神经质与抑郁呈显著正相关，可能是神经质越高的个体情感调节更差，更容易感受到抑郁、焦虑、烦恼和愤怒等消极情绪。

表 7-3　人格五因素与抑郁的相关分析

人格特质	神经质	外向性	开放性	随和性	谨慎性
抑郁	0.613***	−0.504***	−0.047	−0.214***	−0.486***

***为 $P < 0.001$。

2.4 中医体质、人格五因素对抑郁的回归分析

如表 7-4 所示，体质与人格特质能够有效预测个体抑郁水平，如阴虚质对于个体抑郁水平的预测率为 73.7%，有效预测率为 54.3%。体质与人格特质对抑郁的影响，可以用下面的公式表示：抑郁 = 0.305×神经质−0.238×谨慎性−0.177×外向性 + 0.162×气郁质 −0.139×平和质 + 0.174×痰湿质−0.124×阴虚质。

表 7-4　体质与人格特质对抑郁的回归分析

选出顺序	R	R^2	ΔR^2	β	t	P
神经质	0.613	0.376	0.374	0.305	4.985	0.000***
谨慎性	0.672	0.451	0.447	−0.238	−5.146	0.000***
外向性	0.696	0.484	0.478	−0.177	−3.509	0.001***
气郁质	0.714	0.510	0.502	0.162	2.337	0.020*
平和质	0.725	0.526	0.517	−0.139	−3.263	0.001***
痰湿质	0.730	0.533	0.522	0.174	2.815	0.005**
阴虚质	0.737	0.543	0.531	−0.124	−2.406	0.017*

*为 $P<0.05$；**为 $P<0.01$；***为 $P<0.001$。

3　讨　论

外在症状是躯体与心灵的连接桥梁，无意识的欲望和冲突往往转化为躯体症状；情绪障碍等相关病证既有人格因素，又有体质因素。我国传统医学中医体质养生学研究重视人体生理病理的反应状态及个体差异性。由于心身疾病具有患病率高、时间长、复发率高、危险性高的特点，医学界及患者均想寻求一种有效且不良反应小的治疗抑郁症的方法。以"人"为本，"因人制宜"的思想，是中医学对人体生命科学的独特见解。中医情志疾病如癫、狂、脏躁、百合病、客忤、梅核气、健忘、不寐、心下痞等病证皆与七情相关，并表现出异常的机体表现，辨明心身疾病患者的体质类型显示出重要的意义。

作为生理、心理社会适应能力正常和道德健康的成年个体具有保持正常稳态的能力，从正常稳态到心理危机有一个从发生、发展到突变的过程。其中渐变、量变阶段是预防、维护和提高心身健康的最有效时期。本研究结果显示抑郁与多个中医体质密切相关，表现出情绪更不稳定、内心更为封闭、固执和随意的心理特征。有关结果提示采用不同体质先期预警，及早治疗，结合心理疏导等治疗手段，针对情绪不稳定、敏感不安的心理状态，通过辨证施治，运用中药、针灸、气功等多种干预手段与患者自身的中医情志调养、养生功法的训练，以达调整心身之效。临床资料显示中医药擅长心身整体功能状态的调整，对抑郁症等相关疾病的防治已经积累了丰富的经验，具有起效较快、能提高患者生活质量、减少复发、副作用少、患者依从性好等明显的优势，而中医对心身疾病的认识与治疗方法成为有关领域的研究热点。

第8章
中医体质、精神因素与焦虑相关性研究

焦虑症又称焦虑性神经症[①]，它是以持续性紧张、担心、恐惧或发作性惊恐为特征的情绪障碍，伴有自主神经系统症状和运动不安等行为特征。现代医学认为本病与个体生物学特征和社会心理因素有关。随着现代社会工作、人际关系、经济压力等诸多因素作用的加剧，焦虑症发病率逐年增高，如研究文献报道[②]在学生等群体中相关焦虑抑郁情感障碍的检出率高达 18%~30%，而其中约 10%的患者会产生自杀倾向，对社会造成无法挽回的伤害。

由于影响焦虑症的因素比较复杂，可能同时受心理和生理的影响，临床所采用的诊断标准主要以医生个体经验为主，实际存在着缺乏标准化、临床报告结论不一致等问题，因此同时从心理和生理角度，通过体质和大五人格对焦虑成因的相关研究为深入把握其本质提供了更多可能。

中医体质是人群及人群中的个体在遗传的基础上，在环境的影响下，在其生长、发育和衰老过程中形成的代谢、机能与结构上相对稳定的特殊状态。其是疾病发生的内因，而且往往是决定整个疾病发展过程与类型的重要因素之一，对体质的研究有利于对疾病状态的深入认识[③④]。中医体质研究可作为讨论焦虑症根本成因的重要途径，心理学人格五因素问卷可为焦虑症的成因研究提供新的认识途径。

1 资料与方法

1.1 对象

对华南师范大学、暨南大学、华南理工大学学生进行调查，共发 300 份问卷，收回 283 份，回收率为 94.33%，剔除乱答、错行、漏选等无效问卷 15 份，得到有效问卷 268 份，其中男性 105 人，占 39.2%，女性 163 人，占 60.8%，平均年龄为 21 岁，标准差为 2 岁。

---

① 朱晓旭, 谢鸣. 焦虑症中医药治疗研究现状[J]. 北京中医药大学学报, 2002, 25（3）: 62-65.
② 石文娟, 马绍斌, 范存欣, 等. 广州大学生睡眠质量及其影响因素分析[J]. 中国学校卫生, 2005, 26（6）: 470-471.
③ 匡调元. 人体新系猜想: 匡调元医论[M]. 上海: 上海中医药大学出版社, 2004: 142.
④ 王琦. 中医体质学[M]. 北京: 人民卫生出版社, 2005: 62-63.

1.2　研究工具

1.2.1　体质量表

采用王琦编制的中医体质量表,采用五点计分,该量表具有信度和效度,9 个因子内部一致性为 0.72～0.80[1]。

1.2.2　人格五因素问卷

该量表分为 5 个维度:神经质、外向性、开放性、随和性、谨慎性。采用五点计分。

1.2.3　自评焦虑量表(SAS)

该量表根据汪向东等[2]的《心理卫生评定量表手册》内容整理而得。

2　结　　果

2.1　正常组和焦虑组的体质与人格特质差异比较

神经质高的人在性格上更加敏感,在乎他人评价,自我评价低,表现出情绪的不稳定性,甚至长期处于剧烈的波动中,更加容易加重病情,不利于调动主观能动性战胜疾病。

机体是情感活动的生理基础,神舍于心,七情和五志与五脏相联系。个体体质有偏颇,则五脏的功能不能正常地运行,因此容易出现情绪上的异常;此外,焦虑过度和惊恐不安,可损伤五脏,从而损伤体质[3]。

我们对正常组和焦虑组的体质与人格特质进行了差异检验,结果显示正常组与焦虑组在平和质得分上没有显著差异,而在气虚质、阳虚质、阴虚质、痰湿质、湿热质、血瘀质、气郁质和特禀质等体质类型上,焦虑组得分显著高于正常组,说明焦虑症患者比正常人的体质有更多偏颇特征,临床不适症状更为明显;而这些偏颇体质较明显的个体表现出较差的心理承受能力和较弱的适应能力,在一定条件的精神刺激下,这些个体更容易表现出紧张、烦躁、焦虑和苦闷等适应不良的情绪。

2.2　中医体质、人格类型与焦虑的相关分析

较早的研究[4]表明,女性气质个性上的特点与体质生理特点互为因果。体质偏虚

① 朱燕波,王琦,折笠秀树. 中医体质量表的信度和效度评价[J]. 中国行为医学科学, 2007, 16(7): 651-654.
② 汪向东,王希林,马弘. 心理卫生评定量表手册(增订版)[J]. 中国心理卫生杂志, 1999, 12: 106-107.
③ 朱晓旭,谢鸣. 焦虑症中医药治疗研究现状[J]. 北京中医药大学学报, 2002, 25(3): 62-65.
④ 王莉. 男女体质特点及其异同的研究[J]. 中国中医基础医学杂志, 1998, 4(2): 7-9.

弱、失调者的情绪容易激动，较多发生抑郁、焦虑的情绪波动，而这些消极个性特点又通过心身机制干扰到个体的生理功能，进一步影响个体体质，促成体质进一步偏颇失调。

如表 8-1 所示，本次研究亦发现，气虚质、阳虚质、阴虚质、痰湿质、湿热质、血瘀质、气郁质、特禀质分别与焦虑症呈显著正相关，说明临床体质越差的个体焦虑水平越高。追究其原因，考虑偏颇体质个体正气比较弱，脏腑功能不能正常运行，御邪抗病修复能力差，因此容易出现焦虑症。

表 8-1　正常组与焦虑组的体质与人格特质差异比较

体质与人格特质	$M_{正常} \pm SD_{正常}$	$M_{焦虑} \pm SD_{焦虑}$	t	P
平和质	25.59±2.29	25.84±2.22	−0.825	0.410
气虚质	19.27±3.00	21.90±2.98	−6.591	0.000***
阳虚质	19.43±4.38	23.04±4.96	−5.951	0.000***
阴虚质	19.20±4.06	22.25±4.81	−5.344	0.000***
痰湿质	16.60±3.81	20.85±4.15	−8.148	0.000***
湿热质	22.01±5.10	25.30±4.58	−5.006	0.000***
血瘀质	18.91±4.53	23.49±4.36	−7.686	0.000***
气郁质	16.41±3.79	20.67±3.62	−8.564	0.000***
特禀质	12.96±3.74	15.81±4.34	−5.449	0.000***
神经质	31.94±7.02	38.83±5.88	−7.738	0.000***
外向性	38.28±6.76	35.49±5.80	3.232	0.001***
开放性	38.44±4.60	37.72±4.02	1.208	0.228
随和性	43.68±4.37	41.03±5.31	4.256	0.000***
谨慎性	42.42±6.05	38.33±5.25	5.288	0.000***

***为 $P < 0.001$。

中医体质与焦虑症的相关分析如表 8-2 所示，平和质与焦虑症之间相关不显著，而气虚质、阳虚质、阴虚质、痰湿质、湿热质、血瘀质、气郁质、特禀质与焦虑症呈显著正相关，说明体质越差，焦虑程度越强。

表 8-2　中医体质与焦虑症的相关分析

体质	平和质	气虚质	阳虚质	阴虚质	痰湿质	湿热质	血瘀质	气郁质	特禀质
焦虑	0.064	0.505***	0.380***	0.415***	0.554***	0.434***	0.524***	0.605***	0.399***

***为 $P < 0.001$。

2.3　人格五因素与焦虑症的相关性分析

人格五因素与焦虑症的相关分析如表 8-3 所示，神经质与焦虑症呈显著正相关，即情绪越不稳定，越敏感，对社会的适应能力越差，则焦虑的水平越高；外向性、随和性、谨慎性与焦虑呈显著负相关，即性格越外向开朗、越随和、越认真负责，他们焦虑的水平越低。

表 8-3　人格五因素与焦虑症的相关分析

人格特质	神经质	外向性	开放性	随和性	谨慎性
焦虑	0.584***	−0.274***	−0.077	−0.295***	−0.372***

***为 $P<0.001$。

2.4　中医体质、人格五因素对焦虑症的回归分析

如表 8-4 所示，对于正常水平焦虑程度而言，气郁质、阴虚质和气虚质类型的人，体质类型越明显，则他们的焦虑水平就越高；在人格特质方面，神经质特质越高，相应的焦虑程度越高；对于焦虑症患者，特禀质和痰湿质类型的人，体质类型越明显，则其焦虑的程度越严重，在人格特质中则神经质特质越高，焦虑的程度越严重。

表 8-4　正常组与焦虑组影响焦虑水平的回归分析

分组	选出顺序	R	R^2	ΔR^2	β	t	P
正常组 （$n=187$）	气郁质	0.506	0.256	0.252	0.205	2.521	0.013*
	神经质	0.561	0.315	0.308	0.290	3.941	0.000***
	气虚质	0.590	0.348	0.337	0.172	2.440	0.016**
	阴虚质	0.606	0.367	0.353	0.147	2.328	0.021*
焦虑组 （$n=81$）	痰湿质	0.411	0.169	0.158	0.202	1.908	0.050*
	神经质	0.490	0.240	0.221	0.317	3.272	0.002**
	特禀质	0.575	0.331	0.305	0.330	3.220	0.002**

*为 $P<0.05$；**为 $P<0.01$；***为 $P<0.001$。

气郁质、神经质、气虚质和阴虚质四个变量共能够预测正常人焦虑水平的 35.3%，可用方程表示为：焦虑水平 = 0.205×气郁质 + 0.290×神经质 + 0.172×气虚质 + 0.147×阴虚质。痰湿质、神经质、特禀质三个因素能够预测焦虑症患者焦虑程度的 33.1%，可以用方程表示为：焦虑水平 = 0.202×痰湿质 + 0.317×神经质 + 0.330×特禀质。

痰湿质、神经质和特禀质对焦虑症的影响原因：我们认为特禀质是由先天禀赋不足和禀赋遗传等因素造成的一种特殊体质，而先天不足、适应能力差、性情较为怪异，外界刺激则更容易引起紧张焦虑。

3　讨　论

中医对于焦虑症病因病机有着系统的认识，各医家[①②]共识为焦虑症主要与外界环境刺激、七情内伤和个体素质遗传因素有关，主要是心脾肝肾功能失调，气血失和而成；认为焦虑症所涉及的病理情况有气郁、痰热、阴虚火旺和阳虚；涉及的脏腑有心、肝、脾、肾，或单一脏腑受累，或多脏腑受累；致病的病因和病机既可单一也可混合。相关的临床文献[①③]显示焦虑症中医证型较多，且有较多的中医复合证型存在，且脉证不符的情况较为多见。研究者认为各证型辨证要点的确定，应通过分析治疗反馈予以确定，而不能完全照搬教科书中焦虑症相关疾病的辨证方法。

精神分析理论认为，症状是躯体与心灵的连接桥梁，无意识的欲望和冲突转化为躯体症状。研究者[④⑤⑥]认为焦虑症既有人格因素，又有体质因素，因此，对于焦虑症的治疗，应兼顾体质与心理方面的因素，在临床需要辨明焦虑症患者的体质类型，采用不同治疗方法，结合心理治疗，针对情绪不稳、敏感不安者，可以传授其一些放松的技术或针对焦虑的问题，制订需要完成的计划等，以达到心身调整的目的。中医临床在整体观念和辨证论治的指导下善于把握患者的状态和病证的性质，跟踪体质与病证的变化，及时跟进、辨证治疗，而且还可充分考虑患者的心理等因素，在治疗中坚持辨质求因、治病求本、扶正祛邪、调整阴阳，以及因时、因地和因人制宜等原则，从而在不干扰人体正常生理过程的同时最大限度地改善临床症状。

① 杨春霞, 李涛. 焦虑症的中医证候临床分析[J]. 北京中医药大学学报（中医临床版）, 2006, 13（1）: 4-7.

② 崔中芹. 中西医结合治疗焦虑性神经症 87 例临床观察[J]. 山东医药, 2005, 45（26）: 53.

③ 朱晓旭, 谢鸣. 焦虑症中医药治疗研究现状[J]. 北京中医药大学学报, 2002, 25（3）: 62-65.

④ 区永欣. 中医病机学[M]. 广州: 广东高等教育出版社, 1988: 75-76.

⑤ 田峰. 常见精神疾病中西医结合诊疗手册[M]. 北京: 军事医学科学出版社, 2004: 166-168.

⑥ 吕锡琛. 道家思想对于调治焦虑和抑郁心理的启示[J]. 上海师范大学学报（哲学社会科学版）, 2007, 36（1）: 93-98.

第9章

备考大学生睡眠问题和中医体质、人格特质的关系

随着社会的快速发展，生活与工作压力下所导致的睡眠障碍成为民众所关注的身心问题[1][2]，其中睡眠问题为备考阶段常见心身症状，严重影响考生发挥与生活质量，课题组首次对高校备考生睡眠质量、中医体质与人格特质情况开展研究。有关工作可以为深入了解学生群体心身特点，对相关个体早期预警、及早干预、提高考试效率及教育教学合理管理提供参考。

1 资料与方法

1.1 纳入标准

①20～27 岁在校大学生；②处在备考期间，身体健康，无皮肤病、精神病，无心、肝、肾、脑等疾病史，无相关药物使用史；③女性在非月经期；④签署知情同意书。

1.2 排除标准

因器质性病变而伴有睡眠障碍者；有安眠药服药史者；有长期酗酒等不良习惯者。

1.3 研究工具

（1）中医体质量表：《中医体质分类与判定》[3]，并根据 2.1.1 所述计算转化分。
（2）睡眠损害指数量表（以下简称睡眠损害量表）：包括失眠严重程度指数

① 黄琼, 周仁来. 中国学生考试焦虑的发展趋势: 纵向分析与横向验证[J]. 中国临床心理学杂志, 2019, 27（1）: 113-118.
② 张子怡, 陈会骞, 邹月丽. 河北临城中学高中生考前心理应激水平和睡眠状态调查[J]. 世界睡眠医学杂志, 2018, 5（12）: 1546-1549.
③ 王琦. 9 种基本中医体质类型的分类及其诊断表述依据[J]. 北京中医药大学学报, 2005, 28（4）: 1-8.

（insomnia severity index，ISI）[1]和影响睡眠因子、日间功能症状的调查[2]。

（3）大五人格量表：采用 Neuroticism Extraversion Openness Five-Factor Inventory（NEO-FFI）的中文翻译版进行调查研究[3]。

1.4　一般资料

本次研究共发放 207 份问卷，最终回收完整睡眠损害量表 191 份，中医体质量表 161 份，大五人格量表 119 份。研究对象分组如下：①研究备考生睡眠情况（$n = 191$）；②在 161 例中医体质量表相关被试中，分为备考睡眠问题组（$n = 91$）和备考睡眠正常组（$n = 70$）；③在大五人格量表相关被试中，分为备考睡眠问题组（$n = 64$）和备考睡眠正常组（$n = 55$）。

2　统计学方法

2.1　数据预处理

2.1.1　中医体质量表

回答《中医体质分类与判定》附录"中医体质分类与判定表"[4]中的全部问题，每一问题按 5 级评分，依据式（9-1）和式（9-2）分别计算原始分及转化分，并按照兼夹体质辨识方法判断体质类型（表 9-1）。

$$原始分 = 各个条目分数相加 \qquad (9\text{-}1)$$

$$转化分 = \frac{原始分 - 条目数}{条目数 \times 4} \times 100 \qquad (9\text{-}2)$$

表 9-1　中医体质判定

体质类型	条件	判定结果
平和质	平和体质转化分≥60 分	是
	其他 8 种体质转化分均<30 分	
	平和体质转化分≥60 分	基本是
	其他 8 种体质转化分均<40 分	
	不满足上述条件者	否
偏颇体质	转化分≥40 分	是

---

① Bastien C H, Vallières A, Morin C M. Validation of the Insomnia Severity Index as an outcome measure for insomnia research[J]. Sleep Medicine, 2001, 2（4）: 297-307.

② Morin C M，Belleville G，Bélanger L，et al. The Insomnia Severity Index: psychometric indicators to detect insomnia cases and evaluate treatment response[J]. Sleep, 2011, 34（5）: 601-608.

③ Costa P T, McCrae R R. The NEO-PI/NEO-FFI manual supplement[M]. Odessa（NY）: Psychological Assessment Resources: 1989.

④ 中华中医药学会. 中医体质分类与判定: ZYYXH/T 157—2009[S]. 北京: 中国中医药出版社, 2009.

2.1.2 睡眠损害量表

前 7 题为 5 级评分，根据症状严重程度按 0～4 分评分，最后总分即为前 7 题的总和分数。8～11 题为 5 级评分，根据影响程度按 0～4 分评分，不计入总分；12～15 题为是否出现日间功能症状，有计为 1，无计为 0，不计入总分。

2.1.3 大五人格量表

大五人格量表共 60 题，采取 5 级评分，包括 5 个分量表，每个分量表各有 12 个条目。没有常模，直接采用原始分计算神经质、外向性、开放性、随和性、谨慎性分数。

2.2 数据分析

采用 SPSS 25.0 软件进行统计分析。计量资料采用 $\bar{x} \pm s$ 表示，符合正态分布的相关性分析采用皮尔逊（Pearson）相关分析，非正态分布用斯皮尔曼（Spearman）相关分析。两组间计量资料差异采用独立样本 t 检验。

3 结果与讨论

3.1 备考大学生睡眠情况

如表 9-2 所示，191 例备考大学生中主观报告有睡眠问题者占 51.8%，该人群中存在入睡困难、维持困难和早醒的比例分别为 55.0%、40.3% 和 57.1%。值得注意的是 9 成以上的备考大学生对自己睡眠模式感到不满意，99% 的备考大学生表示存在由于睡眠问题干扰白天功能的现象。最令人担忧的是分别有 96.9%、89.5% 和 95.3% 的备考大学生表现出其认知、躯体功能和睡眠习惯存在紊乱现象；此外，本次研究发现 70.2% 的备考大学生在白天感到疲劳，28.3% 存在心境困难，39.3% 存在功能困难，28.3% 存在躯体症状。

表 9-2 备考大学生睡眠情况分析（$n = 191$）

相关症状		人数	占比/%
睡眠问题	有	99	51.8
	无	92	48.2
入睡困难	有	105	55.0
	无	86	45.0
维持困难	有	77	40.3
	无	114	59.7
早醒	有	109	57.1
	无	82	42.9

续表

相关症状		人数	占比/%
是否满意睡眠模式	有	174	91.1
	无	17	8.9
干扰白天功能	有	189	99.0
	无	2	1.0
别人是否注意	有	113	59.2
	无	78	40.8
担忧程度	有	168	88.0
	无	23	12.0
认知紊乱	有	185	96.9
	无	6	3.1
躯体功能紊乱	有	171	89.5
	无	20	10.5
不良睡眠习惯	有	182	95.3
	无	9	4.7
年龄自然衰老	有	170	89.0
	无	21	11.0
白天疲劳	有	134	70.2
	无	57	29.8
心境困难	有	54	28.3
	无	137	71.7
功能困难	有	75	39.3
	无	116	60.7
躯体症状	有	54	28.3
	无	137	71.7

3.2　备考睡眠问题大学生和备考睡眠正常大学生中医体质与人格特质组间比较

3.2.1　备考睡眠问题大学生与备考睡眠正常大学生中医体质组间比较

本次研究共回收中医体质量表 161 份，其中备考睡眠正常大学生 70 例，备考睡眠问题大学生被试 91 例。结果如表 9-3 所示，备考时有睡眠问题大学生组的体质得分结果显示除平和质外，其余体质得分均高于备考睡眠正常组（$P < 0.01$）。备考睡眠问题大学生中医体质偏颇较多，提示体质因素可为备考出现睡眠问题的内在原因，而对于不同偏颇体质者改善睡眠需要针对体质进行睡眠相关心身调整。

表 9-3　体质类型得分情况（$\bar{x} \pm s$）

体质	备考睡眠正常组（$n = 70$）	备考睡眠问题组（$n = 91$）
平和质	64.22±11.76	55.24±10.85**
气虚质	24.62±14.45	37.12±16.33**
阳虚质	18.03±21.81	31.23±21.26**
阴虚质	20.38±14.6	34.21±15.86**
痰湿质	16.88±11.94	33.25±18.78**
湿热质	23.68±18.26	34.32±17.79**
血瘀质	18.51±15.08	32.43±16.01**
特禀质	14.53±11.18	24.94±15.89**
气郁质	17.26±16.14	29.93±21.95**

**，在 0.01 级别（双尾），表示备考睡眠问题组与备考睡眠正常组体质类型得分有显著差异。

如表 9-4 所示，备考睡眠问题大学生平和质人数低于备考睡眠正常大学生（$P < 0.05$），痰湿质人数高于备考正常大学生（$P < 0.01$）。而在备考睡眠问题大学生中，气虚质、阳虚质、气郁质为备考时出现睡眠问题大学生中人数较多的体质类型。

表 9-4　按兼夹体质分型两组人数在各体质类型中的差异比较

体质	备考睡眠正常组（$n = 70$）	备考睡眠问题组（$n = 91$）
平和质	33（47.1）	17（18.7）*
气虚质	7（10）	17（18.7）
阳虚质	9（12.9）	12（13.2）
阴虚质	1（1.4）	3（3.3）
痰湿质	0（0）	8（8.8）**
湿热质	12（17.1）	8（8.8）
血瘀质	4（5.7）	10（11.0）
特禀质	1（1.4）	5（5.5）
气郁质	3（4.3）	11（12.1）

*，在 0.05 级别（双尾），表示备考睡眠问题组与备考睡眠正常组体质类型人数有显著差异；**，在 0.01 级别（双尾），表示备考睡眠问题组与备考睡眠正常组体质类型人数有显著差异。

如表 9-5 所示，以湿热质为主要体质类型的人群中，备考睡眠问题大学生和备考睡眠正常大学生在心境困难和功能困难之日间功能症状中人数有显著差异（$P < 0.05$）。

表 9-5　按兼夹体质分型两组人数在日间功能障碍的差异比较

体质	组别	白天疲劳		心境困难		功能困难		躯体症状	
		有	无	有	无	有	无	有	无
平和质	备考睡眠问题组（$n = 91$）	11	6	1	16	6	11	1	16
	备考睡眠正常组（$n = 70$）	16	17	16	0	6	27	0	33

续表

体质	组别	白天疲劳		心境困难		功能困难		躯体症状	
		有	无	有	无	有	无	有	无
气虚质	备考睡眠问题组（$n=91$）	12	5	7	10	10	7	7	10
	备考睡眠正常组（$n=70$）	4	3	2	5	5	2	1	6
阳虚质	备考睡眠问题组（$n=91$）	10	1	8	3	7	4	4	7
	备考睡眠正常组（$n=70$）	7	2	3	6	3	6	5	4
阴虚质	备考睡眠问题组（$n=91$）	2	1	2	1	1	2	1	2
	备考睡眠正常组（$n=70$）	1	0	0	1	0	1	0	1
痰湿质	备考睡眠问题组（$n=91$）	7	1	4	4	5	3	4	4
	备考睡眠正常组（$n=70$）	0	0	0	0	0	0	0	0
湿热质	备考睡眠问题组（$n=91$）	6	2	3*	5	5*	3	2	6
	备考睡眠正常组（$n=70$）	11	1	0	12	1	11	0	12
血瘀质	备考睡眠问题组（$n=91$）	8	2	2	8	5	5	6	4
	备考睡眠正常组（$n=70$）	2	2	2	3	1	1	1	1
特禀质	备考睡眠问题组（$n=91$）	3	2	1	4	2	3	1	4
	备考睡眠正常组（$n=70$）	0	1	0	1	0	1	0	1
气郁质	备考睡眠问题组（$n=91$）	10	1	6	5	3	8	4	7
	备考睡眠正常组（$n=70$）	3	0	2	1	2	1	1	2

*，在 0.05 级别（双尾），表示备考睡眠问题组与备考睡眠正常组在该体质类型下日间功能障碍人数有显著差异。

3.2.2　备考睡眠问题大学生与备考睡眠正常大学生人格特质组间比较

本次研究共回收大五人格量表 119 份，其中备考睡眠正常组被试 55 例、备考睡眠问题组被试 64 例，结果如表 9-6 所示：除开放性外，备考睡眠问题大学生其余人格特质分数与备考睡眠正常组相比均有显著差异（$P<0.05$ 或 $P<0.01$）。其中备考睡眠问题大学生神经质分数比备考睡眠正常组分数高，表现为睡眠损害得分越高，情绪越差。外向性等人格特质分数比备考睡眠正常大学生低，备考睡眠正常大学生相比较更活泼、更开朗、更严谨。

表 9-6　大五人格量表在两组间的差异比较

	神经质	外向性	开放性	随和性	谨慎性
备考睡眠问题组（$n=64$）	29.45±7.07**	39.27±7.50*	36.86±4.43	44.17±4.25**	45.20±7.06**
备考睡眠正常组（$n=55$）	24.65±6.67	42.67±7.17	37.47±4.16	46.15±3.63	50.15±6.97

*，在 0.05 级别（双尾），表示与备考睡眠正常组相比有显著差异；**，在 0.01 级别（双尾），表示与备考睡眠正常组相比有显著差异。

3.3　备考睡眠问题大学生中医体质量表、大五人格量表与睡眠损害量表相关性分析

3.3.1　备考睡眠问题大学生中医体质量表与睡眠损害量表相关性分析

由表 9-7 可知，除血瘀质和平和质外，睡眠损害总分与其他体质类型分数均呈正相关（$P<0.05$ 或 $P<0.01$），即体质偏颇程度越大，睡眠损害量表分数越高，睡眠问题越严重。

在睡眠影响因子和睡眠症状中，除平和质外其他八种偏颇体质均与入睡困难得分呈正相关（$P<0.05$ 或 $P<0.01$）；除平和质、血瘀质、特禀质外，维持困难得分与其他体质类型均呈正相关（$P<0.05$ 或 $P<0.01$），即其他六种体质的人，在睡眠问题中更可能遇到维持困难的问题；此外早醒得分与气虚质、阳虚质、痰湿质、湿热质、气郁质呈正相关（$P<0.01$）；干扰白天功能得分与阳虚质呈负相关（$P<0.05$）；担忧程度得分与特禀质呈正相关（$P<0.05$）；躯体功能紊乱与阴虚质、痰湿质、湿热质、血瘀质、特禀质呈正相关（$P<0.05$ 或 $P<0.01$）；不良睡眠习惯得分除气郁质和平和质外与其他体质类型均呈正相关（$P<0.05$ 或 $P<0.01$）；年龄自然衰老得分与特禀质呈正相关（$P<0.05$）。

表 9-7　备考睡眠问题大学生中医体质量表与睡眠损害量表相关性分析（$n=91$）

	平和质相关系数	气虚质相关系数	阳虚质相关系数	阴虚质相关系数	痰湿质相关系数	湿热质相关系数	血瘀质相关系数	特禀质相关系数	气郁质相关系数
睡眠损害总分	−0.291**	0.367**	0.261*	0.215*	0.351**	0.359**	0.201	0.253*	0.289**
入睡困难	−0.215*	0.302**	0.326**	0.260*	0.317**	0.275**	0.232*	0.229*	0.300**
维持困难	−0.299**	0.397**	0.323**	0.200**	0.263*	0.331**	0.108	0.187	0.334**
早醒	−0.203	0.407**	0.280**	0.160	0.299**	0.273**	0.130	0.166	0.285**
是否满意睡眠模式	−0.313**	0.360**	0.377**	0.314	0.341**	0.288**	0.264*	0.015	0.467**
干扰白天功能	0.087	−0.049	−0.242*	−0.117	−0.078	−0.038	0.004	0.053	−0.132
别人是否注意	−0.062	0.077	0.068	0.117	0.209*	0.198	0.094	0.159	0.202
担忧程度	−0.071	0.080	−0.005	−0.017	0.120	0.179	0.068	0.208*	−0.099
认知紊乱	−0.200	0.173	0.130	0.091	0.172	0.162	0.168	0.105	0.134
躯体功能紊乱	−0.076	0.085	0.165	0.214*	0.221*	0.198*	0.311**	0.229*	0.053
不良睡眠习惯	−0.393**	0.303**	0.305**	0.222*	0.357**	0.198*	0.280**	0.242*	0.161
年龄自然衰老	0.166	−0.008	−0.052	0.075	0.023	0.035	0.203	0.235*	−0.047

*，在 0.05 级别（双尾），相关性显著。**，在 0.01 级别（双尾），相关性显著。

3.3.2　备考睡眠问题大学生大五人格量表与睡眠损害量表相关性分析

由表 9-8 可知，除开放性、随和性和谨慎性外，备考睡眠问题大学生神经质分数比备考睡眠正常组分数高，表现为睡眠损害得分越高，情绪越差；外向性等人格分数比备

考睡眠正常大学生低，与备考睡眠正常大学生相比更活泼、更开朗、更严谨。本次研究发现入睡困难、维持困难得分与神经质呈正相关（$P<0.01$ 或 $P<0.05$），与开放性呈负相关（$P<0.05$），提示情绪不稳定、易紧张、自我导向性强者更易出现入睡困难、维持困难问题。研究亦发现早醒得分与开放性呈负相关（$P<0.05$），提示那些不愿尝试新事物、较保守的备考大学生更易早醒；而担忧程度得分与神经质呈显著正相关（$P<0.01$），与外向性、随和性呈负相关（$P<0.05$）；认知紊乱得分与神经质呈正相关（$P<0.05$），与随和性呈负相关（$P<0.05$），结果显示情绪易波动紧张和自我导向性强者更易担忧，而相对高随和性者担忧程度较低。此外研究发现躯体功能紊乱与随和性、谨慎性呈显著负相关（$P<0.01$），考虑与随和性和谨慎性得分较高者自控力较强、注重规律生活习惯有关，而不良睡眠习惯得分与除神经质以外其他人格特征都呈显著负相关（$P<0.01$），提示缺乏自控力或非规律性者更易养成不良睡眠习惯。

表 9-8　备考睡眠问题大学生大五人格量表与睡眠损害量表相关性分析（$n=64$）

	神经质 相关系数	外向性 相关系数	开放性 相关系数	随和性 相关系数	谨慎性 相关系数
睡眠损害总分	0.413**	−0.286*	−0.245	−0.223	−0.177
入睡困难	0.483**	−0.246	−0.302*	−0.169	−0.138
维持困难	0.283*	−0.199	−0.305*	−0.059	−0.043
早醒	0.160	−0.147	−0.296*	0.003	−0.077
是否满意睡眠模式	0.279*	−0.276*	−0.230	−0.012	−0.041
干扰白天功能	0.170	−0.094	−0.090	−0.128	−0.162
别人是否注意	0.059	0.002	0.044	−0.177	−0.022
担忧程度	0.323**	−0.273*	0.006	−0.262*	−0.132
认知紊乱	0.279*	−0.173	−0.145	−0.310*	−0.238
躯体功能紊乱	0.241	−0.047	−0.064	−0.439**	−0.321**
不良睡眠习惯	0.204	−0.365**	−0.341**	−0.479**	−0.436**
年龄自然衰老	0.306*	−0.256*	−0.148	−0.402**	−0.339**

*，在 0.05 级别（双尾），相关性显著。**，在 0.01 级别（双尾），相关性显著。

3.3.3　讨论

不同体质类型的备考大学生在生理、心理等方面存在差异，从而导致其在备考时对睡眠有不同的反应，更容易出现与之相关的问题症状。本次研究发现，备考睡眠问题大学生中，那些具有偏颇体质的备考大学生更容易出现入睡困难问题。

除平和质、血瘀质、特禀质外，其他六种体质的人，在睡眠问题中更可能遇到维持困难的问题，原因可能是气虚质、阳虚质等体质类型本身就具有身体虚弱、疲乏无力等特点，这些特点容易导致睡眠质量差，带来维持困难的问题；痰湿质和湿热质则可能因为身体湿重、痰浊、胃肠不适等影响睡眠；阳虚质和气郁质可能因情志失调、心情抑郁等导致维持困难。

本次研究显示阳虚体质与对备考应激所造成的白天功能干扰呈显著负相关，考虑精神不振、容易感觉疲劳、体虚无力、腰腿酸痛、记忆力减退等为阳虚不适状态常见表现，而备考作为一种应激因素，具有着兴奋中枢神经系统的作用。在同样的备考应激条件下，考虑阳虚质较其他体质更难有同样的生理生化反应。故阳虚体质分数越高，备考应激下干扰白天功能显现越不明显。

特禀质有睡眠问题备考者更容易担忧自己的睡眠情况，原因可能是特禀质个体具有过敏倾向，容易出现过敏反应，且情绪波动大，容易感到紧张、焦虑，从而加剧睡眠问题。睡眠质量下降后，可能会担忧自己的睡眠情况，进一步增加焦虑和压力，形成恶性循环。

睡眠质量与体质相关研究[1][2][3]已有文献报道，课题组亦在早期所开展的中医体质与人格和情绪方面研究的基础上针对睡眠问题开展相关工作。本次研究结果显示除平和质外，备考睡眠问题组其余体质得分均高于备考睡眠正常组（$P<0.01$），备考睡眠问题组中医体质偏颇较多，提示体质因素可为备考出现睡眠问题的内在原因，而对于不同偏颇体质者改善睡眠需要针对体质进行睡眠相关心身调整。研究亦发现气虚质、阳虚质者除相关临床症状外兼睡眠质量差、维持困难症状，此外有睡眠问题的特禀质者较为敏感，情绪波动大，易紧张，更容易对睡眠情况担忧焦虑形成恶性循环。

本次研究通过对备考大学生中医体质、人格特质和睡眠情况的调查和分析，提出了中医体质和人格特质类型在影响备考大学生睡眠健康方面具有重要作用的假设，并得到了实证验证。相关研究显示备考大学生存在客观睡眠质量问题，具体睡眠问题症状与中医体质类型和人格特质特征有密切关联。考前应加强对偏颇体质和非外向性人格学生的关注，而结合中医体质辨识心身调节对备考者睡眠调整有积极意义。

① 樊少仪，温俊茂，陈宗俊，等. 大学生睡眠质量与体质类型相关性的研究[J]. 重庆医学，2016，45（23）：3249-3251.
② 董国杰，赵燕平，陈灿锐，等. 中医体质与人格特质关系[J]. 中华中医药学刊，2013，31（4）：746-748.
③ 赵燕平，陈灿锐，龚成，等. 中医体质、人格特质与焦虑的关系探讨——广州 268 名大学生问卷调查分析[J]. 世界科学技术：中医药现代化，2010，12（3）：373-376.

实证研究二　中医气虚质认知反应特征相关研究

◉ 内容导论 ◉

　　气虚体质以中气虚弱、机体机能减退、脏腑功能状态低下为主要体质状态，并表现出易于疲乏、精神不振等主要生理行为特征。对相关人群形态结构、生理机能、心理特点、反应状态等方面进行生理特征与心理特性探讨为当前中医体质研究的重要问题。

　　本实证研究内容在气虚质相关体质研究文献基础上，基于气虚质主观疲倦感特征，结合主观疲劳量表这一主观指标，从原穴生物电信号值检测入手，探讨原穴生物电信号值与主观疲劳量表总分及与体质的相关性；基于气虚质易于疲劳的特征，我们首次结合行为和事件相关电位实际观察注意和心算等认知任务过程中气虚质个体行为学和脑电参数的差异性特征，有关工作为该体质人群生理特征、心理认知机能和脑机能状态的认识与科学诠释提供多学科研究新方法。

第 10 章

中医气虚质与心理活动状态、反应特征研究进展

心理活动状态是在一定的形态结构和生理功能的基础上产生的，机体外部和内部不同的形态结构特点决定了其功能反应的形式和反应强度与频率等，决定了机体生理功能及对各种刺激反应的差异。在中医心理学相关理论中，心理活动是不同脏腑功能的特定表现，脏腑气血阴阳是神志产生的物质基础，而不同个体的脏腑气血阴阳的偏颇使其表现为不同的心理特征，而心理、功能和形态之间有着固有的内在联系。

1 中医体质构成要素

人体形态结构上的差异性是个体体质特征的重要组成部分，包括如体形、体格、面色等用感觉器官可以直接观测到的体质要素，由体表直接表现出来的特性。而脏腑、经络、精气血津液等决定体表直观性体质要素的内部形态结构为深层根源性体质要素。在生理功能特性方面，心率、面色、唇色、舌象、脉象、呼吸、语言等均为反映生理功能的要素。

在体质的分型研究方面，现代中医一般是从临床角度根据疾病群体中的体质变化、表现特征及与疾病的关系等方面对体质做出分类。匡调元[1]认为体质分型是一种以"临床功能变化为主的定型反映形式"，反映在功能、结构和代谢的统一性上，而体质诊断必须以长时间、相对稳定的现象为主要依据。在具体的分类方法方面，匡调元 6 分法、王琦 9 分法、母国成 9 分法、田代华 12 分法等均为代表性分类方法[2,3]。另外亦有学者针对不同性别、年龄人群，进行体质分型，如陈慧珍等[4]将妇女体质分为正常质、阴虚质、阳虚质、肾虚质、气血虚弱质、痰湿质、瘀滞质 7 种类型。温振英等[5]将小儿体质分为 5 种类型，即阴阳平和型、滞热型、脾胃气虚型、脾胃阴虚型、脾胃气阴两虚型。此外，正常体质也存在不同的类型。胡文俊[6]通过对 16～21 岁健康青年人的调查表明，健康青年人的体

① 匡调元. 中医体质病理学[M]. 上海：上海科学普及出版社，1996: 90.
② 母国成. 中医体质学说及其异化[J]. 新中医，1983，15（9）：17-19.
③ 田代华，吕明伟. 论体质与证候[J]. 山东中医学院学报，1983，7（1）：7-11.
④ 陈慧珍，曾昭明. 妇女体质分型及临床意义[J]. 广西中医药，1988，11（1）：15-17.
⑤ 温振英，郑军. 小儿体质类型研究与辨证论治[J]. 中医杂志，1998，39（6）：362-363.
⑥ 胡文俊. 体质分型研究——194 例青年体质原形调查[J]. 湖南中医学院学报，1987（2）：9-11.

质并非都属于"正常质"，而是具备了所有的体质类型，包括协调型占 6.19%，功能偏亢型占 13.4%，偏弱型占 38.66%，偏亢及偏弱兼夹型占 41.75%。孙国强等[1]调查亦发现，健康人群亦存在不同的体质类型，其中正常型占 8.3%，偏阴虚型占 31.9%，偏阳虚型占 43.1%，偏湿盛型占 11.1%，偏气虚型占 5.6%。有人还对气虚体质形成因素做了探讨并指出，形成气虚体质的因素，有先天禀赋和后天环境两个方面，气虚体质是两种因素相互作用的结果[2]。

2　中医气虚质研究进展

气虚质是临床中医体质中常见分型，为在先天遗传和后天获得的基础上所形成的以人体之气的虚弱、机体脏腑功能低下为主要特征的体质类型[3]。不管是中医对于体质的分类理论上，还是在实际人群的分布中，气虚质都是一种常见的体质。何裕民等[4]运用流行病学的方法对相关体质进行聚类分析，结果显示气虚质是最为常见、最为基本的病理性体质类型。此外，陈润东等[5]通过大样本调查发现气虚质占 9 种体质之 40.38%。

关于气虚质的特征，众多医学家通过临床观察也得到很多较为一致的结果。如王琦认为气虚体质特征包括：体形胖瘦均有而瘦人为多，毛发不华，面色偏黄或白，肤色黄，目光少神，鼻色淡黄，口淡，唇色少华，肢体容易疲乏无力，寒热耐受力差、尤不耐寒，脉象虚缓，舌淡红、边有齿痕，喜静懒言，食减不化、或喜食甜食，大便正常或有便秘而不干结、或大便不成形、便后仍觉未尽，小便正常或偏多[6]。田代华等[7]认为气虚质平素表现为体倦乏力，面色㿠白，语声低怯，常自汗出、动则尤甚，心悸，食少，病则诸症加重，或伴有气短懒言、咳喘无力，或食少腹胀、大便溏泻，或脱肛、子宫脱垂，或心悸怔忡、精神疲惫，或腰膝酸软、小便频多、男子滑精早泄、女子白带清稀、舌淡苔白、脉虚弱等主要症状。

较平和质者而言气虚质者表现出较差的身体健康状况，朱燕波等[8]进行了中医体质类型与健康状况关系的研究，发现男性气虚质在生理领域及生理机能、生理职能、一般健康状况和精力 4 个维度上得分显著低于平和质组，女性气虚质者在精力维度方面得分显著低于平和质组。在相关病因病机方面，钟柏松等[9]认为人体免疫功能与肺脾肾关系密切，小儿尤为突出，因为小儿"肺脏娇嫩""脾常不足""肾常虚"，故小儿卫气的充养相对不足，患感冒的机会增多。贯剑等[10]对过敏性鼻炎患者特应性素质进行了调查研究，发现气

① 孙国强, 李忠, 李尊香. 人体体质分型的生理基础浅析[J]. 河南中医, 1989, 9（6）: 25-26.
② 李东涛. 论气虚体质的形成因素[J]. 中国中医基础医学杂志, 1998, 4（9）: 8.
③ 王琦. 中医体质学[M]. 北京: 中国医药科技出版社, 1995: 19.
④ 何裕民, 楚更武. 体质的聚类研究[J]. 中国中医基础医学杂志, 1996, 2（5）: 7-9.
⑤ 陈润东, 杨志敏, 林嬿钊, 等. 中医体质分型 6525 例调查分析[J]. 南京中医药大学学报, 2009, 25（2）: 104-106.
⑥ 张建. 中医体质类型的人格心理特征研究[J]. 中国卫生产业, 2011, 8（1）: 98.
⑦ 田代华, 吕明伟. 论体质与证候[J]. 山东中医学院学报, 1983, 7（1）: 7-11.
⑧ 朱燕波, 王琦, 陈柯帆,等. 8448 例一般人群的中医体质类型与健康状况关系的分层分析[J]. 中西医结合学报, 2001, 9（4）: 382-389.
⑨ 钟柏松, 苏树蓉, 石锦萍, 等. 易感儿体质与体液免疫变化关系的研究[J]. 上海中医药杂志, 1999, 3: 38-39.
⑩ 贯剑, 胡开敏, 宋红普, 等. 过敏性鼻炎患者特应性素质的研究[J]. 北京中医药大学学报, 2001, 24（3）: 14-16.

虚质的患病概率最大；潘佩光等[①]就脾胃与气虚质的关系做了探讨，认为脾胃虚弱是气虚质的重要形成因素。气虚质人群易患感冒、喉喑、鼻衄，容易发生哮喘、眩晕、遗尿等病变；在相关心理特征方面，张惠敏等采用流行病学调研的方法，对气虚质者的个性特征进行了研究，结果发现气虚质之人较平和质之人性格偏内向、情绪不稳定[②]。

在细胞生物学方面，常亚娟等[③]对 60 例气虚质与 10 例平和质人群淋巴细胞亚群的关系展开了研究，研究组开展了 T 淋巴细胞、B 淋巴细胞、NK 细胞及颗粒酶 B 分子检测，观察气虚质与平和质淋巴细胞亚群比例的变化。有关结果发现气虚质的 NK 细胞颗粒酶 B 分子（GZB）表达明显下降、NK 细胞比例下降、辅助性 T 淋巴细胞比例降低可能是引起体质偏颇的因素。王睿林[④]对气虚质者和平和质者外周血基因谱进行了对比研究，发现气虚质者的外周血相关基因表达与正常人有明显差异，显著上调两倍的基因有 2 个，其功能目前尚不清楚，显著下调的基因主要有 ATP、GTP 结合基因和 MHC 结合基因，说明气虚质和平和质在分子生物学角度有显著差异，丰富了对气虚质的认识。田道法等通过力竭游泳将昆明鼠造成气虚质状态，设置实验组、对照组和服用益气解毒方的小组，观察其自由基代谢的情况，结果发现实验组比对照组游泳时间显著缩短，血清、鼻咽和肝组织中，自由基代谢相关指标 MDA 含量显著升高，SOD 和 GSH-Px 活性显著降低；服用益气解毒方的小组游泳时间比实验组显著延长，MDA 含量显著降低，而 SOD 和 GSH-Px 活性显著提高。说明气虚质和平和质在自由基代谢方面存在差异，且益气解毒方对小鼠自由基代谢具有很好的改善作用[⑤]。陈学东[⑥]发现 EBV 病毒感染人群中，气虚质者比重最大，而对大鼠进行气虚造模，对其鼻咽上皮组织后续性变化基因表达谱特征进行研究，发现气虚组鼻咽上皮组织 MDA 含量和 SOD 活力与益气中药干预组、空白对照组相比，MDA 含量显著增高，SOD 活力明显下降。力竭游泳 + DNP 诱癌组比单纯 DNP 诱癌组鼻咽癌前病变例数显著增多。而益气解毒方有效成分能明显降低力竭游泳和 DNP 相互作用的诱癌率。说明气虚质状态可能是环境致癌物 DNP 的敏感体质状态，其对 DNP 诱癌敏感性提高的分子基础或为谷胱甘肽-S-转移酶基因表达异常和白细胞介素-1β 相关基因表达下调。

在代谢组学研究方面，基于 NMR 技术的代谢组学为痰湿质、气虚质和平和质的生物学特征的基础研究提供了新的思路，或可为个体体质的形成机制和发病倾向提供新的见解。王志永[⑦]对痰湿质、气虚质及平和质被试血液和尿液的代谢组学特征进行了比较分析，筛选相关生物标志物。对三种体质间的差异代谢物的代谢通路分析比较结果显示气虚质、痰湿质和平和质在能量代谢、脂代谢、糖代谢、氨基酸代谢等代谢通路上存在差异。而气虚质、痰湿质潜在生物标志物的发现为体质分类提供了新的生物学依据，也为中医体质学的"体质可分论"提供了新的支持。

① 潘佩光, 潘奔前, 周俊亮. 脾胃学说与气虚体质[J]. 中国临床康复, 2006, 10（23）: 165-166.

② 吴梦园, 章莹, 王飞, 等. 中医气虚体质研究进展[J]. 中医临床研究, 2018, 10（17）: 140-142.

③ 常亚娟, 李扬, 杨丰源, 等. 气虚体质与淋巴细胞亚群的相关性研究[J]. 中医药信息, 2015, 32（4）: 37-39.

④ 王睿林. 气虚体质者外周血基因表达谱初步研究[D]. 北京: 北京中医药大学, 2005: 5.

⑤ 成细华, 田道法, 刘杏红, 等. 益气解毒方对小鼠力竭游泳所致气虚体质状态下自由基代谢的干预作用[J]. 湖南中医药大学学报, 2007, 27（2）: 15-16, 19.

⑥ 陈学东. 气虚体质状态与二亚硝基哌嗪相互作用致鼻咽癌前病变机制研究[D]. 长沙: 湖南中医药大学, 2005: 6.

⑦ 王志永. 基于核磁共振技术对痰湿体质、气虚体质与平和质的代谢组学比较[D]. 北京: 北京中医药大学, 2017.

3　气虚质主观疲倦感知特征研究

体质为人体生命过程中，在先天禀赋和后天获得的基础上所形成的形态结构、生理功能和心理状态等方面综合的、相对稳定的固有特质。体质现象是人类生命活动的一种重要表现形式，与疾病和健康有着密切关系。中医体质理论主要从机体活动状态、精神状态及气息异常进行论述，从健康到疾病的发展过程中，可能伴随着体质偏颇的演变，以至于最终形成疾病中的各种中医证型。体质量表虽然从主观症状角度对体质类型进行判定，但是尚缺乏生理生化等特异性指标加以佐证，因此寻求不同体质类型的客观指标是进一步进行体质研究的重点[①]。

现代中医体质理论研究在基础调研、临床研究和实验研究等方面开展了大量工作，取得了一系列成果。目前中医体质学主要集中在文献整理，体质分型，体质生理、病理和体质治疗等思辨性研究方面。实际上体质是在遗传基础上和缓慢的潜在环境因素作用下形成的特定躯体素质与心理素质的综合体，中医体质类型被认为是个体在未病状态下所表现的阴阳气血津液偏颇状态的描述，而"病""证"动物模型难以直接套用于相关研究[②③]。鉴于《中医体质分类与判定》是结合形体结构、功能特征、心理性格等多方面编制的，从相关人群形态结构、生理机能、心理特点、反应状态等方面进行生理特征与心理特性的讨论为需要解决的首要问题。

主观症状是中医辨证过程中的重要参考因素，其对客观指标（包括诊断及疗效指标）有重要影响，主观症状与客观指标的关联规律则是证候分类的科学基础。已发现证候相关的症状组合客观上可影响疾病的发生、发展及药物作用。在中医体质学方面，基于体质分型是一种以"临床功能变化为主的定型反映形式"，可通过不同体质发病倾向来认识相关差异性。而探讨基于个体的体质与相关疾病的关系和产生机制将为该疾病的有效防治、阐释作用机制等提供客观实验依据[④]。气虚质为因元气不足，以气息低弱，机体、脏腑功能状态低下为主要特征的一种体质状态。在形体与生理特征上表现为肌肉不健壮、语音低怯、气短懒言、肢体容易疲乏、精神不振、易出汗等主症，伴随有舌淡苔红，舌体胖大、边有齿痕，脉象虚缓特征；在性格方面则表现为性格内向、情绪不稳定、胆小不喜欢冒险等；在心理特征方面，气虚质人群心理特征主要体现在社会孤独及社会适应不良方面，而常与气虚兼杂的阳虚质人群心理特征源于睡眠质量下降等躯体化症状；气虚质所常见的疲倦感发生的内在机制主要为机体能量代谢紊乱，体内主要供能物质糖的分解代谢率降低可能是中医理论中气虚向阳虚转化的物质基础。

① 杨晓光, 李学智, 任毅, 等. 中医体质分型及量表的应用与研究[J]. 中国中西医结合杂志, 2017, 37（8）：1003-1007.
② 王琦. 论中医体质研究的 3 个关键科学问题[C]//中医体质判定标准研究——2006 中华中医药学会第四届全国中医体质学术研讨会论文集. 北京: 北京中医药大学, 2006: 4-13.
③ 王琦. 从三个关键科学问题论中医体质学的进展与展望: 中华中医药学会中医体质分会第十九次学术年会讲话[J]. 北京中医药大学学报, 2021, 44（12）：1061-1066.
④ 张维骏, 陶功定. 体质发病倾向与运气相关性研究[J]. 世界中西医结合杂志, 2011, 6（1）：63-65.

　　在中医体质与人体认知生理学研究方面，研究者开展了不同年龄段平和质者认知功能的研究工作。如方云华[1]开展了不同年龄段人中医体质类型与自我为中心和物体为中心的视觉注意功能之间的关系相关研究，结果显示相同体质的人自我为中心和物体为中心视觉注意功能随年龄增长而改变，且这种变化特点在不同体质者之间有所不同。平和质者自我为中心和物体为中心的视觉注意控制具有相类似的神经机制，但物体为中心的视觉注意控制在某些脑区的激活程度更高。平和质者物体为中心的视觉注意控制机制比自我为中心的视觉注意控制机制更容易受年龄影响。刘娇[2]对无认知功能障碍的青年组、中年组和老年组健康被试中医体质及年龄差异对认知加工速度（cognitive processing speed，CPS）的影响进行了研究，作为随年龄变化的敏感指标，结果显示 CPS 在不同年龄阶段人群中表现出体质倾向性。

　　中医气虚质常表现出疲倦特征，对气虚质有主观疲倦感特定人群的心理认知机能、脑机能状态研究实为相关理论科学诠释的必要途径。开展工作记忆等认知任务的行为学与认知学研究工作，以所获真实反映认知加工过程的神经活动状况进一步探讨客观脑功能成像变化实际情况，亦为中医相关理论与体质客观化研究提供新的尝试。

4　中医体质与经络相关性研究进展

　　"身心合一"为中医重要理论，人体的组织器官应保持相对协调一致，进而完成日常生理活动，其关键是依靠经络系统的联络沟通实现的。"夫十二经脉者，内属于腑脏，外络于肢节"（《灵枢·海论》），经络被视为通内达外的沟通联系系统，经络腧穴的较早论述本质上显示了中医医家对于机体心身内在联系之间的独特观察与认知，经络腧穴理论为认识脏腑生理功能与大脑心理活动的相互关系提供了可能。

　　经络辨证是以经络学说和经络循行、生理、病理为主要依据的辨证方法，以其特有的思维方式，在经络系统病机分析，运用经络学说治病的临床实践，以及认识局部与整体、共性与个性统一等方面具有重要的指导作用[3]。传统经络系统理论详于头面躯干部，略于脑内，且循行路径阐述模糊，影响临床取穴和疗效，限制了针灸学科的发展。经脉脏腑相关不仅是经络理论研究的核心，更可能是中西医理论结合的突破口。中医是以五脏为中心的理论体系，重心而轻脑，将脑的功能分属于五脏，导致脑与经脉的直接联系匮乏，这是经络理论需要发展的内容[4]。实际上，经脉、脏腑与脑相关性体现了作为整体的人的功能调控途径。在神经科学高度发展的今天，用现代医学语言阐释传统中国医学，经脉、脏腑与脑相关研究无疑将会起到积极的促进作用。

　　亚健康状态及慢性疲劳综合征的中医病机被认为主要是脏腑功能失调、阴阳失衡。不同体质脏腑气血和功能代谢活动有差异性，腧穴的温度、电阻和压力痛阈在疾病患者

① 方云华. 基于功能性磁共振技术探讨视觉注意功能与中医体质及年龄相关性的神经机制研究[D]. 福州：福建中医药大学，2017.

② 刘娇. 认知加工速度与中医体质及年龄关系的神经响应模式研究[D]. 福州：福建中医药大学，2016.

③ 张旭东，李瑞. 经络辨证的源流与发展发微[J]. 上海中医药杂志，2017，51（7）：34-36，69.

④ 谢洪武，陈日新，徐放明，等. 基于经络循行的假设——脑内经脉[J]. 时珍国医国药，2012，23（8）：1988-1990.

与健康人之间也有差异，其与疾病程度有关，并随病情变化而变化。传统进行经脉辨证的经典经络诊断方法包括病候诊断法与经穴按诊法。随着现代经络穴位电、热学等失衡现象测定技术的发展，近现代各种经络穴位诊断技术与仪器研发得到了不断发展，新的经穴皮肤电阻测量，经穴光、热力学失衡现象的研究，以及现代经络诊断方法的应用与设备的研发为建设以辨识经络状态为核心的经络辨证体系、开展临床实际经络辨证论治、观察病情变化及评估治疗结果提供了客观依据。

近半个世纪以来的研究显示经络气血的本质与交感神经及其支配的血管功能有着密切的关系，其活动规律可用经脉循行部位的生物电即经脉穴位上的皮肤电位或皮肤电阻显示。较早的研究发现机体体表经络、腧穴部位及病变相应的耳穴在电、光、声、热等方面具有一定的特异性，其皮肤电阻都呈低电阻性，而其电位也不同于非经非穴部位，并随相应脏腑功能的变化而变化[①]。20 世纪 50 年代开始使用的经络电测定法，一般采用原穴、井穴、郄穴及背俞穴，通过分析各经代表穴位的导电量高低，可推断各经气血的盛衰，数值高则表示病情属实，低则表示病情属虚。

中医经穴理论中，原穴为脏腑原气经过和留止的腧穴，临床和实验研究均表明原穴与脏腑功能之间有密不可分的渊源关系，对心身疾病有重要的诊断及治疗作用。研究者[②]认为通过对人体经络原穴进行阶跃脉冲响应的测量并解析出穴位特征值，可将中医经穴理论的研究推向新的阶段。通过对人体原穴的量化检测，发现已经存在或者还在潜伏着的疾病，对临床的诊断和治疗具有重要意义。相关研究团队中如常凤香等[③]通过对人体经络原穴的电阻抗数据的采集和处理，采用多元图来表示经络诊断的多维数据，实现了人体整体经络功能状态可视化采集与展示技术，有关工作为经络诊断提供了一种新的诊断方法。

在体质与经络相关性研究方面，现代研究结果[④]显示原穴的导电量可以反映人体整个机体的生理病理状态，如张燎[⑤]运用经络检测仪生物电采集系统发现阳虚质组电阻测量值与平和质组有区别，提示该法可作为中医体质辨识的一种新的辅助方法。包海燕等[⑥]发现十二经脉能量值反映了阴虚质内在脏腑的功能状态，阴虚质与十二经脉具有相关性。包海燕等[⑦]选用中医经络健康检测仪（telediagnosis system，TDS）对阴虚质与阳虚质及气虚质进行了比较，证实了中医"阴阳两虚"及"气阴两虚"理论的客观性。TDS 被认为是适用于包括阴虚质在内的体质诊断的辅助诊断。张晓等[⑧]、肖克等[⑨]相关团队体质与经络

　①　杨玥，周桂桐，汤德安. 人体十二经脉井穴电阻比值与疾病相关性研究[J]. 针灸临床杂志，2009, 25（5）: 3-5.

　②　韩煜，张磊，王津生，等. 原穴的量化与中医诊断系统研究[J]. 天津中医药，2005, 22（1）: 36-37.

　③　常凤香，洪文学，宋佳霖. 基于多元图表示原理的经络诊断研究[J]. 辽宁中医杂志，2010, 37（12）: 2323-2325.

　④　王德堃，杨俊丽. 对亚健康人群脑功能活动状态的分析[J]. 山西中医，2002, 18（5）: 47-49.

　⑤　张燎. 经络检测仪测量不同人群的穴位电阻差异性分析[D]. 广州: 广州中医药大学，2011.

　⑥　包海燕，吴承玉. 阴虚体质与十二经脉相关性探析[J]. 时珍国医国药，2014, 25（11）: 2737-2740.

　⑦　包海燕，杨涛，吴承玉. 阴虚体质诊断量化初探——阴虚体质与经络健康检测五大系统相关性研究[J]. 辽宁中医杂志，2012, 39（4）: 598-600.

　⑧　张晓，赵燕平，朱绘霖，等. 气虚质与平和质原穴生物电信号与主观疲劳量表的相关性研究[J]. 中医杂志，2013, 54（19）: 1649-1652.

　⑨　肖克，赵燕平，吴诗婧，等. 不同体质受试者温度觉得分与穴位生物电信号值的相关性[J]. 中医杂志，2017, 58（20）: 1750-1754.

研究显示：气虚质与平和质组间主观疲劳量表总分与原穴生物电信号值相关；阳虚质、阴虚质和平和质人群原穴及八脉交会穴生物电信号值与中医体质量表中相关温度觉总分有一定相关性，结果证实原穴生物电信号值可作为不同体质主观感觉特征的客观评估参考，亦显示经穴皮肤电阻特征检测的客观生理检测技术为高校研究生群体疲倦相关症状快速诊断监测提供了可能。

5　气虚质心理活动状态与相关认知学研究进展

体质是中医学范畴对人体固有特质的一种表述，体现了中医学整体观念在认识人体形态结构、生理功能和心理状态等方面的具体应用，体质具有相对稳定的特点，便于临床研究中将其与疾病的发生、发展等相联系。

心理活动状态是在一定的形态结构和生理功能的基础上产生的，机体外部和内部不同的形态结构特点决定了其功能反应的形式和反应的强度与频率等，决定了机体生理功能及对各种刺激反应的差异[①]。心理、功能、形态之间有着固有的内在联系，一定的形态结构与生理功能是心理特征产生的基础，使个体容易表现出相应的心理特征，而心理特征的差异主要表现为人格、气质、性格的差异。在中医心理学理论中，心理活动是不同脏腑功能的特定表现，脏腑气血阴阳是神志产生的物质基础，而不同个体的脏腑气血阴阳的偏颇使其表现为不同的心理特征。本节所涉及的中医体质与人格的相关性、各认知任务条件下不同体质个体的脑认知加工特征亦是中医体质学心理活动特征研究的主要内容。

认知加工过程主要包括加工速度、注意过程、记忆加工过程、感知觉过程、思维过程等，认知功能差异与个体体能差异有关，疲劳状态下认知加工能力的评价与治疗广受关注。目前认知科学研究集中于中枢神经递质与学习记忆关系，并证实与胆碱能神经活动有关。中医药递质和受体调节研究已有报道，基于实验心理学、认知任务操作工作尚待更多的开展。我们前期应用事件相关电位技术首次报道气虚质者进行认知活动时脑神经活动低兴奋，低认知控制能力，初步客观诠释气虚质个体疲倦等症的神经机制。在此基础上根据文献调研[②]的情况，有必要对于气虚质等不同中医体质的感知特征与认知过程中的脑功能状态和能量分布特征进行进一步研究。

认知功能损害的相关认知域受损情况为临床脑梗死相关疾病研究者所关注，涉及全国14家单位的多中心研究结果[③]表明脑梗死后轻度认知障碍患者各认知域受损情况均有不同，其中近半数的患者表现为延迟记忆、计算力及注意力受损；近四分之一的患者表现为语言及执行能力、空间结构能力及定向力受损；近十分之一的患者表现出了即刻记忆受到影响；同时认知损害常表现为多个认知域组合受累，常为1~3个认知域的组合；主要认知域受损组合为：延迟记忆与注意力及计算力/语言及执行功能；延迟记忆、注意

① 孙理军. 中医体质理论研究进展[M]. 北京: 中国中医药出版社, 2021: 5, 143-145.
② 邱玉明. 疲劳型亚健康的中医体质特征及其尿液代谢组学研究[D]. 广州: 南方医科大学, 2011.
③ 郝颖, 金香兰, 刘玥, 等. 脑梗死后轻度认知障碍患者认知损害特点分析[J]. 北京中医药, 2015, 34（2）: 88-91.

力及计算力与语言及执行能力/空间结构能力。Meyer 等[①]开展的一份对 291 例认知功能正常老年人的长达 4 年的连续性观察显示：在预测轻度认知障碍导致的痴呆风险方面，记忆力与其他认知域的损伤同样有着重要意义。

中医体质学在认知功能损害的识别与风险评估方面取得了重大进展，同样也存在着研究有待于深入及细化不足的问题。在痴呆的防治方面，多家研究团队均以中医体质学说为核心开展了多项认知损害高危人群识别及干预研究，其中林秀华等[②]开展了一项132 例相关人群临床调查研究，研究观察了认知功能障碍患者与认知功能正常者的中医体质，结果提示轻度认知功能障碍与中医体质类型存在相关性，而从体质类型上进行有效的干预是逆转相关病情的关键所在。认知功能障碍患者的中医体质特点主要表现为虚和瘀两个方面，其中虚主要表现为气虚、阳虚；瘀主要表现为瘀血和痰浊，其病机主要为老年体虚，机体机能低下，逐渐瘀滞而成；体现在脏腑则为心、脾、肾亏损为常见。双晓萍等[③]开展了一项关于痴呆患者的体质类型分布研究，通过对 183 例痴呆患者的观察提示阳虚质、气虚质和痰湿质的人群在痴呆人群中最为常见，说明阳虚、气虚和痰湿等因素可能为痴呆发病人群的中医体质学特征。李典鹤等[④]有关研究显示基于认知学损伤的中医体质学研究目前还不完善，尚需大样本、队列及长期跟踪研究。

6　事件相关电位技术在相关研究中的应用讨论

以往中医心理学研究更多关注"情"与"意"，由于认知功能研究的难度，缺乏中医心理学、认知科学实证研究。基于事件相关电位（event-related potential，ERP）在注意、信号感知、分析判断、决策和工作记忆内容等相关研究中的适用性则为各认知任务条件下不同体质个体的脑认知加工特征即中医体质学心理活动特征的研究提供了可能[⑤]。在中医体质学的视角下，不同类型中医体质表现出各自的人格心理特征，与大脑认知功能存在一定关联。研究者大多从身体形态和机能上研究运动对于偏颇体质的影响，但很少从认知层面出发来研究运动对于偏颇体质认知功能的影响及不同偏颇体质者在认知方面的差异。

随着计算机、电子技术和认知心理学的快速发展，对人脑活动研究得到了更多的技术支持，而 ERP 和脑成像等技术为观察脑活动过程提供了技术可能。从本质上讲 ERP 为观察脑活动过程中作用于感觉系统或脑的某一部位，给予刺激或撤销刺激时，在脑区所引起的一种诱发电位变化。在相关学术研究范畴，ERP 归属于心理生理学（psychophysiology），而心理生理学是以心理因素为自变量，以生理指标为因变量的学科。作为用于研究脑认知功能常用的神经电生理方法，ERP 因其所具有的毫秒级的时间分辨率、较为简单的设备和较强的环境适应性等优势得到了日益增多的关注，并在疾病、老化，甚至与智力差异相关

① Meyer J S, Xu G L, Thornby J, et al. Longitudinal analysis of abnormal domains comprising mild cognitive impairment（MCI）during aging[J]. Journal of the Neurological Sciences, 2002, 201（1-2）：19-25.

② 林秀华, 杨志敏, 老膺荣. 轻度认知功能障碍患者的中医体质特点[J]. 中华中医药学刊, 2008, 26（10）：2237-2238.

③ 双晓萍, 谭子虎, 肖潇, 等. 痴呆的证素辨证与中医体质的关系探析[J]. 成都中医药大学学报, 2014, 37（4）：96-98.

④ 李典鹤, 郭海洋, 任吉祥. 认知功能损害的中医体质学研究进展[J]. 长春中医药大学学报, 2017, 33（6）：1032-1035.

⑤ 孙理军. 中医体质理论研究进展[M]. 北京: 中国中医药出版社, 2021: 5, 143-145.

联的特征性变化等方面得到了广泛应用，该技术与空间定位准确但时间分辨率较差的脑成像方法正电子发射体层成像（PET）、fMRI 一起被公认为脑功能研究的三大成像技术[1]。

中医理论中"心"之概念涵盖心和脑在内的所有人体生理和心理活动，而其对感知过程认识的独到之处，在临床上对五官感知失常病证的辨证论治有重要意义。脏腑生理功能与大脑心理活动相互影响，"认知"是更深层次和更高水平的心理活动，人的认知加工过程主要包括加工速度、注意过程、记忆加工过程、感知觉过程和思维过程等。目前心理科学和神经科学的研究是通过不同层次来探讨脑的功能活动，宏观上对脑的组织结构已认识清楚，微观上存在神经元与神经回路结构和功能的多样性及它们之间复杂的联系导致脑功能的复杂性。随着 ERP 涉及多个领域的深入研究，更多的与认知活动过程密切相关的成分被发现。

作为一种特殊的诱发电位，ERP 属于近场电位，一般要求被试实验时在一定程度上参与实验；刺激的性质内容和编排多样，目的是启动被试认知过程的参与。在提取 ERP 基本原理方面，ERP 的叠加基本原理[2]为单次刺激所诱发的 ERP 的波幅为 $2\sim10\mu V$，比自发电位脑电图（electroencephalogram，EEG）小得多，淹没在 EEG 中，形成小信号与大噪声的关系。为了提取 EEG 中的 ERP，需施予多次重复刺激，EEG 波形与刺激间无固定关系，在 n 次叠加后增加 n 倍，信噪比提高 n 倍，而 ERP 的波形和潜伏期恒定，叠加 n 次后增大 n 倍。因此，可以通过叠加将 ERP 从 EEG 中提取出来。叠加后的 ERP 数值除以叠加次数，其平均值即还原为一次刺激的 ERP 数值，因此 ERP 又称为平均诱发电位。有关实验范例示意如图 10-1 所示。

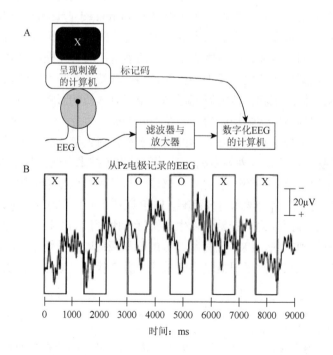

① 赵伦. ERP 实验教程[M]. 天津: 天津社会科学院出版社, 2004: 1.
② 尧德中. 脑功能探测的电学理论与方法[M]. 北京: 科学出版社, 2003: 24.

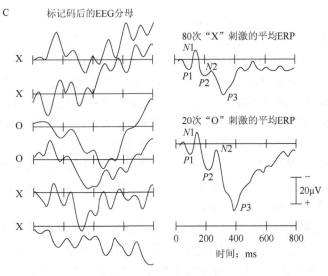

图 10-1　ERP 实验范例①

在 ERP 导联方法上：ERP 研究中，一般使用单极导联记录脑电，双极导联记录眼电。将头皮上的一个电极的电位设置为零，这个电极称为参考电极。另外一个或多个电极与参考电极的电位差即是该电极的电位值，这些电位称为记录电极。采用一个公共参考电极与多个记录电极的方法称为单极导联法。记录两个点之间的相对电位差，称为双极导联法。

在电极安放方面：如图 10-2 所示，目前 EEG 研究中应用最多的是国际脑电图学会制订的国际 10-20 脑电记录系统（每个电极间的相对距离为 10%或 20%）。该系统的基本原则是：电极位置根据颅骨标志的测量来确定，尽量与头颅的大小及形状成比例；

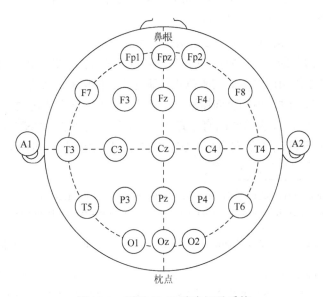

图 10-2　国际 10-20 脑电记录系统

---

① Luck S J. 事件相关电位基础[M]. 范思陆, 等译. 上海: 华东师范大学出版社, 2009: 7.

电极的标准位置适当分布在头颅所有部位；电极位置的名称结合脑部分区；电极标识采用国际阿拉伯数字：位于左侧的是奇数，右侧的是偶数。零点代表头颅正中位置，A1、A2 代表左右耳垂。该系统的定位标准采用两条标志线：①矢状线：鼻根至枕外隆凸的连线。从前往后标出 5 个记录点——额极点 Fpz、额点 Fz、中央点 Cz、顶点 Pz 和枕点 Oz。②冠状线：两外耳道之间的连线，从左至右也是 5 个点——左颞点 T3、左中央点 C3、中央点 Cz、右中央点 C4 和右颞点 T4。Cz 是冠状线和矢状线的交点，因而常作为基准点。

在 ERP 成分方面，ERP 包括与物理属性相关的"外源性成分"、与心理因素相关的"内源性成分"及既与物理属性相关又与心理因素相关的中源性成分。现对其中 P300、关联性负变（contingent negative variation，CNV）、失匹配负波（mismatch negativity，MMN）、N400、正慢电位等经典成分进行介绍。

（1）P300：经典 P300 为 1965 年由 Sutton 等所发现的，是刺激后 300ms 出现的第三个正波，与注意、辨认、决策、记忆等认知活动有关[1]。靶刺激引起的 P300 称为 P3b，最大波幅位于 Pz 点附近（顶叶），在一定程度上，P3b 的波幅与所投入的心理资源量呈正相关，并且波幅的改变受刺激概率、刺激意义、任务难度、动机[2][3]及左右利手[4]等影响。P300 的潜伏期反映了对刺激评估的时间，主要受到任务复杂性的影响，伴随任务难度的增加而延长，较少受到反应选择过程影响。新异刺激引起的 P300 称为 P3a，P3a 潜伏期较短，头皮分布广泛，最大波幅位于 Fz 点附近（额叶后部），比 P3b 明显靠前。新异刺激不是一般的刺激或环境变化，而是一种未预料到的突然的刺激，它可以产生朝向反应，朝向反应是一种非随意注意，它的注意对象原本并非心理活动的指向者，由于突发刺激具有足够的新异性和强度，心理活动被它吸引过去[5]。这种心理活动的指向性是不随意的，主观不能控制的。朝向反应能使机体觉知与应对不测事件，使之优先进入认知加工，对机体有重要保护意义，现公认 P3a 是朝向反应的主要标志。P300 已广泛应用于正常人、患者乃至哺乳动物的认知加工及其脑机制的研究。

（2）CNV：注意的集中性是保证意识加工不被中断，是一种在意识加工中阻止无用信息进入意识的能力。因此，注意的集中性表现为注意可保持的长短，其功能障碍表现为分心易化。在 ERP 的应用中 CNV 实验范式是研究注意保持的适宜方法。CNV 是在接受警告信号后期待命令信号时出现的负向慢波。正常成人 CNV 波形相对稳定。多数学者[6]认为 CNV 波幅与被试者做出反应的时间有一定关系，即反应时间短，CNV 的波幅就大。CNV 是反映人脑复杂心理活动的负向电位，它是在警告或准备刺激（S1）与需要执行反应的

① Donchin E, Isreal J B. Event-related potentials and psychological theory[J]. Progress in Brain Research, 1980, 54: 697-715.

② Johnson Jr R. On the neural generators of the P300 component of the event-related potential[J]. Psychophysiology, 1993, 30（1）: 90-97.

③ Sommer W, Matt J. Awareness of P300-related cognitive processes: a signal detection approach[J]. Psychophysiology, 1990, 27（5）: 575-585.

④ Alexander J E, Polich J. P300 differences between sinistrals and dextrals[J]. Cognitive Brain Research, 1995, 2(4): 277-282.

⑤ Johnson Jr R. On the neural generators of the P300 component of the event-related potential[J]. Psychophysiology, 1993, 30（1）: 90-97.

⑥ Walter W G, Cooper R, Aldridge V J, et al. Contingent negative variation: an eletric sign of sensorimotor association and expectancy of the human brain[J]. Nature, 1964, 203: 380-384.

命令刺激（S2）两个特定刺激之间产生的。它与人脑对事件的准备、期待、注意、动机等心理活动相关，尤其与被试注意保持能力的关系最为密切。自 Walter 和 CooPer 在 1964 年发现 CNV 后，推动了各国生理心理学者的研究。我国学者魏景汉设计出无运动二级 CNV 实验模式，促进了此成分相关研究的发展。

（3）MMN：被认为是在主听觉皮质和周围区域中产生的，MMN 的出现反映了大脑比较的功能，也就是说 MMN 是大脑对连续刺激之间差异性的响应。因为 MMN 由注意力范围外的刺激诱发，所以可以认为 MMN 是对偏离刺激的自动的预注意响应。大脑从标准刺激中区分出偏离刺激的时间是很短的，大约在偏离事件后 120ms 就发生了[①]，MMN 的发生源除了可能在初级听觉皮质外，通过脑地形图研究发现前额叶也是 MMN 的发生源[②]，并且从前额叶皮质损伤的患者显示 MMN 减小得到证明[③]。MMN 在非注意条件下产生，运用相减技术得到，反映了脑对信息的自动加工[④]，伴随此成分提出的注意的脑机制模型及记忆痕迹理论，成为近几年研究的热点。

（4）N400：1980 年由 Kutas 和 Hillyard 报道的 N400 是研究脑的语言加工原理常用的 ERP 成分。它的价值不仅在于为语言脑机制的研究提供了新的客观指标，更重要的是成功地将 ERP 方法运用到了语言心理学。目前一般认为，N400 与长时记忆中语义信息的提取有关。

（5）正慢电位：是心算过程的特异性波，是对心算心理过程的基本反映。之前的相关研究表明 ERP 的正慢电位与心算过程密切相关，它的平均波幅和时程不但可以反映心算的执行，而且能够反映心算问题的类型和难易。Núñez-Peña 等[⑤]认为心算的难度越大，引起的正慢电位的波幅越大。Iguchi 等[⑥]认为正慢电位只在心算过程中出现，非心算过程不会出现正慢电位。

笔者研究团队结合行为和事件相关电位技术探讨注意和心算任务过程中不同中医体质人群行为学和脑电参数的差异，揭示相关体质认知活动特征与差异，为中医体质理论寻找神经科学上的证据。以心理学的方法，以人为对象的实证研究，针对气虚体质者进行主观疲倦与心理学认知方面的研究则进一步丰富了体质研究和脑力疲劳的内容，为体质分型从不同的角度提供新的证据，为相关中医研究提供了研究思路和研究方法上的借鉴；而对于气虚质被试者与平和质被试者在工作记忆等高级认知活动中是否有行为及神经生理上差异性研究方法，为中医体质分型提供了神经生理研究新的途径。

---

① Friedman D, Cycowicz Y M, Gaeta H. The novelty P3: an event-related brain potential（ERP）sign of the brain's evaluation of novelty[J]. Neuroscience and Biobehavioral Reviews, 2001, 25（4）: 355-373.

② Deouell L Y, Bentin S, Giard M H. Mismatch negativity in dichotic listening: evidence for interhemispheric differences and multiple generators[J]. Psychophysiology, 1998, 35（4）: 355-365.

③ Alain C, Woods D L, Knight R T. A distributed cortical network for auditory sensory memory in humans[J]. Brain Research, 1998, 812（1-2）: 23-27.

④ Daffner K R, Mesulam M M, Scinto L F. The central role of the prefrontal cortex in directing attention to novel events[J]. Brain, 2000, 123（5）: 927-939.

⑤ Núñez-Peña M I, Honrubia-Serrano M L, Escera C. Problem size effect in additions and subtraction an event-related potential study[J]. Neuroscience, 2005, 373（1）: 21-25.

⑥ Iguchi Y, Hashimoto I. Sequential information processing during a mental arithmetic is reflected in the time course of event-related brain potentials[J]. Clinical Neurophysiology, 2000, 111（2）: 204-213.

第 11 章

中医气虚质和平和质原穴生物电信号值与主观疲劳相关性研究

体质学说是传统中医学理论中一个重要内容，是中医临床个体化诊疗与治未病的前提。气虚质是临床常见的一种偏颇体质，根据现代体质分类标准，易于疲劳是气虚质状态中的重要特征，是躯体或心理能量的缺乏而影响自主活动的一种主观感觉症状[①]，与当前的多种疾病相关，故对疲劳诊断的相关研究是当前需要解决的主要问题。

原穴是脏腑原气经过和留止的腧穴，原穴与脏腑功能之间有密不可分的渊源关系，对疾病有重要的诊断及治疗作用[②]。但疲劳症状既存在于疾病人群中，也存在于正常人群中。当人体感到疲劳时，原穴生物电信号值是否会有变化，这种变化与人体体质有无关系尚无相关报道。鉴于疲劳的普遍性和主观性，本研究从原穴生物电信号值检测入手，并引入主观疲劳量表这一主观指标，进一步探讨原穴生物电信号值与主观疲劳量表总分及与体质的相关性。

1　资料与方法

1.1　纳入标准

身体健康，无皮肤病、精神病，无心、肝、肾、脑等疾病史；符合中医体质量表中气虚质或平和质标准[③]；女性在非月经期；签署知情同意书。

1.2　一般资料

58 例受试者来源于 2011 年 11 月至 2012 年 4 月华南师范大学在校大学生。平和质组 29 例，男 14 例，女 15 例，平均年龄（21.21±2.49）岁；气虚质组 29 例，男 11 例，女 18 例，平均年龄（21.79±2.49）岁。两组受试者一般资料比较差异无统计学意义（$P >$ 0.05），具有可比性。

---

① 严美花, 陈晶, 孙晓敏, 等. 大学生疲劳与中医体质的相关性研究[J]. 热带医学杂志, 2012, 12（6）: 661-664, 732.

② 吴朝阳, 马铁明. 原络配穴法临床应用概要[J]. 辽宁中医药大学学报, 2008, 10（2）: 72-73.

③ 王琦. 中医体质学[M]. 北京: 人民卫生出版社, 2005: 62-63.

1.3　环境条件要求

试验环境及仪器测试温度在（20±5）℃，相对湿度为55%～65%，实验室内环境安静、明亮，空气无明显流动，周围环境无强噪声及电磁源干扰。

1.4　试验方法

根据主观疲劳量表[①]评价受试者疲劳程度。测试前请受试者脱下鞋袜，取出身上的金属饰物、药物、手机及其他电子产品，清洗手足，并安静休息15min。测试时受试者取坐位或卧位，不接触任何金属物品，手自然平放，在测试过程中保持安静。

原穴生物电信号值检测装置采用系统状态电子测量仪（专利号：97228146.0）[②]，操作者首先将系统状态电子测量仪无关电极固定于受试者督脉大椎穴；将测试极固定于体表左右各12个原穴，分别是手太阴肺经太渊、手厥阴心包经大陵、手少阴心经神门、手太阳小肠经腕骨、手少阳三焦经阳池、手阳明大肠经合谷、足太阴脾经太白、足厥阴肝经太冲、足少阴肾经太溪、足太阳膀胱经京骨、足少阳胆经丘墟、足阳明胃经冲阳。全部连接检查完毕后，启动仪器自动校准系统进行校准，以免测量环境中温度、湿度、电磁等对测量结果产生不可预知的误差。校准完毕后，进入经络检测界面，对所有穴位进行同步采集并记录实验结果。每次测试时间为3～5min，共测试3次。

1.5　统计学方法

采用SPSS 17.0软件进行数据统计分析，计量资料采用$\bar{x}\pm s$表示，比较采用双侧独立样本t检验；对主观疲劳量表总分与原穴生物电信号检测数值采用Pearson相关分析。

2　结　　果

2.1　两组受试者主观疲劳量表总分比较

如表11-1所示：58例受试者主观疲劳量表总分为（70.41±14.78）分；平和质组受试者主观疲劳量表总分为（58.24±11.71）分，气虚质组为（82.24±19.60）分，气虚质组高于平和质组，差异有统计学意义（$t=-5.661$，$P<0.01$）。

---

① Fukuda H, Takahashi M, Airto H. Nurses workload associated with 16-h night shifts on the 2-shift system. I: Comparison with the 3-shift system[J]. Psychiatry Clinical Neurosciences, 1999, 53（2）: 219-221.

② 龙静仪, 李以坚. 系统状态电子测量仪: 97228146.0[P]. 1999-06-09.

表 11-1　平和质组与气虚质组的主观疲劳量表总分比较（ $n = 58$ ）

体质类型	n	总分	t	df	P
平和质	29	58.24±11.71	−5.661	56	0.000
气虚质	29	82.24±19.60			

2.2　58 例受试者原穴生物电信号值与主观疲劳量表总分相关性比较

如表 11-2 所示，58 例受试者主观疲劳量表总分与左侧大陵穴、左侧太冲穴、右侧合谷穴、右侧丘墟穴生物电信号值呈显著相关（ $P < 0.05$ ）。

表 11-2　58 例受试者原穴生物电信号值与主观疲劳量表总分的相关系数

原穴（左侧）	相关系数	原穴（右侧）	相关系数
太渊	0.059	太渊	0.104
大陵	−0.285*	大陵	−0.048
神门	0.031	神门	0.079
太白	−0.110	太白	−0.067
太冲	−0.261*	太冲	−0.029
太溪	−0.033	太溪	0.224
合谷	0.011	合谷	0.283*
阳池	0.129	阳池	0.046
腕骨	0.050	腕骨	−0.181
冲阳	−0.222	冲阳	0.091
丘墟	0.006	丘墟	0.322*
京骨	−0.033	京骨	−0.099

*$P < 0.05$ 。

2.3　两组受试者原穴生物电信号值比较

如表 11-3 所示，气虚质组和平和质组生物电信号值仅在右侧合谷穴的差异有统计学意义（ $P < 0.05$ ），其余各原穴生物电信号值差异均无统计学意义（ $P > 0.05$ ）。

表 11-3　平和质组与气虚质组原穴生物电信号值检测得分比较（ $n = 29$ ）

原穴（脏腑）	左侧		右侧	
	平和质（ $\bar{x}±s$ ）	气虚质（ $\bar{x}±s$ ）	平和质（ $\bar{x}±s$ ）	气虚质（ $\bar{x}±s$ ）
太渊（肺经）	−10.80±72.41	2.33±38.81	5.30±24.92	4.40±38.21
大陵（心包经）	15.40±38.04	27.17±45.76	22.33±31.70	23.27±29.94

续表

原穴（脏腑）	左侧		右侧	
	平和质（$\bar{x}\pm s$）	气虚质（$\bar{x}\pm s$）	平和质（$\bar{x}\pm s$）	气虚质（$\bar{x}\pm s$）
神门（心经）	11.93±29.11	8.47±55.08	24.57±26.84	12.90±43.22
太白（脾经）	28.03±28.18	32.27±29.17	25.13±31.16	27.40±28.61
太冲（肝经）	−28.50±60.66	−9.20±41.13	−31.67±165.65	−21.30±69.62
太溪（肾经）	−68.93±88.27	−64.67±98.42	−54.13±79.03	−70.50±78.14
合谷（大肠经）	−24.27±61.12	−15.80±32.88	5.33±33.33	−16.87±49.61*
阳池（三焦经）	−7.73±42.25	−25.10±57.24	0.07±27.27	−9.23±60.09
腕骨（小肠经）	−27.43±117.46	−10.20±42.13	−6.53±48.59	0.27±35.73
冲阳（胃经）	−27.73±63.01	−23.07±56.74	−15.33±54.85	−32.23±85.07
丘墟（胆经）	−72.47±87.10	−64.77±106.41	−50.03±70.35	−70.60±76.84
京骨（膀胱经）	18.00±51.04	31.30±31.28	16.50±42.08	25.53±37.40

*与同侧平和质比较，$P<0.05$。

2.4　两组受试者原穴生物电信号值与主观疲劳量表总分相关性比较

如表 11-4 所示，气虚质组受试者主观疲劳量表总分与左侧大陵穴、右侧太冲穴生物电信号值分别呈负相关（$P<0.05$）；平和质组受试者主观疲劳量表总分与左侧太渊穴生物电信号值呈正相关（$P<0.05$）。

表 11-4　气虚质与平和质受试者原穴生物电信号值与主观疲劳量表总分相关性比较

原穴（脏腑）	气虚质		平和质	
	左侧	右侧	左侧	右侧
太渊（肺经）	−0.004	0.218	0.210*	−0.100
大陵（心包经）	−0.403*	−0.175	−0.189	0.015
神门（心经）	0.074	0.183	−0.029	−0.108
太白（脾经）	0.072	0.147	−0.239	−0.247
太冲（肝经）	−0.293	−0.373*	−0.116	0.238
太溪（肾经）	0.078	0.078	−0.118	0.295
合谷（大肠经）	0.026	0.162	0.089	0.100
阳池（三焦经）	−0.013	−0.102	0.025	−0.024
腕骨（小肠经）	−0.222	−0.143	0.223	−0.225
冲阳（胃经）	−0.102	0.201	−0.340	−0.033
丘墟（胆经）	0.041	0.247	0.047	0.343
京骨（膀胱经）	0.210	−0.100	−0.052	−0.014

*$P<0.05$。

3　讨　论

经穴生物电现象受到现代相关研究者极大的关注，研究发现在原穴测得的导电量在反映疾病方面最有意义[①]。"五脏有疾也，应出十二原，十二原各有所出，明知其原，睹其应，而知五脏之害矣"（《灵枢·九针十二原》），原穴为"处于神气之所游行出入""真气之所过"（《灵枢经校释》），是脏腑的原气经过和留止的部位。疲倦是亚健康者最为常见的典型主观感受，也是多种疾病的重要前兆，在疲劳状态下相关穴位是否也会发生特异性变化，有关研究文献尚不多见[②]。本研究就此问题从原穴生物电检测入手，并引入主观疲劳量表指标，探讨原穴生物电信号值与主观疲劳量表总分和体质的相关性。

中医体质是个体脏腑气血等内在结构和功能综合作用后的整体性显现，而气虚体质是以元气不足、精神不振、疲劳感明显、机体脏腑功能低下为主要特征的一种体质状态，与此相对，平和质人群则是以不易疲劳、精力充沛为重要特征的一种体质状态[③④]。本次研究引入平和质和气虚质两组受试者进行比较，结果显示气虚质组在主观疲劳量表总分上高于平和质组，此结果对上述理论给予了支持。

在原穴生物电信号值方面，结果显示平和质组和气虚质组在大肠经原穴上存在差异；手厥阴心包经、足厥阴肝经、足少阳胆经、手阳明大肠经原穴生物电信号与主观疲劳量表总分具有较高相关性。分析其原因：①心主神志，为君主之官，正常时表现为精神振奋、神志清晰、思维敏捷、对外界反应灵敏而正常；而当人体出现疲劳状态时，常伴随有精神涣散、神志不清、思维迟钝等症状，说明心经与疲劳状态有不可分离的关系。另外，又因心包经为心之"宫城"，外邪常先侵犯心包，因而早期出现疲劳时，往往不在心经而是在心包经中表现出来。②肝主情志，肝的疏泄功能可表现在调畅气机、促进脾胃的运化功能和调畅情志三个方面[⑤]，当机体血气状况变化时，往往最先反映在肝经相关穴位上。疲倦感在大多数情况下是人们为保证健康，提示需要劳逸结合的保护性的一种早期反应，所以在疲劳时，肝经上已经显现出明显相关性。③胆主决断，胆在精神意识思维活动过程中具有判断事物、做出决定的作用，对防御和消除某些精神刺激的不良影响、维持和控制气血的正常运行、确保脏腑之间协调关系有重要作用[⑥]。若情志失调，肝失疏泄，气机不畅，可使胆气郁结，胆汁排泄障碍，损伤胆气。④大肠的生理功能是传导糟粕，若阳气虚弱，大肠会失于温运，使传导失常，糟粕停积，导致生物电信号发生异常。五脏藏精气，六腑传化水谷、输送精微。研究结果进一步提示疲劳症状个体表现出内在脏腑经络失衡的生理特征。同时我们也可以将大陵、太冲、合谷、丘墟穴作为疲劳检测的某种指标，通过观察其穴位的生物电信号值来衡量疲劳。根据目前经络实质的研究和

① 丁宇, 石现, 关玲, 等. 经络寒热与经络原穴伏安特性曲线的关系[J]. 中国针灸, 2007, 27（1）: 31-33.
② 潘海林. 城市在校大学生疲劳性亚健康状况调查[J]. 湖北广播电视大学学报, 2010, 30（10）: 155-156.
③ 何裕民. 体质研究: 现时代中西医学的最佳交融点[J]. 医学与哲学, 1996, 17（6）: 188-191.
④ 王琦. 9种基本中医体质类型的分类及其诊断表述依据[J]. 北京中医药大学学报, 2005, 28（4）: 1-8.
⑤ 汤德安. 实验针灸学入门[M]. 天津: 天津科学技术出版社, 1986: 29.
⑥ 区永欣. 中医病机学[M]. 广州: 广东高等教育出版社, 1998: 60-71.

针灸图谱发现[1]，健康人的生物电信号值左右两侧大多一致或近于一致，而患者大都不同。因此，要"知内脏之害"，只需测定其原穴左右电流量，其左右差就可判定病在哪一经。本研究结果显示疲劳时心、肝两者属五脏，异常性表现在左侧，而胆、大肠属六腑，其异常性呈现在右侧，具体原因有待进一步探索。

本研究受试者均为年轻学生，虽然体质偏颇并不明显，但已能从中观察到存在符合中医理论的不同体质下原穴生物电信号值与主观疲劳量表总分的相关性。如气虚质组中主观疲劳量表得分与左侧心包经、右侧肝经的原穴生物电信号值呈显著相关；平和质组中主观疲劳量表得分与左侧肺经原穴生物电信号值呈显著相关。今后我们将对更广泛人群进行原穴生物电检测与中医体质的相关性研究，将有可能使原穴生物电信号值检测发展为中医体质客观化研究的适用技术。

---

① 韩兆亮. 人体双侧对称经络电阻抗失衡与疾病的相关研究[J]. 中国医学物理学杂志, 1999, 16（1）: 9-11.

第 12 章

中医气虚质和平和质被试者心算任务 ERP 研究

气虚质是以中气虚弱，脏腑功能低下为特征的常见中医体质，个体表现为易疲乏、精神不振、思维不灵敏等生理行为特征，对其进行生理特征与心理特性深入探讨是中医体质学、亚健康诊疗和预防的重要研究内容[1][2]。

心算是日常生活重要思维活动和技能，为认知学研究高度关注的研究主题。ERP 技术是开展对心算等认知活动研究有效的高时间分辨性技术[3]。本次研究结合认知心理学理论，采用 ERP 技术，从心算认知加工途径观测气虚质个体事件电位参数情况，首次求证相关个体是否存在学习和记忆能力下降特点，分析气虚质对心算过程中行为学、脑电位时空特征影响，为中医体质学、心身理论提供认知学研究新途径。

1 资料与方法

1.1 研究方法与被试筛选

采取组间对照，对 300 名华南师范大学在读学生进行问卷筛查，体质数据录入 Excel 表，以中医体质判分标准进行归类。从中实际选取气虚质被试者 16 名和平和质被试者 17 名。被试者均右利手，视力（裸眼或矫正）正常，两组性别、年龄、受教育程度匹配，被试者均了解并填写知情同意书，实验前 24h 内没有服用任何药物及刺激性饮品（咖啡或者浓茶），排除疾病状态和西医检查阳性指标人群，女性非月经期。

1.2 研究工具

体质辨识使用王琦编制的中医体质量表，采用五点计分，该量表具有信度和效度，9 个因子内部一致性为 0.72～0.80[4][5]，由量表得分进行初步筛选后由中医师面诊确定被试者，各中医体质在人群中分布结果如图 12-1 所示。

---

① 王琦. 中医体质学: 2008[M]. 北京: 人民卫生出版社, 2009: 60-287.

② 周宝宽. 中医疲劳与亚健康研究[D]. 沈阳: 辽宁中医学院, 2003.

③ 王东, 李秀艳, 孙延超. 心算认知过程的脑事件相关电位变化[J]. 中国组织工程研究与临床康复, 2007, 11（9）: 1738-1741.

④ 王琦. 9 种基本中医体质类型的分类及其诊断表述依据[J]. 北京中医药大学学报, 2005, 28（4）: 1-8.

⑤ 朱燕波, 王琦, 折笠秀树. 中医体质量表的信度和效度评价[J]. 中国行为医学科学, 2007, 16（7）: 651-654.

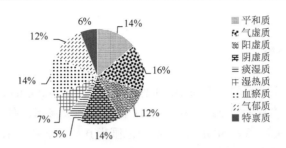

图 12-1　各体质分布图（$n = 300$）

1.3　实验材料

实验材料为 300 个两位数加法算式，剔除特殊算式（如 15 + 25），算式呈现后给出结果，请被试判断并按键反应，结果正确和错误出现概率及个位、十位错误出现概率均为 50%。

计算任务范式：实验开始屏幕中央出现一个红色"+"注视点，提醒被试注视屏幕中央，注视点呈现时间 800ms，随后出现一个两位数加法算式，呈现时间 2000ms，加法算式消失后呈现算式结果，被试按键判断结果是否正确，结果界面呈现 3000ms，随后呈现 1000ms 空屏，接着屏幕上出现注视点，提醒下一次计算任务开始，实验计算任务范式如图 12-2 所示。

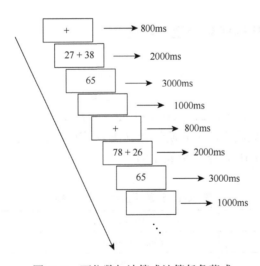

图 12-2　两位数加法算式计算任务范式

1.4　实验程序和任务

被试按实验前指导语提示进行实验，被试被要求注视计算机屏幕中央，过程无休息。计算任务中被试要按键盘上"F""J"尽快对屏幕所呈现结果进行判断反应，对正误反应进行被试间平衡。所有试次呈现顺序均即时随机，对反应正确性做同等程度强调。

1.5   脑电信号的采集

采用华南师范大学教育科学学院 BP 工作站（德国 Brain Product）采集脑电，电极记录包括垂直眼电、外接参考等 32 个电极。M1 做左侧乳突参考，外接参考做右侧乳突参考，采用 AC 采样，采样率为 500Hz，高低通范围为 0.1～100Hz，在线消除市电 50 周干扰，电阻 5kΩ 以下，视线与屏幕距离 100cm 左右。

1.6   数据分析与统计

运用 SPSS 软件方差分析对两组被试者计算任务反应时和正确率行为数据进行统计处理。离线分析以置于右乳突有效电极进行再参考，从各导联信号中减去 1/2 该参考电极所记录信号。分析时程 1000ms，即刺激前 200ms 到刺激后 800ms，基线为刺激前 200ms。对正确反应的刺激诱发事件相关电位进行平均叠加，自动矫正眨眼伪迹，伪迹使脑电电压超过 ±100μV 脑电事件在平均叠加前被剔除，对叠加后数据进行 30Hz 低通滤波。

2   结果与讨论

2.1   计算任务行为数据结果与统计学分析

反应时间（RT）指被试者接受任务过程中从任务刺激呈现到做出反应的时间间隔。正确率（ACC）为任务完成过程中被试者判断与实际答案一致的概率。气虚质组与平和质组平均反应时间分别为（836.21±416.29）ms、（795.67±286.81）ms，组间有显著统计学差异（$P<0.01$）；气虚质组与平和质组计算任务正确率分别为 0.8622、0.9024，组间有显著统计学差异（$P<0.01$），结果见表 12-1。

表 12-1   计算反应时间与正确率

组别	RT/ms	ACC
气虚质组（$n=16$）	836.21±416.29	0.8622
平和质组（$n=17$）	795.67±286.81[*]	0.9024[*]

*$P<0.01$。

2.2   ERP 数据结果与统计学分析

2.2.1   ERP 早期成分

ERP 早期成分为视觉刺激呈现后 300ms 内波形，早期成分 N1 选择中央区（C3、Cz、

C4)、额叶（F3、F4、Fz）和枕叶（O1、O2、Oz）进行分析，对各时间窗口峰值和潜伏期进行 2（气虚质组、平和质组）×2（额区、中央区，枕区）重复测量方差分析，结果发现 ERP 早期成分与体质类型无明显相关，结果分别如下。

N1 峰潜伏期：位置主效应显著，枕 N1 峰潜伏期（M = 104.2 + 2.511）大于额区、中央区潜伏期（M = 139.2 + 5.126），$F_{(1, 33)} = 32.746$，$P < 0.001$；组间差异不显著，平和质组 N1 峰潜伏期微大于气虚质组 N1 峰潜伏期，$F_{(1, 33)} = 0.012$，$P = 0.915$，交互作用不显著，$F_{(1, 33)} = 0.008$，$P = 0.929$。

N1 波峰峰值：位置主效应不显著，$F_{(1, 33)} = 0.037$，$P = 0.849$；组间差异不显著，$F_{(1, 33)} = 0.01$，$P = 0.921$，交互作用不显著，$F_{(1, 33)} = 2.911$，$P = 0.097$。

P2 峰潜伏期：采用独立样本 t 检验，正常组 N1 峰潜伏期（M = 213.8 + 38.88）大于未验证条件下 N1 值潜伏期（M = 199.1 + 31.52），差异不显著，$t_{(33)} = 1.210$，$P = 0.235$。

P2 波峰峰值：位置主效应不显著，$F_{(2, 33)} = 0.723$，$P = 0.423$；组间主效应不显著，平和质组 P2 波峰稍微大于气虚质组 N1 波峰，$F_{(1, 13)} = 1.147$，$P = 0.292$；交互作用不显著，$F_{(2, 33)} = 0.148$，$P = 0.863$。

2.2.2　ERP 始于 300ms 的晚正成分

对晚正成分 300～800ms 时间窗内平均波幅和潜伏期进行 2（体质类型：气虚质组、平和质组）×3（电极位置：额区 F、中央区 C、顶区 P）重复测量方差分析，结果显示始于 300ms 晚正成分受体质类型影响，结果如下。

正慢电位波幅分析：对 300ms 之后晚期正慢波，顺次选取 5 个间隔 100ms 的时间窗口，对各时间窗口平均波幅进行 2（气虚质组、平和质组）×3（额区 F、中央区 C、顶区 P）重复测量方差分析，结果如图 12-3～图 12-5 所示。

300～400ms：位置主效应显著 $F_{(2, 33)} = 29.934$，$P < 0.001$；额区 F ＜中央区 C ＜顶区 P 组间的主效应显著，平和质组被试 300～400ms 正波平均波幅显著大于气虚质组被试，$F_{(1, 33)} = 4.602$，$P = 0.039$，组与位置交互作用不显著。

400～500ms：位置主效应显著 $F_{(2, 33)} = 21.559$，$P < 0.001$；额区 F ＜中央区 C ＜顶区 P。组间主效应边缘显著，平和质组被试 300～400ms 正波平均波幅略大于气虚质组被试，$F_{(1, 33)} = 3.533$，$P = 0.069$，组与位置交互作用不显著。

500～600ms：位置主效应显著 $F_{(2, 26)} = 17.227$，$P < 0.001$；额区 F ＜中央区 P ＜顶区 C。组间主效应显著，平和质组被试 300～400ms 正波平均波幅显著大于气虚质组被试，$F_{(1, 33)} = 6.054$，$P = 0.019$，组与位置交互作用不显著。

600～700ms：位置主效应显著 $F_{(2, 33)} = 11.177$，$P = 0.001$；额区 F ＜中央区 P ＜顶区 C。组间主效应显著，平和质组被试 300～400ms 正波平均波幅略大于气虚质组被试，$F_{(1, 33)} = 3.826$，$P = 0.059$，组与位置交互作用不显著。

700～800ms：位置主效应显著 $F_{(2, 33)} = 8.237$，$P = 0.004$；顶区 P ＜额区 F ＜中央区 C。组间主效应显著，平和质组被试 300～400ms 正波平均波幅大于气虚质组被试，$F_{(1, 33)} = 5.557$，$P = 0.024$，组与位置交互作用不显著。

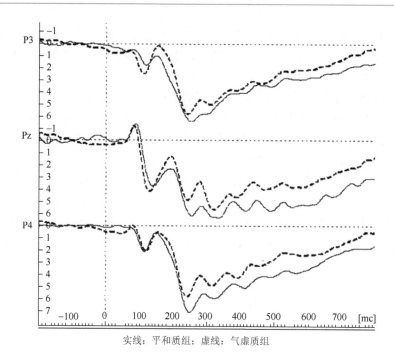

实线：平和质组；虚线：气虚质组

图 12-3　刺激在顶区电极诱发的晚期正慢波

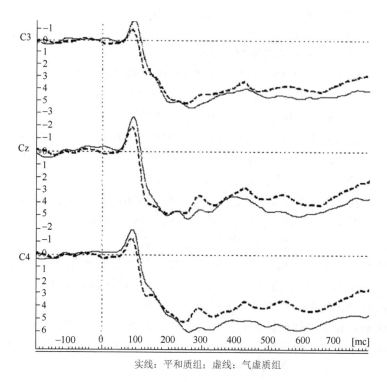

实线：平和质组；虚线：气虚质组

图 12-4　刺激在中央区电极诱发的晚期正慢波

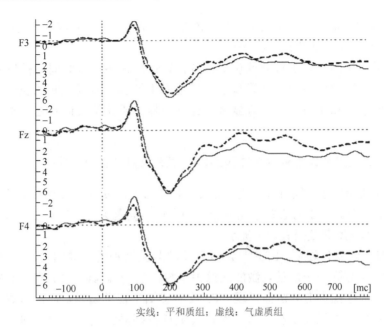

实线：平和质组；虚线：气虚质组

图 12-5　刺激在额区电极诱发的晚期正慢波

2.3　结果分析与讨论

2.3.1　中医气虚质个体体质研究进展

个体生理与心理特性为体质研究的重要内容，中医体质理论主要从机体活动状态、精神状态及气息异常对气虚质进行相关论述[1]。研究者[2][3][4]认为气虚质与疲劳性亚健康型呈正相关，神疲乏力等表现为亚健康躯体和精神症状主要症状；本次调研则显示该体质人群在大学生群体中占有相当比例，结果与前人研究相符。

个体主观状态、人格特质、气质类型、反应倾向等被认为与个体认知加工过程相关[5]，气虚质个体常显现思维不敏捷、健忘、嗜睡等认知反应特征，相关体质因素对心理活动速度、强度及稳定性实际影响值得研究。本次研究结合认知心理学理论与试验设计，首次求证气虚质个体对外界刺激反应的差异性，并进一步讨论气虚质个体相应学习和记忆功能实际情况。

2.3.2　中医气虚质因素对心算任务过程中个体行为学能力的影响

心算活动包含对数字信息储存、提取、复述、计算等基本信息加工过程和系列过程调节与控制，符合中医"思虑"活动特征。基于中医体质分类假设，我们认为个体完成

---

① 王琦. 中医体质学：中医体质分类与判定[M]. 北京：中国医药科技出版社，1995：326

② 冼益民. 运用经络知热感度测量法探讨气虚质人群的经络体质特性[D]. 广州：广州中医药大学，2011.

③ 张惠敏. 气虚体质评定标准规范化及其流行病学调查的初步研究[D]. 北京：北京中医药大学，2004.

④ 董湘玉，李琳. 中医心理学基础[M]. 北京：北京科学技术出版社，2003：40-187.

⑤ 赵仑. ERP 实验教程[M]. 天津：天津社会科学院出版社，2004：23.

"思虑"任务过程中机体心身反应特征与个体体质类型相关，在完成任务过程中气虚质个体与平和质个体行为能力表现存在差异。

本实验采用相同特定长程心算认知任务，以计算任务反应时间和正确率作为个体心理活动动力特征评价参数。结果显示，气虚质组计算任务反应时间长于平和质组，心算正确率低于平和质组，组间有显著统计学差异。所获结果证实之前对相关命题的假设。

2.3.3 中医气虚质因素对心算过程 ERP 各成分效应特征的影响

ERP 反映认知过程大脑神经电生理改变，ERP 变化已成为评定由任务所引起困倦和疲劳的神经指标[1][2]。基于对心算早期成分、慢点位、问题大小效应及心算过程应用策略的研究结论，本次所获数据有如下提示。

（1）心算早期成分效应：ERP 早期成分反映刺激辨别的心理加工，心算 ERP 早期成分反映数字或运算符号视觉刺激的注意识别加工过程[3]。其中 P1 和 N1 成分是对呈现数字或算式进行视觉上分辨而出现；P2 反映感知觉视觉编码阶段，与数字认知加工早期激活有关[4][5]。结果显示相关体质对以视觉任务刺激识别、注意心理加工过程所调动心理资源与加工特征影响不大。

（2）心算 P300 与后慢波效应：P300 是出现在刺激后大脑皮质诱发 300～800ms 的正向晚电位波，被视为大脑对外界刺激产生的信息感知。心算过程所获 P300 波主要反映过程中对数字整体属性识别，为早期对数字初步识别后进一步加工[6][7]。P300 潜伏时为从刺激到 P300 波幅最高点所需时间，反映信息加工后续阶段中大脑对信息的感知加工能力[8]。结果显示两组 P300 潜伏时无显著差异，提示相关体质对机体数字初步识别后进一步加工时间进程影响不大。

P300 振幅是刺激后 250～450ms 在基线和最高正性波幅间距离，反映中枢神经系统对刺激信息的注意活动，其波幅高低与神经元激活数量或强度呈正相关，为持续认知操作任务诱发脑力疲劳评估提供神经电生理证据。中晚期正慢电位属心算过程特异性波，为心算过程脑活动基本反映成分，其平均波幅和时程反映心算执行能力、心算问题类型

---

① 杨博, 苗丹民, 吕静, 等. 持续认知操作任务诱发脑力疲劳对注意测验和事件相关电位 P300 的影响[J]. 中华行为医学与脑科学杂志, 2009, 18（4）：328-330.

② 王东, 李秀艳, 孙延超. 心算认知过程的脑事件相关电位变化[J]. 中国组织工程研究与临床康复, 2007, 11（9）：1738-1741.

③ Iguchi Y, Hashimoto I. Sequential information processing during a mental arithmetic is reflected in the time course of event-related brain potentials[J]. Clinical Neurophysiology, 2000, 111（2）：204-213.

④ 韩文强, 胡文东, 马进, 等. 模拟脑力负荷的变量分析[J]. 中国医疗前沿, 2009, 4（13）：1-2.

⑤ Donehin E, Coles M G H. Is the P300 component a manifestation of context updating? [J]. Behavioral and Brain Sciences, 1988, 15（1）：375-374.

⑥ Pieton T W. The P300 of the human event-related potential[J]. Clinical Neurophysiology, 1992, 9（4）：456-479.

⑦ Portin R，Kovala T, Polo-kantola P, et al. Does P3 reflect attentional or memory performances，or cognition more generally? [J]. Scandinavian Journal of Psychology, 2000, 41（1）：31-40.

⑧ Blume W T. Lennox-Gastaut syndrome：potential mechanisms of cognitiveregression[J]. Mental Retardation and Developmental Disabilities Research Reviews, 2004, 10（2）：150-153.

和难易[1][2][3][4][5]。本次心算任务事件各脑区电极均诱发晚期正慢波，在 300～700ms 时程内额区到顶区大部分脑区电位呈增加趋势，结果与前人研究一致。气虚质组 P300 与后慢电位一体，幅值显著降低，提示气虚质组较平和质组个体信息加工强度低、加工速度慢、心理负荷量高，有关结果从认知学角度进一步诠释气虚质个体外在行为特征的内在机制。

2.4　总结

"气"是中医重要的基础概念，被认为是构成人体、维持生命活动的基本元素，包含机体能量的内涵。我们的研究显示气虚质个体神经细胞对算式认知加工阶段有较低兴奋性，提示气虚质个体短时间内能及时动用相对资源能量能力较低。考虑机体对大脑神经元所耗能量具有优先调配原则，思虑活动也影响机体其他功能所需能量，进一步解释了气虚质个体易出现思维不灵敏、倦怠、气短等外在表现的内在原因[6][7][8]，相关研究证实 P300 和胆碱能神经元等神经介质活动有关，胆碱能神经的活动和记忆有关[9]，有关问题值得进一步讨论。

① Nunez-Pena M I，Honrubia-Serrano M L，Escera C. Problem size effect in additions and subtractions：an event-related potential study[J]. Neuroscience Letters, 2005, 373（1）：21-25.

② Iguchi Y, Hashimoto I. Sequential information processing during a mental arithmetic is reflected in the time course of event-related brain potentials[J]. Clinical Neurophysiology, 2000, 111（2）：204-213.

③ Roesler F, Heil M. Toward a functional categorization of slow waves：taking into account past and future events[J]. Psychophysiology, 1991, 28（3）：344-358.

④ Ruchkin D S, Johnson Jr R, Mahaffey D, et al. Toward a functional categorization of slow waves[J]. Psychophysiology, 1988, 25（3）：339-353.

⑤ 陈文为. 从生物能学探讨中医"气"的实质[J]. 北京中医药大学学报, 1994, 17（2）：7-9

⑥ 梁忠, 袁涛, 黄波, 等. 中医气虚证临床客观指标的研究[J]. 湖北中医杂志, 2008, 30（7）：21-22.

⑦ 周光耀, 韩晶, 赖守国, 等. 中医气虚证的能量代谢研究[J]. 中医杂志, 1991, 32（6）：48-49.

⑧ 张凤祥. 脑气血循行理论探析[J]. 中华中医药学刊, 2008, 26（5）：1058-1059.

⑨ 张俊海, 冯晓, 源黎元, 等. 功能磁共振成像的脑能量代谢机制[J]. 中国医学计算机成像杂志, 2004, 10（5）：319-323.

实证研究三　中医体质温度觉差异研究

◦ 内容导论 ◦

　　寒热是生命物质能量代谢过程中的反映，是生命本质反应之一。阳虚质、阴虚质是九种体质中最具有温度觉知的代表性意义的两种体质。本实证研究相关章节以不同体质的客观温度与温度觉差异相关研究进展为出发点，讨论阳虚与阴虚体质受试者原穴及八脉交会穴的生物电信号值的特征及其与体质相关性研究工作；在此基础上，选取阳虚质、阴虚质和平和质进行大脑自激活研究，采用静息态数据分析方法深入研究不同体质人群具有的规律性差异。有关工作为进一步认识相关体质温度觉异常的内在病机与辨证施养提供了客观化证据。

第13章

中医体质与温度觉现代研究进展

随着现代医学模式从生物医学模式向生物-心理-生理-社会医学模式的转变，医学由以"病"为中心向以"人"为中心发生了转变，相对于西医临床对于"人之所病"的重视，传统中医对"生病之人"更加重视，中医体质学更加关注生命过程中的特殊规律、关注个体的生理与心理等方面的差异性，中国体质学者根据人体形态结构、生理功能、心理特点及反应状态等方面对体质进行了分类，并制订了中医体质量表与《中医体质分类与判定》标准。王琦在其心身构成论中提出体质是特定躯体素质与一定心理素质的综合体，是"形神合一"思想在中医体质学说中的具体表现。因此，不论平和质还是病理质均具有相应的生理、性格和心理特征[1][2]。

中医体质为内在脏腑、经络、精气血津液的盛衰偏颇而形成的个体的身心特征，不同体质的个体在人体形态、功能和心理上的差异性，实际即为脏腑精气阴阳及其功能的差异和相关经脉气血的偏颇。明白纷繁的体质差异现象背后的个体体质差异规律和基本特征，能够把握个体阴阳虚实的偏颇和疾病发病的易感性及倾向性，了解发病和病证轻重的内在原因，更加有效地预防疾病的发生、针对性指导临床实践。匡调元[3]认为按传统中医学的两纲八要进行体质辨别，其中阴阳是思维方式，而气血是生命最根本的物质基础与运动过程。同时寒热是生命物质能量代谢过程中的反映，是生命本质重要反映之一。相关研究对进一步认识相关体质温度觉异常的内在病机与辨证施养提供了客观化证据。

1　体温与温度觉

体温是人体内部的温度，保持恒定的体温是保证生命活动正常进行的必要条件，也是判断机体热平衡是否受到破坏的最直接的指标。体温增加表示机体产热大于散热，此时体内有热蓄积，体温降低表示机体散热大于产热，此时体内有热量损失。但是，由于机体具有很大的热调节能力，因此，除了在很热或很冷的情况下，机体的热平衡一般是不容易受到破坏的，体温一般不会有很大幅度的改变。健康人体温相对恒定，可因测试部位、时间、季节及个体差异等因素受到影响，在正常范围内可有轻度变化，且不同的

---

① 王琦. 中医体质学[M]. 北京: 人民卫生出版社, 2005: 22-30.
② 王琦. 中医体质学说研究现状与展望[J]. 中国中医基础医学杂志, 2002, 8 (2): 6-15.
③ 匡调元. 两纲八要辨体质新论[J]. 中医药学刊, 2003, 21 (1): 108-110.

年龄阶段也存在轻微的体温差异，现有的认识为正常体温不能简单以一个数字如 37℃ 来表示。恒定的体温对于维持身体健康非常重要，如果人体体温出现异常，不仅明显影响身体健康，严重时可能危及生命。在临床相关研究中，Wang 等[1]发现体温每升高 1℃ 缺血性脑卒中患者住院病死率升高 3.9%，一年内病死率增加 2.1%，而出血性脑卒中患者也有类似倾向，但对住院病死率意义不大。因缺血性脑卒中患者存在"局部缺血性半影"，体温对此区神经元存活有影响，低温可降低脑组织代谢率，减少乳酸蓄积、谷氨酸释放和自由基生成，高温则加重了乳酸酸中毒，加速了神经元的死亡。低体温使组织器官代谢率降低，对组织起保护作用；但低体温易诱发术中寒战，增加患者心脏做功，增加氧耗，同时，低体温抑制免疫功能，导致凝血机制紊乱等，使术后渗血增多[2]。

　　人体如何感知周围物理世界的问题一直吸引人类，对于感知觉的基础生物学研究亦为研究者所关注。温度觉被认为是躯体感觉的四个主要类型之一，其包括四种温度觉，分别为冷感觉、温度觉、冷痛觉及热痛觉[3]。温度觉的感知依赖于外周神经末梢的激活及中枢神经的加工和整合。外周神经系统中，冷感觉由细的有髓鞘 Aδ 类神经纤维介导；热感觉由无髓鞘的 C 类神经纤维介导；冷痛觉和热痛觉则由上述两种纤维共同介导。冷、热感受器是感受冷、热的神经末梢。由于冷、热感受器的存在，人体才能间接地对周围环境产生冷感觉和温度觉。

　　体温调节是一个非常复杂的过程，恒定的体温调控机制受到了众多研究者的关注，其中美国加州大学旧金山分校（University of California，San Francisco，UCSF）的 David Julius 和 Scripps 研究所的 Ardem PataPoutian 因其在感知温度与触觉受体发现上做出的深远而广泛的贡献被授予 2021 年诺贝尔生理学或医学奖。David Julius 的工作主要集中于对温度觉受体的鉴定及分子转导机制的研究，他对 TRPV1 的发现及研究打开了从分子水平理解温度觉的大门；而 Ardem PataPoutian 则主要集中于对触觉受体的研究，这些受体被认为是人体感知及适应内外环境变化的基础[4]。机体皮肤与内脏温度感受器及脊髓与脑内温度敏感神经元分别感受环境、内脏、中枢神经系统的温度信息及机体感染产生的免疫信息，这些来自外周和中枢的温度信息与免疫信息传入体温调节中枢进行整合后，发出指令信号经传出神经与内分泌下传调节机体活动，进而改变机体产热和散热，使体温维持在相对稳定状态[5]。

　　在对于温度觉感知与生理调控方面，人和哺乳动物皮肤热感受器和冷感受器分别感受热刺激和冷刺激，通常能辨别的温度范围是 $-10 \sim 60℃$。感知温度变化的分子装置是瞬时感受器电位（TRP）离子通道。这类通道由 TRPC、TRPV、TRPM、TRPML、TRPP、TRPA、TRPN 7 个亚家族组成，其亚家族的蛋白质结构均含有 6 个跨膜结构域，在第 5

① Wang Y, Lim L L, Levi C, et al. Influence of admission body temperature on stroke mortality[J]. Stroke, 2000, 31（2）：404-409.

② Gentilello L M, Cortes V, Moujaes S, et al. Continuous arteriovenous rewarming: experimental results and thermodynamic model simulation of treatment for hypothermia[J]. The Journal of Trauma, 1990, 30（12）：1436-1449.

③ 史学莲，王士杰，刘小立. 温度觉定量分析及其临床意义[J]. 实用疼痛学杂志，2008, 4（3）：223-228.

④ 潘学琪，王瑞，闫致强. 温度及触觉受体的发现与研究：浅析 2021 年诺贝尔生理学或医学奖[J]. 科学通报，2022, 67（6）：567-571.

⑤ 杨永录. 体温调节神经通路的研究进展[J]. 医学研究杂志，2017, 46（1）：1-4.

和第 6 跨膜片段间形成一个孔道环。TRPV1、TRPV2、TRPV3 和 TRPV4 介导热感觉，TRPM8、TRPA1 和 TRPC5 介导冷感觉[1][2]。研究者[1][3][4]亦发现下丘脑分布的 TRPM2 离子通道在调节体温中发挥着作用，当体温高于 37℃时能激活 TRPM2 离子通道，这种离子通道不仅能感受体温升高反应以防止体温过高，而且还能限制致热原性发热反应。此外皮肤角质细胞是感受器细胞，不仅分布有感觉传入纤维，而且分泌的化学物质能够兴奋或抑制感觉神经元的活动，在皮肤温觉转导中有重要作用。角质细胞表达的热激活温度敏感 TRPV3 和 TRPV4 离子通道比感觉神经元的多，热刺激角质细胞可记录到这两种通道的电流，表明角质细胞分布有参与温觉信号的受体。杨永录[5]关于体温调节的研究表明体温调节中枢主要分布在 POA、DMP、下丘脑后部、下丘脑外侧部及下丘脑室旁核等部位，而恒定的体温主要通过体温调节神经通路所控制。

　　在临床诊疗方面，患者体温数据是现代临床医护人员采集病史和资料过程中最重要的客观指标之一。在测量设备方面按制作材料分类有汞式体温计、电子体温计、非接触红外线体温计等检测设备，有直肠内测温、口腔内测温、腋下测温、鼓膜测温、肘窝测温及在特定情况采用腹股沟温度代替腋温等测温方法[6]。体温数据指标的准确性和精确性直接影响到疾病的诊断和治疗。

　　目前关于温度觉的研究主要集中在温度觉的定量分析上，通过定量地测定人体不同部位的温度觉阈值，可定量评价人体感觉功能，有利于对感觉障碍进行判断，同时可根据不同的温度觉阈值推断神经纤维的功能，而且还可以反映超敏现象等异常反应。

2　中医体质体温特征

　　中医体质理论主要从机体活动状态、精神状态及气息异常进行论述，在近现代体质分类方法中阳虚质、阴虚质是公认的两种基本体质类型[7][8]，与多种疾病密切相关，最具有异常温度觉知特征性。在中医体质学中[9]，阳虚质常见表现为平素畏冷、手足不温、喜热饮食；阴虚质常见表现有手足心热、平素易口燥咽干、鼻微干，口渴喜冷饮；与此相对，平和质对热冷表现正常。这两种体质临床表现为不同客观温度与温度觉异常特征，其中阳虚质以形寒肢冷等虚寒现象为主要特征，而阴虚质则多表现为口燥咽干、手足心自觉发热等内热症状。

① 杨永录，汪诚. 皮肤温觉转导与传入机制[J]. 成都医学院学报，2012, 7（3）：496-500.

② Wang H, Siemens J. TRP ion channels in thermosensation, thermoregulation and metabolism[J]. Temperature, 2015, 2（2）：178-187.

③ Song K, Wang H, Kamm G B, et al. The TRPM2 channel is a hypothalamic heat sensor that limits fever and can drive hypothermia[J]. Science, 2016, 353（6306）：1393-1398.

④ Lumpkin E A, Caterina M J.Mechanisms of sensory transduction in the skin[J]. Nature, 2007, 445（7130）：858-865.

⑤ 杨永录. 体温调节神经通路的研究进展[J]. 医学研究杂志，2017, 46（1）：1-4.

⑥ 黄芳. 体温研究的进展[J]. 中国实用护理杂志，2004, 20（13）：73-74.

⑦ 闫雪. 平和、阳虚、阴虚和痰湿体质人群夜间睡眠生理参数的比较研究[D]. 北京：北京中医药大学，2011.

⑧ 李英帅. 阳虚、阴虚体质理论及代谢组学比较研究[D]. 北京：北京中医药大学，2009.

⑨ 王琦. 中医体质学: 2008[M]. 北京：人民卫生出版社，2009.

在中医整体观相关理论中，作为一个有机的整体，人体内部充满着阴阳对立互根的关系，人体体质的差异性，表现为实际上的体内气血阴阳偏颇和生理功能活动之差异。人体在正常生命活动中所表现出来的调节控制能力和适应能力的高低强弱，即人体生理功能的强弱现象为阴阳两个方面对立统一的结果，反映了机体内在阴阳运动形式的特殊性。作为相互联系又相互对立的两种基本体质类型，阳虚质、阴虚质在形态结构、生理功能、心理特点和反应状态 4 个方面具有差异性。这两种体质类型以"虚"为共同特点，表现为生理功能的低下、适应能力的减弱等，在此基础上，又表现出寒与热、静与动的对立特征[1]。与心力衰竭、IgA 肾病、不孕等多种疾病密切相关的阳虚质、阴虚质偏颇体质与整体机能相关，而亚健康疲劳状态人群躯体化症状程度主要与躯体健康和主观感觉有关[2]。

在中医体质与相关温度特征方面，徐福平等[3]采用红外热成像诊断系统对阳虚质人群主观怕冷与客观体表温度的关系及其与阳气有关的主要穴位温度的变化特点开展了研究。比较阳虚质与平和质两组间体表温度和主要穴位温度差异的结果显示：阳虚质人群有主观怕冷和局部体表温度降低的特点，并表现出在膻中、中脘、神阙等穴位温度热值客观下降。

在体质温度觉异常的内在病机方面，研究者[4]认为阳虚质人群心理特征源于睡眠质量下降等躯体化症状，体内主要供能物质糖的分解代谢率的进一步降低可能是中医理论中气虚向阳虚转化的物质基础。在能量代谢方面，阳虚质、阴虚质与脾胃虚寒证、胃阴亏虚证存在能量代谢、脂代谢、糖代谢、氨基酸代谢的差异，并伴随着神经递质、脏腑功能的改变[5]。

在阳虚质者内分泌功能和环核苷酸系统及免疫功能的变化方面，王琦等[6]对阳虚质者内分泌及免疫功能变化的研究结果显示阳虚质与平和质比较，该体质血清皮质酮、cAMP/cGMP 值、IL-1β 和 TSH 含量较高，而血清皮质醇、ACTH、cGMP 及 FT4 含量则较低。阳虚质与下丘脑-垂体-肾上腺轴、下丘脑-垂体-甲状腺轴功能减退，环核苷酸系统和免疫功能紊乱存在一定的关联性。

在相关能量代谢机制方面，李英帅等[7]开展了阳虚质者血清和尿液的磁共振代谢组学相关研究，研究者使用多元统计分析方法研究了阳虚质组和对照组血清和尿液中的内源性代谢差异，结果表明阳虚质与平和质存在能量代谢、脂代谢及糖代谢的差异、相关脏腑功能的改变。阳虚质血清中乳酸、极低密度脂蛋白/低密度脂蛋白、N-乙酰糖蛋白、脂

①　李英帅，王济，李玲孺，等. 阳虚质和阴虚质特征比较研究[J]. 安徽中医学院学报，2013，32（3）：1-3.

②　杨娇，丰芬，李文瑶，等. 阳虚质亚健康流行病学调查及发生机制研究进展[J]. 中医药临床杂志，2016，28（10）：1371-1373.

③　徐福平，罗翠文，孙晨，等. 阳虚质主观怕冷与客观体表温度特征的关系[J]. 广东医学，2017，38（11）：1641-1644.

④　周清平，李子孺，于萍，等. 中医体质转化分数与体表温度左右平衡性的相关研究[J]. 中华中医药学刊，2017，35（7）：1795-1798，1934.

⑤　胡汉波，宋开源，刘旭光，等. 不同中医阴阳体质人体温节律参数差异的研究[J]. 中国中医基础医学杂志，1999，5（2）：60-62.

⑥　王琦，姚实林，董静，等. 阳虚体质者内分泌及免疫功能变化[J]. 中西医结合学报，2008，6（12）：1226-1232.

⑦　李英帅，王琦，袁卓珺. 阳虚体质者血清和尿液的核磁共振代谢组学[J]. 高等学校化学学报，2011，32（11）：2521-2527.

肪酸及不饱和脂肪酸的含量降低，谷氨酰胺、葡萄糖、磷脂酰胆碱及高密度脂蛋白的含量增多；尿液中肌酐的含量降低，乳酸、二甲胺、柠檬酸及马尿酸的含量增多。阳虚质潜在生物标志物的发现为个体差异从代谢组学角度提供了新的依据。

在相关基因表达方面，俞若熙[①]开展了基于阴虚质、阳虚质基因表达的健康状态微观辨识研究，研究收集阴虚质、阳虚质和平和质受试者的外周血，2h 内分离外周血单个核细胞，提取白细胞中的总 RNA。采用 Affymetrix 3′IVT 表达谱芯片，开展 cDNA 的合成与标记、芯片杂交、芯片的荧光标记与扫描，获取阴虚质、阳虚质、平和质的外周血基因表达谱。通过基因聚类和基因分类器研究，探讨体质分类情况与基因聚类的关系。有关结果显示阴虚质、阳虚质和平和质具有各自体质的基因表达谱特征。中医体质分类与基因分类结果相符合。通过基因分类器可以初步区分阴虚质、阳虚质和平和质，同时为健康状态微观辨识研究提供方法学依据。在基因表达图谱方面，阳虚质和阴虚质存在显著差异。差异基因主要反映阳虚质与阴虚质在免疫功能、能量代谢、脂代谢、糖代谢及肿瘤疾病等方面存在很大差别。研究者认为相关结果表明阳虚质与阴虚质在糖脂代谢上存在反向差异，符合阳虚质和阴虚质热量代谢相反的特征。考虑可能是阳虚质怕冷和阴虚质怕热的代偿性基因表达的佐证。但这两种体质均存在免疫缺陷，有患免疫缺陷性疾病和（或）癌症的可能，而其作用机制复杂，需要进一步研究相关作用机制。阴虚质和阳虚质基因表达特征及差异研究相关工作是对体质辨识法进行宏观与微观相结合的现代诠释，为形成基于体质辨识的中医健康状态识别体系提供了分子生物学依据。

崔晓[②]对广州某部战士湿热环境下高强度有氧训练引发大量排汗对人体部分物质代谢的影响进行观察，全程同步进行大脑皮质近红外光成像监测，整体比较温热性发汗及情绪性发汗过程中额叶皮质激活、皮肤电导、皮温及血氧饱和度的差别与联系，并比较额叶皮质在平和质及气虚质人群温热性发汗及情绪性发汗中的调节作用。结果显示在温热性发汗过程中，两种体质在前额叶位置均未见明显激活。平和质组可见额叶左右侧 BA4 响应显著，且左侧 BA6HB0 局限性显著响应。气虚质组可见中央中线周围 HBO 响应，但其程度不如在额叶左侧 BA4、BA6、BA8 及 BA9 区域激活显著，并且右侧靠近中线位置的 BA4 显著响应。在情绪性发汗时，平和质组皮质响应积极，气虚质组皮质表现则较为消极，可能与气虚质的生理病理特点相关。温热性发汗过程中，额叶皮质几乎是对称性的激活响应，并且程度大致均等。而情绪性发汗时额叶皮质响应欠对称。此外研究者亦发现在研究发汗过程时，皮肤电导可以作为极为敏感的指标来衡量发汗的程度，特别是非显性发汗过程中。

机体因素在中医诊疗中具有重要作用，主要影响因素包括个体体质、病证类型、机能状态、腧穴功能特异性、耐受性、心理因素等。朱燕波等[③]以我国东西南北中 5 个地域的自然人群和体检中心 15 岁以上、获得知情同意的 2230 人为调查对象（包括健康者和患者）开展了针对中医阳虚质的主要相关影响因素现场调查，研究发现慢性疾病、女性、不喜运动、喜热饮食、体形偏瘦、喜清淡饮食、出生后非母乳喂养为相关性从大到小的 7 个

---

①　俞若熙. 基于阴虚、阳虚体质基因表达的健康状态微观辨识研究[D]. 北京: 北京中医药大学, 2013.

②　崔晓. 汗液代谢在维持机体自稳态中的角色及额叶皮层调控发汗的机制研究[D]. 广州: 广州中医药大学, 2015.

③　朱燕波, 王琦, 姚实林. 中医阳虚质相关影响因素的研究[J]. 中医杂志, 2007, 48（12）: 1113-1115, 1124.

影响因素，其中疾病因素、性别差异、运动习惯、饮食因素、体形因素是阳虚质的主要相关影响因素。在临床症状方面，胡汉波等[1]对不同阴阳体质的男性青年于夜班前及连续夜班期间的不同阶段的体温与睡眠的昼夜节律进行了分析，结果显示夜班后人体体温节律随夜班进行调整，体温节律参数存在差异。随着时间不同所表现的差异也不同，如每天 20:00～次日 2:00 阴虚质体温略微超前，8:00～19:00 阳虚质体温略超前。其中阴不足者体温节律稳定性好，阳不足者则易调整。不同中医阴阳体质体温节律参数具有差异性表明不同体质个体体温具有一定差异，且关于穴位与体质的研究也表明，不同体质在不同穴位也具有差异性表现。

3　中医体质与温度觉

九种中医体质中的阳虚质常表现的主要温度觉特征为畏寒怕冷、手足不温，而阴虚质表现出的主要温度觉特征为口燥咽干、手足心热等，相关体质表现显示了阳虚质和阴虚质在临床上具有不同的寒象和热象表现，即不同体质在主观寒热感觉上存在明显差异[2]。在临床症状与生理状况评估方面，徐福平等[3]开展了阳虚质主观怕冷与客观体表温度特征关系的研究，观察阳虚质人群主观怕冷与客观体表温度的关系，及其与阳气有关的主要穴位温度的变化特点。结果显示阳虚质人群有主观怕冷和局部体表温度降低的特点，并且表现出膻中、中脘、神阙等穴位温度热值下降的实际情况。

在相关设备使用方面，红外检测技术可以辅助中医临床诊断，使中医辨证论治客观化、可视化，指导临床辨证思维。众多研究者进行了相关研发和临床研究工作，罗翠文[4]的研究显示穴位体表温度测量、人体红外热成像检测、基础代谢率（BMR）能对阳虚状态与健康人群在能量代谢、体温两个角度上做出有效区分，对阳虚状态的客观辨识起到辅助评估作用，相关设备如非接触红外线温度计、热断层扫描仪（thermal texture maps，TTM）、中医经络检测系统和 InBody 人体成分分析仪可作为阳虚状态客观辨识的辅助评估工具。郑霞等[5]认为健康正常阳虚质者和健康正常非阳虚质者具有相同的代谢热值规律；头面部和四肢部位是应用 TTM 评价阳虚的两敏感区位。周浩等[6]采用短焦距非制冷远红外热成像仪和 IRMView3.2.8.3 软件系统开展了亚健康阳虚质中焦虚寒人群三焦温度分布的红外热图研究，结果显示正常人群三焦温度呈上焦＜中焦＜下焦的分布特点，阳虚质中焦虚寒人群呈现出中焦区、胃脘区温度凉偏离等特点。王芹芹[7]认为阳虚质人群督脉红外热图可能存在"阻断"现象，在关元、命门、肾俞、胃俞等穴位可能有一定特异

① 胡汉波, 宋开源, 刘旭光, 等. 不同中医阴阳体质人体体温节律参数差异的研究[J]. 中国中医基础医学杂志, 1999, 5(2): 60-62.

② 王琦. 9 种基本中医体质类型的分类及其诊断表述依据[J]. 北京中医药大学学报, 2005, 28（4）: 1-8.

③ 徐福平, 罗翠文, 孙晨, 等. 阳虚质主观怕冷与客观体表温度特征的关系[J]. 广东医学, 2017, 38（11）: 1641-1644.

④ 罗翠文. 阳虚状态人群的寒性特征研究[D]. 广州: 广州中医药大学, 2015.

⑤ 郑霞, 刘奕, 李启佳, 等. 应用 TTM 对 60 例正常人阳虚质的评价研究[J]. 南京中医药大学学报, 2012, 28（1）: 15-19.

⑥ 周浩, 朱佳玲, 唐源, 等. 亚健康阳虚体质中焦虚寒人群三焦温度分布的红外热图研究[C]//全国第十五届红外加热暨红外医学发展研讨会论文及论文摘要集. 福州, 2015: 194-197.

⑦ 王芹芹. 阳虚质人群三焦及任督经穴热图特征对照研究[D]. 成都: 成都中医药大学, 2016.

性表现。李子孺等应用 TTM 发现中医体质转化分数与人体左右温度平衡之间存在一定相关性，研究结果将有助于中医体质分类的客观化[1]。钟根平[2]选取符合其研究要求的 70 例寒湿型腰椎间盘突出症患者，每位患者入组后按照热敏腧穴探查操作规范，术者手持热敏灸艾条依次对患者腰阳关、腰俞、关元俞（双侧）穴进行探查，根据是否出现六种热敏灸感判别每个腧穴的热敏状态，探查次日，利用 TSA 2001-Ⅱ温度检测仪检测上述四个受试穴区的热觉、冷觉、热痛觉及热耐痛阈值。结果显示寒湿型腰椎间盘突出症患者热敏态腰阳关、腰俞、左关元俞、右关元俞穴的冷觉、热觉、热痛觉、热耐痛阈值均高于同名腧穴非热敏态相应阈值；寒湿型腰椎间盘突出症患者不同热敏腧穴在温度觉特征上不存在显著差异。钟根平等[3]采用红外热断层与温度阈值测定技术，探索红外热断层与温度阈值法联合检测腧穴热敏态的可信性，使用 Logistic 回归分析建立红外热断层和温度阈值的联合变量，将联合变量与灸感法比较，分析其敏感性、特异性及准确性。并比较联合变量与红外热断层法及温度阈值法判断热敏态腧穴的价值，有关工作为针灸临床建立一项优效的腧穴热敏态检测新方案提供科学依据。

4　临床及病理经络检测相关研究

1950 年，日本研究者赤羽幸兵卫[4]在临床研究中提出并发明了井穴知热感度测量法，机体的主观温度觉异常即可通过该检测方法得以反映。该方法又称为赤羽氏指数测定，即用点燃的线香在患者十二经的井穴上灼烤，测定各井穴对热的敏感程度，以判断经络虚实。该方法随后由针灸大师承澹安先生介绍入中国，由于其穴位测量系统及判读方法欠完善，后世学者多次改良，甚至与现代电生理相结合，以期对该测量法进一步完善，以更好地适应临床需要。国内朱文宏等[5]用知热感度测量法检测健康人十二经井穴的知热感度，对所得结果进行对比分析发现：同一个井穴的上午值与下午值比较，男性与女性上肢井穴测定值比较，同一时间测得的左右侧同名井穴值比较，均无显著差异；但男性下肢井穴的测定值均数大于女性，其差异有显著性（$P < 0.05$）；至阴穴较其余井穴测量时间为长，且男性较女性明显，研究者从而得出正常人在热刺激下的知热感度值。吴刚[6]认为针灸治疗必须从经络的整体观点去分析和归纳患者的生理及病理变化，才能更好地掌握病情，提高疗效。他通过测定两个病例的知热感度来判断经络辨证的价值。其在对慢性胃扭转患者的知热感度测定发现患者的胃经左右相差倍数很大，其他经络的左右数值大致正常；对斜颈患者的知热感度测定发现患者胆经与膀胱经左右数值差距很大，其

① 周清平, 李子孺, 于萍, 等. 中医体质转化分数与体表温度左右平衡性的相关研究[J]. 中华中医药学刊, 2017, 35（7）: 1795-1798, 1934.

② 钟根平. 腰椎间盘突出症（寒湿型）患者热敏腧穴的温度觉特征研究[D]. 南昌: 江西中医药大学, 2019.

③ 钟根平, 焦琳, 欧阳希林, 等. 红外法联合温度阈值法检测腰椎间盘突出症（寒湿型）腧穴热敏态的可信性研究[J]. 时珍国医国药, 2022, 33（2）: 406-409.

④ 赤羽幸兵卫. 知热感度测定法针灸治疗学[M]. 刘芸卿, 承为奋, 梅焕慈译. 上海: 上海卫生出版社, 1956.

⑤ 朱文宏, 薛程远, 马文珠, 等. 知热感度测定法对十二井穴正常值的测定[J]. 针刺研究, 1996, 21（1）: 31-33.

⑥ 吴刚. 从知热感度测定看经络辨证价值[J]. 江西中医药, 1981, 12（3）: 57-58.

他经大致处于正常状态。张锦祥、杨志敏团队[1]通过对阳虚质及其余非阳虚质人群经络热敏特性的观察，初步探讨经络知热感度测量法在体质辨识领域中的作用；通过对阳虚质人群中药干预后各疗效组的经络热敏计量指标的观察，初步探讨该测量法在疗效评估中的作用。结果显示经络知热感度测量法对阳虚质与其余体质在经络热敏特性的角度上能做出有效区分，并在阳虚质中药干预后的疗效评估中显示出一定的辅助评价作用。

脏腑功能失调、阴阳失衡为亚健康状态及慢性疲劳综合征的主要病因病机，不同体质的脏腑气血和功能代谢活动存在差异性，而腧穴的温度、电阻和压力痛阈在患者与健康人之间亦有差异，并与疾病程度有关，随病情变化而变化。张慧丽相关研究团队[2]应用温度觉分析仪对123名健康成人躯干双侧T3、T7、T11关键点皮肤进行冷觉、热觉、冷痛觉、热痛觉感觉阈值进行检测，结果显示冷觉和热觉阈值标准差较热痛觉小、冷痛觉阈值跨度最大、热痛觉阈值随节段下降有增大趋势、中年组较青年组阈值有增大趋势。研究者认为躯干皮肤温度觉和温痛觉阈值正常参考值应按不同节段、年龄分别建模，且冷觉、热觉个体差异较小，冷痛觉、热痛觉个体差异较大。

在体质与经络相关性研究方面，现代研究结果显示原穴的导电量可以反映人体整个机体的生理病理状态。张燎等运用经络检测仪生物电采集系统对阳虚质与平和质人群进行测量，发现阳虚质组的电阻测量值比平和质组低，且阳虚质组每条经的气血都是处于低水平状态，说明两组人群的电阻测量值在经络检测仪生物电采集系统上有区别，提示该法可作为中医体质辨识的一种新的辅助方法，值得在此方面进一步研究探索[3]。包海燕等[4][5]发现阴虚质在心经、脾经、胃经、大肠经、肾经、胆经上能量处于偏低状态，并认为十二经脉能量值反映了阴虚质内在脏腑的功能状态，且研究结果与中医对阴虚的传统认识基本一致，即阴虚质与十二经脉具有相关性，此外阴虚质较易兼夹的是气虚质和湿热质。阴虚质与阳虚质及气虚质的比较，证实了中医"阴阳两虚"及"气阴两虚"理论的客观性。但有关兼夹体质问题值得进一步深入系统研究。中医经络检测仪适用于包括阴虚质在内的体质诊断的辅助诊断。肖克研究团队[6]检测穴位生物电信号值并与阳虚质、阴虚质和平和质体质得分进行了相关分析，结果表明人群原穴及八脉交会穴生物电信号值与中医体质量表相关温度与温度觉总分具有相关性。

5　中医体质、脑功能及温度觉研究

脑是人体最重要的器官之一，认识大脑从而认识人类自身是目前最具挑战性和最活跃的科学前沿之一，并已成为全球性的研究热点。人的认知加工过程主要包括加工速度、

① 张锦祥. 经络知热感度测量法在阳虚质辨识及疗效评估中的运用探讨[D]. 广州: 广州中医药大学, 2010.

② 张慧丽, 高明明, 郭华珍, 等. 正常成人躯干皮肤温度觉阈值测定[J]. 中国康复理论与实践, 2015, 21（7）: 804-806.

③ 王德堃, 杨俊丽. 对亚健康人群脑功能活动状态的分析[J]. 山西中医, 2002, 18（5）: 47-49.

④ 包海燕, 吴承玉. 阴虚体质与十二经脉相关性探析[J]. 时珍国医国药, 2014, 25（11）: 2737-2740.

⑤ 包海燕, 杨涛, 吴承玉. 阴虚体质诊断量化初探——阴虚体质与经络健康检测五大系统相关性研究[J]. 辽宁中医杂志, 2012, 39（4）: 598-600.

⑥ 肖克, 赵燕平, 吴诗婧, 等. 不同体质受试者温度觉得分与穴位生物电信号值的相关性[J]. 中医杂志, 2017, 58（20）: 1750-1754.

注意过程、记忆加工过程、感知觉过程、思维过程等。不断发展的现代光学成像技术为不同层次开展神经系统信息处理机制的研究提供了可能。

在对脑的组织结构清楚认识的基础上,现代研究者基于大脑皮质空间分区与脑内次级结构空间分隔等不同定位层次开展人脑的功能反应研究。功能性磁共振成像(fMRI),是一种磁共振物理学和脑生理学结合产生血氧水平依赖(BOLD)效应的功能磁共振成像技术[①]。该技术原理是根据人脑功能区激活时,磁共振信号强弱会随着血红蛋白(Hb)和脱氧血红蛋白(Deoxy-Hb)两者之间比例的变化而发生改变。

作为一种高效研究脑功能的非侵入技术,fMRI 在心理学和认知神经科学中占据的地位越来越重要,很大程度上解决了有关大脑功能与结构关联性的问题。该技术具有可以进行重复无创性的实验,能对特定的脑活动的皮质区域进行准确、可靠的定位,空间分辨率达到 2mm,能实时跟踪信号的改变,时间分辨率达到 1s 等优点[②]。

中医理论认为人体的组织器官应保持相对协调一致,进而完成日常的生理活动,其关键是依靠经络系统的联络沟通实现的。传统经络系统理论详于头面躯干部,略于脑内,且循行路径阐述模糊,影响临床取穴和疗效,限制了针灸学科的发展。中医是以五脏为中心的理论体系,重心而轻脑,将脑的功能分属于五脏,导致脑与经脉的直接联系匮乏,这是经络理论需要发展的内容。不少学者利用 fMRI 发现中医的穴位、经络与脑功能区之间可能存在特异的对应关系,如陈日新团队[③]基于针灸腧穴产生的信号可传入脑的相关研究成果为脑与经脉的直接联系提供证据。这方面的研究也涉及心理学中语言加工内容、心算模式等研究范式的使用,可运用脑电非线性分析技术、事件相关电位技术、fMRI 对相关问题进行探讨[④]。

在相关研究方面,刘人铭相关研究团队[⑤]以经穴和非经穴差异研究为切入点的文献研究显示,相关脑功能检测技术为有关研究工作提供了在体、无创、灵敏与可供客观分析的可能。众多研究报告则显示经穴与非穴区进行同等强度的刺激后,脑功能成像图显示的激活脑区也呈现多样性变化。现有的研究显示 fMRI 已成功地检测到正常人及患者针刺穴位时的脑功能动态变化,发现针刺诱导产生了脑皮质及皮质下灰质核团广泛的功能活动。作为针刺神经信息研究的重要手段,fMRI 技术通过显示不同脑区的激活情况,可以反映针刺信息对脑中枢的影响作用。此外,由于大脑结构的复杂性,基于 fMRI 技术的针灸对脑区激活状态的研究,目前尚不能准确反映针刺对脑神经信息的影响情况,尚需进一步深化。目前尚没有较为系统和完整的对针灸脑功能网络及进一步深化的作用机制和临床观察的研究报道,所得到的结论也较局限。研究工作大多只专注于 fMRI 穴位脑特异性,存在着与针灸临床应用与机制研究相脱节等实际问题。

fMRI 凭借较高的空间、时间分辨率,无辐射损伤,以及在活体上重复进行检测等优

① Zheng H Y, Kong L M, Chen L M, et al. Acute effects of alcohol on the human brain: a resting-state fMRI study[J]. Biomed Research International, 2015, 2015: 947529.

② 杨时骐, 吴光耀. 静息态脑功能磁共振成像的研究进展[J]. 武汉大学学报(医学版), 2010, 31(1): 137-140.

③ 谢洪武, 陈日新, 徐放明, 等. 基于经络循行的假设: 脑内经脉[J]. 时珍国医国药, 2012, 23(8): 1988-1990.

④ 史洁, 王英, 谷田正弘, 等. 额极功能在工作记忆中的年龄差异[J]. 中国老年学杂志, 2014, 34(20): 5637-5639.

⑤ 刘人铭, 于波, 李铁. 经穴特异性在体研究方法概况[J]. 中华中医药学刊, 2023, 41(7): 116-120.

点为中医体质的研究提供了一种重要途径。在疾病相关体质类型与脑功能方面，孙江[1]开展了不同中医体质类型的帕金森病患者静息态 fMRI（rest-state functional magnetic resonance imaging，rs-fMRI）影像学特点研究，结果显示帕金森病患者静息态 fMRI 影像资料与其中医体质类型分布之间具有相关性。静息态 fMRI 反映出的帕金森病患者的常见偏颇体质类型（阴虚质、气虚质）在脑区域间的功能连接信号差异具有统计学意义（$P<0.01$）。阴虚质帕金森病患者多在右侧颞下回（BA90）、双侧梭状回、海马（BA37）、右侧中央后回（BA58）、左侧中央后回（BA57）脑区呈现激活；在下半月小叶、左侧补充运动区（BA19）、小脑后叶脑区呈现抑制。气虚质患者多在小脑下部（BA109）、左侧颞下回（BA89）、左侧颞极：颞上回（BA83）、枕中回、左侧中央沟盖（BA17）脑区呈现激活；在左侧小脑（BA103）、海马（BA38）、前扣带回、左侧丘脑（BA77）、顶下小叶、罗兰迪克岛盖（BA17）脑区呈现抑制。有关结果显示静息态 fMRI 的应用在不同中医体质的帕金森病患者诊断、鉴别中具有研究意义，有利于帕金森病的早期鉴别、诊断及辨证客观化。闫艳[2]对急性脑梗死患者的影像学资料与中医体质类型进行相关性分析，结果显示急性脑梗死患者的影像学资料与中医体质类型之间有一定的相关性。血管狭窄程度、梗死灶面积与中医体质类型的差异具有统计学意义，可以为急性脑梗死的中医体质类型提供一定的客观化参考依据。其中具体单一梗死灶在大脑皮质部位、大面积梗死、动脉硬化可作为痰湿质的客观参考指标，单一梗死灶在脑干或放射冠部位可作为气虚质的客观参考指标，小面积梗死、动脉狭窄和动脉闭塞则可作为血瘀质的参考指标，而腔隙性梗死可作为平和质的参考指标。

在艾灸相关脑功能作用机制方面，李美康等[3]发现脑疲劳状态下人体腧穴热敏化现象出现频率较非脑疲劳状态下高。北京大学神经科学研究所研究团队的研究结果显示在艾灸热敏腧穴过程中，大脑神经网络产生明显不同的电活动，是腧穴热敏态的高密度脑电特征，并且这种电活动还有明显的调节紊乱功能的作用[4]。项洁[5]以原发性痛经为研究载体，采用 rs-fMRI，以脑岛为种子点进行脑功能连接分析，从影响脑岛脑功能连接网络的角度探讨艾灸原发性痛经患者热敏态穴位的即刻中枢响应机制。结果显示艾灸原发性痛经患者热敏态关元穴的即刻中枢响应机制可能与默认模式网络-脑岛功能连接改变有关。而艾灸原发性痛经患者热敏态三阴交穴的即刻中枢响应机制可能与感觉运动网络-脑岛功能连接的改变有关。此外相关研究者认为艾灸原发性痛经患者不同热敏态穴位具体的功能连接改变存在差异，但是其主要的中枢响应特征类似，均改变了疼痛控制相关脑区与脑岛之间的功能连接网络。在其他治疗干预方面，徐善达[6]通过德尔菲调研法进行两轮专家问卷调查，对推拿功法干预慢性疲劳综合征方案进行优化，随后用优化后的方案进行临床试验，对该治疗方案进行临床量表评价，并使用静息态 fMRI 的方式对推拿功法干预慢性疲

① 孙江. 帕金森病中医体质与静息态功能磁共振成像特点的相关性探讨[D]. 济南: 山东中医药大学, 2022.
② 闫艳. 急性缺血性脑卒中体质与脑 MRI 的相关性研究[D]. 济南: 山东中医药大学, 2021.
③ 李美康, 莫清莲, 冯秋瑜, 等. 针灸治疗慢性疲劳综合征的临床研究进展[J]. 广西中医药, 2015, 38（1）: 4-6.
④ 陈日. 基于 fMRI 研究子午纳支针法运用于足阳明经与运动功能脑区的相关性[D]. 福州: 福建中医药大学, 2013.
⑤ 项洁. 基于 rs-fMRI 技术探讨艾灸原发性痛经患者不同热敏态穴位脑功能连接研究[D]. 南昌: 江西中医药大学, 2022.
⑥ 徐善达. 慢性疲劳综合征推拿功法干预临床方案优化及脑功能成像研究[D]. 上海: 上海中医药大学, 2020.

劳综合征可能的脑机制进行观察,进一步促进推拿功法干预慢性疲劳综合征的推广与应用。推拿功法干预提高了气虚质慢性疲劳综合征患者对疲劳的感知及对运动系统的控制能力,增强了其对负性情绪的控制能力,可能是通过增强右侧小脑、右侧颞中回及右侧补充运动区的激活,并抑制右侧前额叶(额中回、额下回)的激活来调控完成的。以上文献显示了fMRI 相关技术在中医相关研究中的应用可能。

在中医体质相关研究方面,不同体质人群静息态脑功能分析相关的研究目前相对较少,而中医体质在针刺镇痛方面与现代先进的科学技术方面已有许多相关研究。Zhang 等[1]于 2003 年通过 fMRI 测试了脊柱节段的穴位刺激,相同刺激引起了不同脑区的脑反应模式。2008 年 Dougherty 等[2]采用 fMRI 信号研究外侧网络与疼痛感知相关性,发现内侧及外侧一些脑区的信号发生变化。Napadow 等[3]在 2013 年将事件相关 fMRI 与自主神经反应记录结合研究表明针刺刺激下不同脑反应可能与自主神经的差异有关。李腊梅等[4]和付妮妮[5]采用针刺不同敏感度体质人群观察镇痛效果,运用 fMRI 技术得出不同敏感度体质因素影响针刺镇痛效果。其他应用 fMRI 技术研究针刺效应的研究成果均表明不同体质和静息态脑活动区域内在关联的有效方法研究探索是中医与现代医学结合的可能途径[6][7]。

感觉是心理现象的基础,温度觉会影响人类的认知。传统的认知心理学理论[8]认为通过对冷热信息的加工处理可以产生相关认知活动。具身认知理论认为人的身体与环境、心智是交互作用的,机体在体验中进行认知活动,因此身体在温度觉(冷、热感觉)的认知活动过程中起着重要作用。中医体质具有独特的温度觉诊断信息,为了解相关体质学说与温度觉相关脑功能的联系,我们课题组选取阳虚质、阴虚质和平和质被试进行大脑自激活研究,采用静息态数据分析方法深入研究不同体质人群具有的规律性差异。有关工作为进一步认识相关体质温度觉异常的内在病机与辨证施养提供了客观化证据,进一步深化了传统中医理论脑功能研究内容。

① Zhang W T, Jin Z, Luo F, et al. Evidence from brain imaging with fMRI supporting functional specificity of acupoints in humans[J]. Neuroscience Letters, 2004, 354(1): 50-53.

② Dougherty D D, Kong J, Webb M, et al. A combined [11C]diprenorphine PET study and fMRI study of acupuncture analgesia[J]. Behavioural Brain Research, 2008, 193(1): 63-68.

③ Napadow V, Lee J, Kim J, et al. Brain correlates of phasic autonomic response to acupuncture stimulation: an event related fMRI study[J]. Human Brain Mapping, 2013, 34(10): 2592-2606.

④ 李腊梅, 李学智, 吕发金, 等. 静息态脑功能 MRI 观察不同敏感度体质人群的针刺镇痛效应[J]. 第三军医大学学报, 2013, 35(6): 547-552.

⑤ 付妮妮. 不同敏感度体质人群针刺镇痛效应的脑功能网络研究[D]. 重庆: 重庆医科大学, 2017.

⑥ 史宇, 吴文, 张珊珊, 等. 基于功能性磁共振成像技术研究针刺得气脑机制[J]. 中华中医药杂志, 2016, 31(2): 445-450.

⑦ 徐春生, 李传富, 杨骏, 等. 针刺脑功能成像的个体差异初步研究[J]. 中国针灸, 2012, 32(1): 69-74.

⑧ 李公远. 温度觉的具身认知研究[D]. 上海: 华东师范大学, 2016.

第 14 章

不同体质受试者温度觉得分与穴位生物电信号值的相关性研究

体质是人类生命活动的一种重要表现形式，因而对人群的各种体质类型特征的理论探讨与研究一直是人们关注的主题。体质学说是传统中医学理论的重要内容，也是中医临床个体化精准治疗与中医治未病的前提。与多种疾病密切相关的阳虚质、阴虚质偏颇体质与整体机能相关，临床表现为不同温度觉与客观温度异常特征[①]。其中阳虚质以形寒肢冷等虚寒现象为主要特征；阴虚质则多表现为口燥咽干、手足心自觉发热等内热症状。

原穴为五脏六腑原气输注、经过和留止的部位[②]，八脉交会穴为奇经八脉与十二正经脉气相通的八个腧穴，脏腑病变，相应原穴上可出现压痛、敏感度、电阻与温度等异常改变。现代研究[③④⑤]结果显示，原穴的导电量可以反映人体整个机体的生理病理状态，本研究对阳虚质、阴虚质和平和质受试者原穴及八脉交会穴的生物电信号值进行检测，并与中医体质量表中相关温度觉总分进行相关性分析。

1 临床资料

1.1 纳入标准

①20～25 岁在校本科大学生；②身体健康，无皮肤病、精神病，无心、肝、肾、脑等疾病史；③根据王琦编制的中医 9 种基本体质分类量表[⑥]，符合阳虚质、阴虚质或平和质标准，在此基础上进行初步筛选后由专业中医师面诊舌脉后确定；④女性在非月经期；⑤签署知情同意书。

---

① 王琦. 中医体质学: 2008[M]. 北京: 人民卫生出版社, 2009: 62-63.

② 梁海龙, 潘智然, 姚耿圳, 等. 浅析《灵枢经》十二原穴[J]. 陕西中医, 2015, 36（9）: 1261-1262.

③ 张艳, 倪光夏. 八脉交会穴及其临床应用[J]. 河南中医, 2012, 32（2）: 222-223.

④ 包海燕, 吴承玉. 阴虚体质与十二经脉相关性探析[J]. 时珍国医国药, 2014, 25（11）: 2737-2740.

⑤ 赵力茹, 王德深. 十二原穴探要[J]. 中国针灸, 1988, 8（4）: 44-47.

⑥ 王琦. 9 种基本中医体质类型的分类及其诊断表述依据[J]. 北京中医药大学学报, 2005, 28（4）: 1-8.

1.2　排除标准

①患有生殖器官器质性病变（如子宫肌瘤、子宫腺肌病等）者；②有心血管、肝、肾和造血系统等严重原发性疾病，甲状腺功能异常及精神病患者；③有不良生活习惯者，如嗜好烟酒、长期熬夜等。

1.3　一般资料

79 例受试者来源于华南师范大学的在校健康大学生，平均年龄为（21.91±1.37）岁。平和质 19 例，其中男 5 例、女 14 例；阳虚质 32 例，其中男 1 例、女 31 例；阴虚质 28 例，其中男 3 例、女 25 例。各组受试者一般资料比较结果显示差异无统计学意义（$P>0.05$），具有可比性。

2　方　法

2.1　与温度有关的体质量表项目评分

如表 14-1 所示，从体质量表中筛选出与阳虚质和阴虚质温度觉及能量相关的 21 个问题，根据受试者对这些问题的主观评分进行求和，即为中医体质量表中相关温度觉总分。

表 14-1　中医体质量表中相关问题

序号	问题	没有	很少	有时	经常	总是
1	您感到手脚心发热吗？	1	2	3	4	5
2	您手脚发凉吗？	1	2	3	4	5
3	您胃脘部、背部或腰膝部怕冷吗？	1	2	3	4	5
4	您容易怕冷、衣服比别人穿得多吗？	1	2	3	4	5
5	您感觉身体、面部发热吗？	1	2	3	4	5
6	您比一般人耐受不了冬天的寒冷或冷空调、电扇等吗？	1	2	3	4	5
7	您面部两颧潮红或偏红吗？	1	2	3	4	5
8	您吃喝凉的东西会感到不舒服或者怕吃喝凉的东西？	1	2	3	4	5
9	您受凉或吃喝凉的东西后，容易腹泻、拉肚子吗？	1	2	3	4	5
10	您小便时尿道有发热感、尿色浓深吗？	1	2	3	4	5
11	您比别人容易患感冒吗？	1	2	3	4	5
12	您的皮肤干燥吗？	1	2	3	4	5

续表

序号	问题	没有	很少	有时	经常	总是
13	您感到眼睛干涩吗？	1	2	3	4	5
14	您感到口干咽燥吗？	1	2	3	4	5
15	您容易便秘或大便干燥吗？	1	2	3	4	5
16	您容易失眠吗？	1	2	3	4	5
17	您精力充沛吗？	1	2	3	4	5
18	您容易疲乏吗？	1	2	3	4	5
19	您说话声音低弱无力吗？	1	2	3	4	5
20	您容易忘事（健忘）吗？	1	2	3	4	5
21	您感到闷闷不乐、情绪低沉吗？	1	2	3	4	5

2.2 生物电信号测试

测试环境温度为（20±5）℃，相对湿度为55%～65%，实验室内环境安静、明亮，空气无明显流动，周围环境无强噪声及电磁源干扰。测试前受试者脱下鞋袜，取出身上的金属饰物、药物、手机及其他电子产品，清洗手足，并安静休息15min。测试时受试者取坐位，不接触任何金属物品，身体处于自然放松状态，在测试过程中保持安定。

原穴生物电信号值检测装置采用系统状态电子测量仪（专利号：97228146.0），系统状态电子测量仪无关电极固定于受试者督脉的大椎穴；将测试电极固定于体表左右各12个原穴及8个八脉交会穴，分别是手太阴肺经太渊穴、手厥阴心包经大陵穴、手少阴心经神门穴、手太阳小肠经腕骨穴、手少阳三焦经阳池穴、手阳明大肠经合谷穴、足太阴脾经太白穴、足厥阴肝经太冲穴、足少阴肾经太溪穴、足太阳膀胱经京骨穴、足少阳胆经丘墟穴、足阳明胃经冲阳穴、手太阴肺经列缺穴、手少阳三焦经外关穴、手厥阴心包经内关穴、手太阳小肠经后溪穴、足太阴脾经公孙穴、足太阳膀胱经申脉穴、足少阴肾经照海穴、足少阳胆经足临泣穴。全部连接检查完毕后，启动仪器自动校准系统进行校准，以免测量环境中温度、湿度、电磁波等对测量结果产生不可预知的误差。校准完毕后，进入经络检测界面，对所有穴位进行同步采集并记录实验结果，测试时间为5～10min。

2.3 统计学方法

采用SPSS 20.0软件进行数据统计分析，计量资料采用（$\bar{x} \pm s$）表示，组间比较均符合正态分布且方差齐，采用单因素方差分析和双侧独立样本检验；对体质得分与原穴、八脉交会穴生物电信号值采用Pearson相关性分析。

3　结　果

3.1　不同体质受试者温度觉总分比较

79 例受试者中医体质量表中温度觉总分为（58.32±11.03）分。平和质受试者为（41.11±4.95）分，阳虚质受试者为（64.88±7.86）分，阴虚质受试者为（56.61±6.25）分，阳虚质与阴虚质受试者中医体质量表中相关温度觉总分高于平和质组（P＜0.01）。

3.2　不同体质受试者穴位生物电信号值比较

如表 14-2 所示，平和质、阳虚质、阴虚质受试者同侧原穴及八脉交会穴的生物电信号值比较，差异均无统计学意义（P＞0.05）。

表 14-2　不同体质原穴及八脉交会穴生物电信号值比较（$\bar{x}\pm s$）

原穴及八脉交会穴	左侧			右侧		
	平和质（n＝19）	阳虚质（n＝32）	阴虚质（n＝28）	平和质（n＝19）	阳虚质（n＝32）	阴虚质（n＝28）
太渊	12.58±22.42	26.72±23.85	21.18±17.10	23.63±26.32	25.19±30.18	25.21±19.36
大陵	28.47±29.90	31.03±27.18	25.86±23.80	22.42±33.37	30.09±23.93	29.79±20.23
神门	21.37±28.61	26.94±26.04	25.61±27.14	28.21±26.70	14.66±48.68	21.09±36.38
太白	1.00±70.32	−4.00±51.49	−10.61±58.30	4.89±57.86	−8.66±56.02	13.00±58.17
太冲	−41.89±45.04	−51.59±67.37	−36.86±50.39	−39.68±56.86	−49.66±66.26	−47.64±61.85
太溪	−69.32±94.07	−60.66±87.43	−80.86±147.69	−59.47±67.98	−56.78±56.87	−90.89±120.90
合谷	7.58±33.56	0.34±50.55	−0.96±58.51	0.16±55.39	17.06±27.44	0.71±59.54
阳池	23.37±27.14	15.63±32.08	5.39±57.08	13.32±21.79	13.22±33.24	4.32±61.79
腕骨	17.47±26.62	11.50±30.94	20.36±24.13	10.89±30.20	15.84±21.88	18.69±19.97
冲阳	−33.84±60.54	−66.41±88.97	−47.54±71.72	−44.05±89.86	−33.44±46.33	−57.54±70.80
丘墟	−76.16±91.39	−45.63±46.74	−104.36±142.97	−123.32±141.49	−76.25±78.08	−75.64±86.88
京骨	−13.79±71.60	−11.25±56.08	−0.50±37.19	−7.47±61.59	−10.38±63.54	3.96±39.97
申脉	−88.21±103.05	−120.84±140.92	−94.82±104.28	−83.16±75.64	−141.56±175.14	−164.86±222.38
内关	16.21±21.51	15.69±26.27	5.57±57.60	18.79±26.95	22.16±23.69	13.43±50.18
后溪	9.32±98.08	34.19±29.76	22.82±65.60	38.63±30.03	35.59±32.75	28.25±51.68
照海	−58.89±67.79	−75.94±89.26	−53.14±72.16	−58.89±65.52	−115.78±150.28	−84.04±184.95
足临泣	−87.84±281.45	−47.22±64.04	−79.00±80.00	−84.68±90.69	−65.97±77.75	−91.14±121.91
列缺	1.74±40.97	−4.28±36.77	−18.46±82.69	0.84±54.64	7.78±36.94	22.68±117.41
外关	−12.42±92.73	−19.53±57.62	−34.11±91.00	1.21±44.61	1.84±26.89	−20.14±75.90
公孙	−21.47±58.20	−31.31±49.10	−18.82±41.60	−28.47±67.41	−31.22±52.78	−30.89±77.75

*P＜0.05。

3.3 不同体质受试者穴位生物电信号值与温度觉

总分相关性比较如表 14-3 所示，平和质受试者中医体质量表温度觉总分与左侧大陵穴、神门穴、公孙穴、腕骨穴生物电信号值分别呈显著或非常显著正相关（$P<0.05$，$P<0.01$）；与左侧内关穴、列缺穴、外关穴，以及右侧列缺穴、外关穴生物电信号值分别呈负相关（$P<0.05$）；阳虚质组受试者中医体质量表温度觉总分与左侧足临泣穴呈正相关（$P<0.05$）。阴虚质组受试者中医体质量表温度觉总分与左侧列缺穴、外关穴、公孙穴，以及右侧冲阳穴、列缺穴分别呈正相关（$P<0.05$）；与右侧太渊穴呈负相关（$P<0.05$）。

表 14-3 不同体质原穴及八脉交会穴生物电信号值与中医体质量表温度觉总分相关性比较

原穴及八脉交会穴	平和质（$n=19$）		阳虚质（$n=32$）		阴虚质（$n=28$）	
	左侧相关系数	右侧相关系数	左侧相关系数	右侧相关系数	左侧相关系数	右侧相关系数
太渊	0.239	−0.418	−0.343	−0.302	−0.287	−0.434*
大陵	0.496*	0.050	−0.243	−0.222	−0.105	−0.287
神门	0.505*	0.051	−0.156	−0.257	−0.158	−0.198
太白	0.127	0.232	0.019	−0.089	−0.268	−0.271
太冲	0.120	−0.293	0.214	0.137	0.147	0.321
太溪	−0.344	0.090	0.208	0.110	0.280	0.233
合谷	−0.303	−0.401	−0.310	−0.132	0.202	0.124
阳池	−0.092	−0.228	−0.072	−0.165	0.204	0.245
腕骨	0.682**	−0.299	−0.036	−0.183	0.006	0.066
冲阳	0.302	−0.285	0.160	−0.051	0.093	0.375*
丘墟	−0.190	−0.206	0.066	0.109	0.134	0.306
京骨	0.324	0.130	−0.022	0.112	−0.294	−0.124
申脉	−0.187	−0.115	0.206	0.018	0.250	0.063
内关	−0.547*	−0.222	0.135	0.146	0.111	0.177
后溪	−0.333	0.237	−0.003	0.107	0.270	−0.086
照海	0.219	0.248	0.076	0.127	0.245	−0.133
足临泣	0.071	−0.428	0.364*	0.159	0.297	0.370
列缺	−0.531*	−0.552*	0.025	−0.073	0.398*	0.412*
外关	−0.566*	−0.543*	−0.085	0.056	0.441*	0.364
公孙	0.521*	0.399	0.033	−0.033	0.460*	−0.262

*$P<0.05$，**$P<0.01$。

3.4　79 例受试者穴位电信号值与中医体质量表温度觉总分相关性

如表 14-4 所示，79 例受试者中医体质量表中相关温度觉总分与右侧神门穴生物电信号值呈显著负相关（$P<0.05$）。

表 14-4　不同体质原穴及八脉交会穴生物电信号值与中医体质量表温度觉总分相关系数

原穴及八脉交会穴	左侧相关系数	左侧 Sig（P）	右侧相关系数	右侧 Sig（P）
太渊	0.086	0.453	−0.184	0.105
大陵	−0.001	0.992	0.003	0.976
神门	0.049	0.669	−0.232*	0.040*
太白	−0.060	0.599	0.131	0.251
太冲	0.052	0.650	0.023	0.844
太溪	0.108	0.345	0.093	0.415
合谷	−0.109	0.339	0.072	0.529
阳池	−0.031	0.785	0.017	0.883
腕骨	−0.010	0.930	−0.005	0.965
冲阳	−0.043	0.709	0.074	0.519
丘墟	0.116	0.309	0.196	0.084
京骨	0.016	0.888	0.019	0.870
申脉	0.006	0.958	−0.093	0.417
内关	0.018	0.873	0.084	0.460
后溪	0.123	0.279	−0.006	0.958
照海	0.019	0.869	−0.106	0.353
足临泣	0.171	0.132	0.141	0.215
列缺	0.038	0.740	0.093	0.416
外关	−0.018	0.872	0.059	0.604
公孙	−0.065	0.568	−0.039	0.734

*$P<0.05$。

4　讨　论

对温度觉的定量研究可客观地反映感觉功能及评估不同类型的感觉神经纤维的功能，从而对感觉障碍的程度进行定量评价。我们前期已对体质与原穴生物电信号特征开展了相关研究[①]，在此基础上，本研究选择阳虚质和阴虚质这两种临床上具有异常温度觉

[①] 张晓，赵燕平，朱绘霖，等. 气虚质与平和质原穴生物电信号与主观疲劳量表的相关性研究[J]. 中医杂志，2013，54（19）：1649-1652.

特征的偏颇体质，检测其原穴及八脉交会穴的生物电信号值，探讨原穴及八脉交会穴生物电信号值与主观温度觉得分及体质的相关性。本次研究结果显示：在主观温度觉得分方面阳虚质受试者高于阴虚质受试者，阳虚质和阴虚质表现出了明显的自我温度觉觉知差异性；此外，平和质人群具有阴阳气血调和、耐受寒热的体态特征。病因病理方面，考虑阳虚质和阴虚质者涉及机体新陈代谢功能紊乱的特征[①]，对阳虚质人群而言，由于机体温煦功能不足，易感受寒邪，从而表现出主观怕冷的症状；相反，对阴虚质人群而言，由于阴液不足，则阳气相对偏盛，机体能量代谢旺盛，出现畏热的症状。

平和质是中医 9 种体质分类中最为常见的，文献报道在中国一般人群中占 32.14%[②]。平和质从形体特征、生理表现、心理特征和发病倾向等几个方面反映了人体阴阳平和、气血充盛、脏腑机能协调平衡的健康状态。本章选择平和质组作为对照组与阳虚质、阴虚质开展相关对照研究。研究结果显示阳虚质与阴虚质受试者中医体质量表温度觉总分均显著高于平和质。人体脏腑气血可通过经络输注于穴位，故脏腑功能或气血盛衰发生变化时，其有关穴位可出现相应变化。反映人体有关系统机能平衡状况的经穴生物电信号检测结果显示：平和质组与阳虚质组、阴虚质组在原穴及八脉交会穴生物电信号值上未表现出显著差异，但受试者手少阴心经神门穴生物电信号值与其中医体质量表中相关温度觉总分表现出负相关性，即体现为穴位温度觉高则表现出低生物电信号的特性，反之，温度觉低则表现出高生物电信号的特性。考虑心主神，为君主之官，个体温度觉知与心神相关。神门穴为手少阴心经原穴，临床上具有宁心安神、清泻心火之用，该相关性或为机体阴阳失和、心神被扰的外在表现。

不同体质受试者穴位生物电信号值与温度觉总分相关性研究结果显示：阳虚质受试者温度觉总分与左侧足临泣穴生物电信号值呈正相关，足临泣为足少阳胆经腧穴、八脉交会穴，具有清泻肝胆之火之用，因而提示主观温度觉和足临泣穴生物电信号值的相关性实际情况可为阳虚形寒肢冷诸症诊疗与调理判别提供依据。

所获结果中阴虚质受试者温度觉总分与左侧列缺穴、外关穴、公孙穴，以及右侧冲阳穴、列缺穴分别呈正相关，与右侧太渊穴呈负相关，考虑相关原因如下。

（1）列缺穴为手太阴肺经络穴，通于任脉，任脉总管一身之阴，为阴脉之海，故而阴虚质者温度觉总分与列缺穴生物电信号值表现出相关性。

（2）三焦主通行原气，其气行于诸阳之间，与诸阳经贯通。外关穴为手少阳三焦经络穴，通于阳维脉，当阴虚质者出现虚热和阳气偏盛之象时，往往会在三焦经上体现出来。

（3）公孙穴属足太阴脾经络穴，络于足阳明胃经，通冲脉。冲脉为血海，又为五脏六腑、十二经脉之海，故其对精气、气血及周身经络的调节在公孙穴上得到反映。

（4）冲阳是足阳明胃经原穴，胃为后天之本、气血生化之源，故后天气血盛衰的变化常能反映于冲阳穴。阴虚质者由于体内津液精血等阴液亏少，出现虚热证，即气血盛

---

① 陆明，高峰，丁维俊，等. 虚寒证肢冷的能量代谢紊乱之机理探讨[J]. 辽宁中医杂志，2007, 34（8）：1065-1066.

② 王琦，朱燕波. 中国一般人群中医体质流行病学调查：基于全国 9 省市 21948 例流行病学调查数据[J]. 中华中医药杂志，2009, 24（1）：7-12.

衰的症状可通过冲阳穴反映出来，因此表现出相关性。以往研究[1][2]显示，通过检测穴位的伏安特性曲线，得出冲阳穴可较敏感地反映体内的血气变化，本次研究结果与之一致。

（5）肺主气，司呼吸，血液的运行依赖于肺气的推动，太渊穴属手太阴肺经的腧穴、原穴、八会穴之脉会，可通百脉。而阴虚质体质者阴液亏少，考虑为其在肺经上显现出负相关性的内在病因病机。

本次研究以不同体质温度觉差异为出发点，讨论阳虚质与阴虚质者原穴及八脉交会穴的生物电信号值特征及与体质的相关性。原穴及八脉交会穴生物电信号值检测可为体质判别提供参考，进一步为发展基于中医体质的健康管理客观化诊断提供研究途径与方法。

---

① 王捷生, 沈雪勇, 魏建子, 等. 冲阳穴伏安特性与人体气血盛衰[J]. 上海针灸杂志, 2001, 20（6）：29-31.
② 魏建子, 周钰, 王捷生, 等. 气血变化对穴位伏安特性的影响[J]. 上海中医药杂志, 2002, 36（3）：44-46.

第 15 章

基于 fMRI 静息态功能连接研究对不同体质温度觉敏感差异性研究

体质学说是传统中医学理论的重要内容，其中阳虚质、阴虚质偏颇质与整体机能及多种疾病密切相关，临床表现为不同温度觉与客观温度异常特征[1][2]。阳虚质是常见的体质类型之一，主要表现为形寒肢冷，怕冷喜热等虚寒现象；阴虚质则多表现为口燥咽干、手足心自觉发热等内热症状[3]；平和质约占总人群的 1/10，表现为身体机能运行良好且对环境变化耐适性强，对此三种体质的研究能够进一步认识相关体质温度觉异常的内在病机，并为辨证施养提供客观化证据[4]。

已有研究[5]表明不同大脑区域中的神经细胞在非任务状态也存在协同活动，这种非任务状态被称为静息态，不同脑区之间的协同活动称为功能连接，越来越多的研究者发现这种自发活动大脑信号包含着巨大的信息。近年来，脑科学的研究热点也逐渐从定位特定功能脑区转向研究脑功能连接，静息态功能连接分析对脑科学的研究具有重要意义。

我们相关课题组采用静息态 fMRI 相关技术，对阴虚质、阳虚质和平和质人群的大脑进行功能成像检测，采用静息态数据分析方法深入研究不同体质人群与其大脑的自发激活区域具有的规律性差异，从而进一步深化中医体质理论与脑科学的内在联系，尝试建立起新的中西医沟通纽带。

1 实验方法及过程

1.1 临床资料

①20～25 岁在校大学生；②身体健康，无皮肤病、精神病，无心、肝、肾、脑等疾病史；③根据王琦编制的中医 9 种基本体质分类量表[6]，符合阳虚质、阴虚质或平和质标准，在此基础上进行初步筛选后由专业中医师面诊舌脉后确定；④女性在非月经期；⑤磁共振

---

① 王琦. 中医体质学说研究现状与展望[J]. 中国中医基础医学杂志, 2002, 8（2）: 6-15.

② 谢薇, 王志红. 中医体质学说研究进展[J]. 中国中医基础医学杂志, 2008, 14（6）: 470-474.

③ 李杰. 中医体质分类的流行病学调查及阳虚体质的相关研究[D]. 南京: 南京中医药大学, 2008.

④ 夏婧, 刘晓培, 王志红. 中医体质学说研究进展[J]. 河南中医, 2017, 37（3）: 551-555.

⑤ 胡颖, 王丽嘉, 聂生东. 静息态功能磁共振成像的脑功能分区综述[J]. 中国图象图形学报, 2017, 22（10）: 1325-1334.

⑥ 王琦. 9 种基本中医体质类型的分类及其诊断表述依据[J]. 北京中医药大学学报, 2005, 28（4）: 1-8.

试验前符合并签署华南师范大学磁共振重点实验室被试知情同意书、华南师范大学脑成像中心被试检查单及华南师范大学磁共振重点实验室扫描信息表。

1.2　实验过程

　　本研究共征集了华南师范大学 64 例本科健康受试者，实验前告知被试实验内容。实验前两周对被试进行体质量表调查，并进行分数统计，确定体质显著为阴虚质、平和质和阳虚质的被试，分别归为热敏感组（阴虚质）、正常组（平和质）、冷敏感组（阳虚质）。然后进行静息态 fMRI 测试。实验在每天同一时间段、温度 25℃的环境下进行，扫描前被试安静平卧 15min，测量并记录其体温，然后进入磁共振成像设备进行扫描，静息态扫描过程中，被试闭上眼睛全身放松，保持清醒，共采集 15min 静息数据，实验数据保存在扫描仪中。fMRI 数据预处理后，限定最大头动范围在 1.5mm 以内，删除头动大于 1.5mm 者，最终每组入组 15 例，男女比例约为 1∶1。阴虚质组年龄为（20.40±1.4）岁，体温为（35.97±1.53）℃；平和质组年龄为（20.93±2.07）岁，体温为（36.09±1.09）℃；阳虚质组年龄为（20.27±2.73）岁，体温为（36.78±0.43）℃，三组年龄、体温的差异无统计学意义（$P>0.05$）[1]。

1.3　实验仪器及数据分析软件介绍

　　实验使用的磁共振成像设备（13BB2419）为华南师范大学磁共振重点实验室所属设备，如图 15-1 所示，产自德国西门子，型号规格为 3T MAGNETOM Trio Tim，磁场强度为 3T，扫描孔为 70cm。

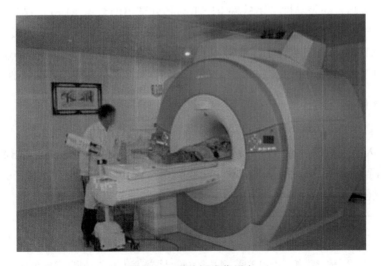

图 15-1　磁共振成像设备

　　① 李腊梅，李学智，吕发金，等. 静息态脑功能 MRI 观察不同敏感度体质人群的针刺镇痛效应[J]. 第三军医大学学报，2013, 35（6）：547-552.

2 数据处理

2.1 fMRI 数据采集及预处理

扫描参数如下：TR（扫描重复时间）为 2200ms，每个被试共采集 240 帧功能像，36 层轴状位图覆盖全脑。使用 DPARSF 软件对 fMRI 原始数据进行预处理，数据预处理可以有效抑制噪声，提高信噪比，尽可能排除或避免对血氧反应信号产生干扰作用的其他因素。其步骤如下：①将 DICOM 数据转换为 NIFTI 数据格式；②去除 10 个时间点；③Slicetiming 校正时间层，以校正图像在获取时间上的差异；④Realign 头动校正，以减少头动对所采集数据的影响；⑤Normalize 配准，将得到的 fMRI 图像标准化到 MNI 空间的 EPI 模板上，以便于不同被试进行分析；⑥ALFF + fALFF 放大低频波信号；⑦滤波，静息态下低频信号具有重要的生理意义，使用频带 0.01～0.08 的滤波器进行滤波，因为该频带主要反映了神经细胞的自发活动；⑧ReHo 局部一致性，衡量 Voxel 之间的相似程度；⑨选择 AAL（anatomical automatic labeling）模板做全脑功能连接，去除协变量的影响，计算感兴趣区（regions of interest，ROI）之间的相关系数，得出相关图；⑩Smooth 平滑，以减少被试的空间结构差异，消除随机噪声的影响。

2.2 数据分析

2.2.1 单样本 t 检验

使用单样本 t 检验[1][2][3]分析数据显著高于及显著低于全脑均值的脑区，表明不同体质脑激活度高的区域具有的差异性。用软件 REST 对预处理出的数据 ALFF、fALFF 及 ReHo 作如下操作：①RESTImageCalculator 中对组数据进行减 1 操作，便于与 0 比较；②减 1 后的数据导入 RESTOne-SamPlet-Test 作单样本 t 检验，得到除以全脑均值显著高及显著低的 nii 图文件；③用 Viewer 查看图文件，如图 15-2、图 15-3 所示，并得出报告文件。

2.2.2 双样本 t 检验

双样本 t 检验[2][3][4]是两组之间的对比，找出两组之间具有的显著性差异。使用 REST1.8 软件，每次导入两组数据进行双样本 t 检验，具体操作如下：①进入 RESTTwo-SamPlet-Test，导入数据，得到两两对比后的 nii 图文件，三组两两比较共检验 3 次；②用 Viewer 查看图文件，得到结果图片，如图 15-4～图 15-6 所示，并得出报告文件。

---

① 王丽，姚志剑，滕皋军，等. 静息态下不同性别抑郁症患者脑功能及其差异的 fMRI 研究[J]. 中国心理卫生杂志，2008, 22（4）：271-275.

② 马园园，郑罡，周洁敏，等. 基于 fMRI 的脑功能整合数据分析方法综述[J]. 生物物理学报，2011, 27（1）：18-27.

③ van de Ven V G, Formisano E, Prvulovic D, et al. Functional connectivity as revealed by spatial independent component analysis of fMRI measurements during rest[J]. Human Brain Mapping, 2004, 22（3）：165-178.

④ 曾丽娟，王艳丽，张运梅，等. 振幅整合脑电图对新生儿脑功能评估的临床应用进展[J]. 中国新生儿科杂志，2014, 29（5）：351-354.

2.2.3　动态功能连接

脑的连接分析是基于脑功能组织的功能整合原则,脑功能的实现被认为是通过多个区域相互影响而发生。对于脑的连接分析通常采用多元分析方法。静息态 fMRI 数据为分析人脑的神经功能提供了数据来源。fMRI 数据现最常用的方法有功能连接(FC)[1][2][3]、主成分分析(PCA)[4][5][6]、独立成分分析(ICA)[7][8]及局部一致性(ReHo)[9]和低频振幅(ALFF/fALFF)[10]等,这类方法类似于数据驱动。随着研究的深入,神经解剖学、神经心理学等学科的先验知识对于连接分析的重要作用越来越受到重视。

静息态动态功能连接作为一种分析方法,是运用相关分析的方法来度量不同体素或脑区之间信号的同步性,这种同步性主要通过功能连接相关系数的强弱、时间序列的相关性等信息来描述。功能连接模式是多个被试在某一状态相似脑功能连接的反映,对理解大脑神经活动和功能协作有重要意义。

在具体方法上需要计算每一位受试预处理后的 fMRI 图像全脑 ROI 区域的平均时间序列,将其作为参考时间序列,逐体素方式计算其与全脑所有体素的时间序列的 Pearson 相关系数,应用 Fisher 的 z 变换将相关系数 r 值转换为 z 值,以改善其分布的正态性,最后将 z 值绝对值化,作为各体素与 ROI 的功能连接的强度,得到每个受试的双侧丘脑功能连接图。利用单样本 t 检验对受试丘脑功能连接图进行组内统计分析,确定与丘脑存在显著功能连接的脑区。阈值采用 $P < 0.05$ 和功能簇 >54 个体素(rmm=4),满足 AlphaSim 多重比较。

2.3　统计学方法

采用 SPSS 24.0 软件进行数据统计分析,不同体质的温度觉得分计量采用($\bar{x} \pm s$)表示,并采用单因素方差分析;对 fMRI 数据采用单样本 t 检验及双样本 t 检验分析; $P < 0.05$ 表示具有显著差异。

---

① 尹岩. 创伤后应激障碍患者静息状态下局部脑功能及功能连接的磁共振成像研究[D]. 长沙: 中南大学, 2011.

② Biswal B, Yetkin F Z, Haughton V M, et al. Functional connectivity in the motor cortex of resting human brain using echo-planar MRI[J]. Magnetic Resonance in Medicine, 1995, 34(4): 537-541.

③ Cordes D, Haughton V M, Arfanakis K, et al. Frequencies contributing to functional connectivity in the cerebral cortex in"resting-state"data[J]. American Journal of Neuroradiology, 2001, 22(7): 1326-1333.

④ Welchew D E, Honey G D, Sharma T, et al. Multidimensional scaling of integrated neurocognitive function and schizophrenia as a disconnexion disorder[J]. NeuroImage, 2002, 17(3): 1227-1239.

⑤ Friston K J, Harrison L, Penny W. Dynamic causal modelling[J]. NeuroImage, 2003, 19(4): 1273-1302.

⑥ 薛绍伟, 唐一源, 李健, 等. 一种基于 fMRI 数据的脑功能网络构建方法[J]. 计算机应用研究, 2010, 27(11): 4055-4057.

⑦ Jutten C. Independent components analysis versus principal components analysis[J]. Signal Processing Ⅳ Theories & Applications Grenoble France, 1988, 12(3): 41-64.

⑧ Mckeown M J, Sejnowski T J. Independent component analysis of fMRI data: examining the assumptions[J]. Human Brain Mapping, 1998, 6(5-6): 368-372.

⑨ Zang Y F, Jiang T Z, Lu Y L, et al. Regional homogeneity approach to fMRI data analysis[J]. NeuroImage, 2004, 22(1): 394-400.

⑩ Zang Y F, He Y, Zhu C Z, et al. Altered baseline brain activity in children with ADHD revealed by resting-state functional MRI[J]. Brain & Development, 2007, 29(2): 83-91.

3 结 果

3.1 不同体质受试者温度觉总分比较

45 例受试者中医体质量表中温度觉总分为（59.6±12.54）分，其中平和质受试者为（69.2±5.45）分、阳虚质受试者为（59.1±14.33）分、阴虚质受试者为（50.4±6.28）分，阳虚质与阴虚质受试者温度觉总分均低于平和质组（$P<0.01$）。

使用单因素方差分析[①]分别对本次实验的三种体质得分均数进行两两比较，统计结果显示三种中医体质人群所代表的各总体均数的组间显著性 $P<0.01$，表明三种体质得分之间存在显著性差异；阳虚质人群的该得分显著高于其他两种。

3.2 不同体质受试者 fMRI 数据统计学分析

对三组受试者的 ALFF、fALFF 及 ReHo 进行单样本 t 检验，在 REST 中 SliceView 查看结果图像，图片显示出对应值高于全脑均值（红色）及低于全脑均值（蓝色）脑区域。图 15-2 所示为 G3 组 fALFF 单样本 t 检验结果，颜色棒从红色到黄色的渐变表示正值越来越大，从深蓝到浅蓝渐变表示负值越来越大。

三组不同体质人群的静息态 fMRI 数据（ALFF、fALFF 及 ReHo）经单样本 t 检验后，每组任取三个 Voxel，如图 15-3 中标识（a）（b）（c）的地方可作对比，横向分别为 G1、G2、G3 组，纵向分别为 ALFF、mfALFF、ReHo 三种数据的 t 检验结果，部分脑激活区被标识出，表明不同体质的脑区激活具有显著差异。

虽然三组数据通过统计学单因素方差分析后差异显著，但是从单样本 t 检验的图中不易找到差异，为了进一步表明三种体质静息态下的脑活动具有差异性，故而作双样本 t 检验，三组两两之间比较，只显示差异结果且可以直观地在图中看到，通过 REST 中 SliceView 查看图片（同单样本 t 检验的参数设置）。以 G1 组与 G2 组比较为例，蓝色区域表明 G1 组低于 G2 组的脑区，红色区域反之。ALFF 与 ReHo 值的双样本检验结果：在大部分脑区域的大小表现为 G1<G2<G3；mfALFF 值的双样本检验结果：在大部分脑区域的大小表现为 G1<G3≈G2，即 G2 和 G3 组显著高和显著低区域几乎持平；其中 ReHo 值差异性表现得最显著。每组的每种值取三个 Voxel 对照，横向是三组对照组，纵向分别为 ALFF、mfALFF、ReHo；如图 15-4（A）中箭头指向的区域，其颜色、大小明显不同。

---

① 王伟. 磁共振 T1ρ、T2Mapping 及 DWI 定量检测技术诊断腰椎间盘退变的初步研究[D]. 广州: 南方医科大学, 2013.

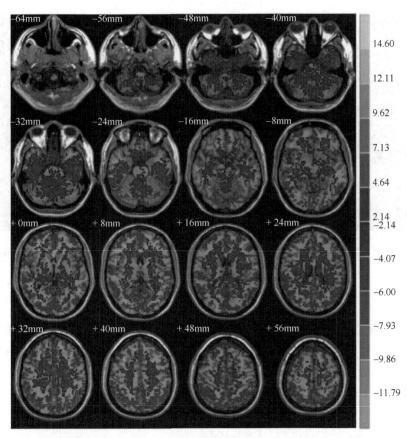

图 15-2　G3 组阴虚质 fALFF 单样本检验高于全脑均值及低于全脑均值（矢冠）脑图显示

彩图请扫封底二维码

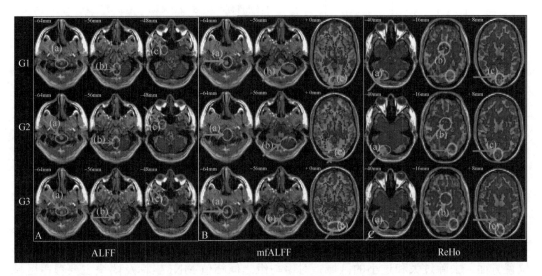

图 15-3　不同体质人群（G1 组阳虚质、G2 组平和质、G3 组阴虚质）静息态 fMRI 数据 ALFF、mfALFF、
ReHo 值单样本 t 检验（矢冠）脑图显示

彩图请扫封底二维码

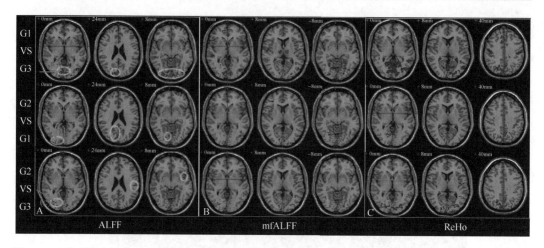

图 15-4 不同体质人群（G1 组阳虚质、G2 组平和质、G3 组阴虚质）静息态 fMRI 数据 ALFF、mfALFF、ReHo 值双样本 t 检验（矢冠）脑图显示

彩图请扫封底二维码

表 15-1 为静息态 fMRI 数据单样本 t 检验结果报告，对每组的团块数、峰值 MNI 坐标及峰值强度进行统计学方差分析，单样本报告的结果中团块数检验结果 $P = 0.360$，无显著性差异；峰值强度统计结果 $P = 0.021$，具有显著差异性。

表 15-1 静息态 fMRI 数据单样本 t 检验结果报告

fMRI 数据	分组	团块数	峰值强度	峰值 MNI 坐标	团块主要分布位置
ALFF	G1	2	−13.6395	45-21-45	颞叶、扣带回、中央后回、左脑颞下回
	G2	3	−22.2726	-51-18-45	岛盖部额下回、左脑中央前回、右脑背外侧额上回、梭状回、海马旁回
	G3	1	−31.7449	21-48-51	额中回、扣带回、楔前叶、脑岛、右脑梭状回
fALFF	G1	4	11.0845	0-63-36	左脑楔前叶、额中回、后扣带回、颞中回、枕叶
	G2	3	−18.4739	-30-78-3	左脑枕下回、扣带回、颞中回、左脑楔前叶、海马旁回
	G3	4	17.0934	0-60-27	边缘叶、后扣带回、左脑楔前叶、左脑枕中回、左脑颞中回
ReHo	G1	3	−15.5292	-9-21-30	枕中回、颞上回、颞中回、后扣带回、中央后回、楔叶
	G2	2	−20.4491	-51-24-27	颞叶、左脑颞下回、枕叶、中央后回、脑岛
	G3	2	−29.2825	-6-33-9	楔前叶、背外侧额上回、海马旁回、楔前叶、左脑三角部额下回、右脑补充运动区

表 15-2 为静息态 fMRI 数据的双样本 t 检验结果报告，报告的结果中团块数的显著性 $P = 0.119$，无显著性；峰值强度显著性 $P = 0.012$，差异性显著。在团块主要分布位置方面，去除过大和过小的区域，对组与组之间峰值 MNI 坐标及团块主要覆盖区域进行比较可见明显区别。以上分析研究均说明三种体质的大脑自激活区均具有显著差异性。

表 15-2　静息态 fMRI 数据双样本 t 检验结果报告

fMRI 数据	对照组	团块数	峰值强度	峰值 MNI 坐标	团块主要分布位置
ALFF	G1VSG3	15	−5.343	-24-87-15	枕叶、枕下回、舌回、右脑距状裂周围皮质、右脑楔叶
	G2VSG1	7	5.7678	27-60-51	顶叶、楔前叶、右脑顶上回
	G2VSG3	11	4.5183	-45-3-15	颞叶、颞上回、左脑颞极；左脑颞中回、颞中回
fALFF	G1VSG3	50	−6.3076	12-87-24	枕叶、右脑楔叶、左脑距状裂周围皮质、左脑舌回、左脑枕中回
	G2VSG1	25	5.5144	39-15-51	额叶、中央前回、右脑中央前回
	G2VSG3	24	6.5888	45-36-3	颞叶、右脑颞中回、颞中回
ReHo	G1VSG3	17	−7.3844	-36-245-7	额叶、中央前回、左脑中央前回、顶叶、脑岛、左脑中央沟盖
	G2VSG1	10	4.8873	3-18-45	额叶、中央旁小叶、右脑内侧和旁扣带脑回
	G2VSG3	8	−5.8165	-21-87-6	枕叶、舌回、楔叶、左脑距状裂周围皮质、左脑枕下回、右脑梭状回

3.3　不同体质受试者静息态 fMRI 动态功能连接分析

大脑功能性网络是个抽象的网络，本章以 116 个脑区为网络节点建立连接网络。选择汉宁窗作为滑动时间窗，以 30 个采样点作为窗宽，重叠 5 个采样点。节点之间的连接强度用 α 波的功率谱间的 Pearson 相关系数来估计（标准化 z 值）。

$$r_{ij} = \frac{\sum (r_i - \overline{r_i})(r_j - \overline{r_j})}{\sqrt{\sum (r_i - \overline{r_i})^2} \sqrt{(r_j - \overline{r_j})^2}} \tag{15-1}$$

式中 r_i 和 r_j 分别表示脑区域 i 和脑区域 j 的时间序列，$\overline{r_i}$ 和 $\overline{r_j}$ 表示时间序列的均值，每个元素 r_{ij} 代表脑区域 i 和脑区域 j 之间的 Pearson 相关值，因此得到116×116的相关系数对称矩阵。

每个受试生成一个动态功能连接矩阵 C_j^i，共 3（组）×15（被试）= 45 个动态功能连接矩阵，探索隐含在动态连接矩阵中的主要连接模式，分别对三组体质的全部动态功能连接矩阵 C_j^i 按照式（15-2）组成大小为 561×615 的矩阵 X_1，X_2，X_3，运用 PCA 算法分别对其进行主成分分析。

$$X = [C_1^0 - \overline{C}_1^0, C_2^0 - \overline{C}_2^0, \cdots, C_j^0 - \overline{C}_j^0, \cdots, C_{15}^0 - \overline{C}_{15}^0] \tag{15-2}$$

对 X 进行主成分分析，选取前 K（$K=3$）个最大特征值 λ 对应的特征向量作为主成分，将每个主元向量重新排列成一个 $M \times M$(116×116) 的对称矩阵，这些对称矩阵反映了主要的功能连接模式。如图 15-5 所示，每列呈现三种体质的一个主元对应的对称矩阵，每行对应一种体质。

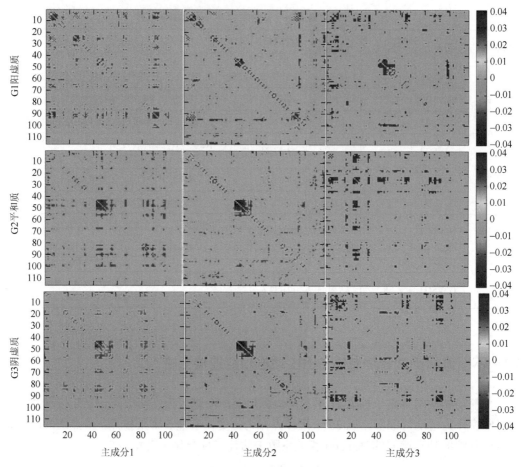

图 15-5　动态功能连接矩阵

彩图请扫封底二维码

$$P = \sum_{l=1}^{K} \lambda_l \Bigg/ \sum_{l=1}^{(M^2-M)/2} \lambda_l \qquad (15\text{-}3)$$

式中 λ_l 为第 l 个特征值，M 为脑区数，计算对应的 K 个主元的方差贡献值。

　　图 15-6 显示了三种体质的第一主成分的大脑动态连接图，其参数设置为：节点颜色尺度范围：0.5～4.5，节点显示标签的阈值为 3.8。图中可见颜色尺度相同的情况下，G1、G3 组颜色整体呈现深红色，G2 组颜色整体偏蓝，即 G1 和 G3 组正激活度高于 G2 组，三组体质中 G1、G3 的第一主成分与 G2 的存在显著差异。从节点激活度来看，G1 和 G3 组的内侧和旁扣带脑回、距状裂周围皮质、舌回、颞中回及颞下回显著高于 G2 组，尾状核，小脑蚓部 7、8 区，小脑 8、9 区，以及小脑脚 2 区显著低于 G2 组；另 G1 组的背外侧额上回，梭状回，小脑蚓部 1、2、3 区显著高于 G2 组；G3 组楔叶、梭状回、颞上回、颞极：颞上回显著高于 G2 组；G1 和 G3 组比较，G1 组的眶部额上回，额中回，顶下缘角回，角回，小脑蚓部 3、4、5、6 区，右侧小脑 4、5 区显著高于 G3 组，中央前回、脑岛、中央旁小叶、豆状苍白球和颞横回显著低于 G3 组。

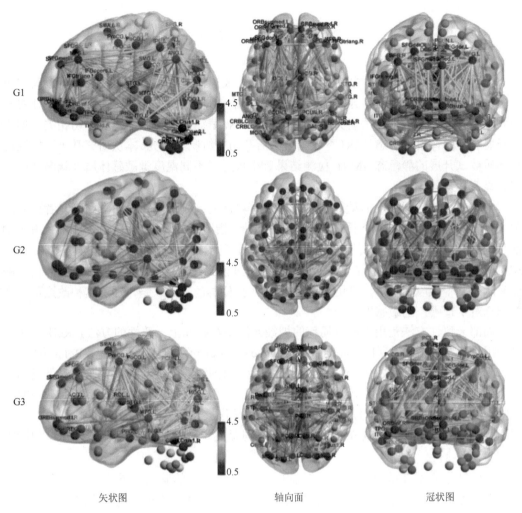

矢状图　　　　　　　　轴向面　　　　　　　　冠状图

图 15-6　不同体质人群（G1 组阳虚质、G2 组平和质、G3 组阴虚质）第一主成分大脑动态连接图（矢
状图、轴向面、冠状图）

彩图请扫封底二维码

　　从功能连接模式来看，阳虚质（G1）组、平和质（G2）组与阴虚质（G3）组之间差异显著，由图中节点之间连接线粗细可见：G1 组的眶内额上回之间及与内侧额上回的连接，距状裂周围皮质之间，舌回之间及与楔叶、颞下回之间，小脑蚓部 3 区与小脑蚓部 1、2 区及小脑蚓部 4、5 区之间的连接较强；G2 组的距状裂周围皮质之间、距状裂周围皮质与舌回之间、楔叶与舌回之间、楔前叶之间、颞中回之间、颞中回与颞下回之间的连接较强；G3 组的内侧和旁扣带脑回之间、距状裂周围皮质及与舌回之间、楔叶与舌回及舌回之间、梭状回内、中央后回之间的连接较强。由 SPSS 统计结果可知三组各自的连接较强的区域具有显著差异（$P < 0.05$）。

4 讨 论

体质辨识是以人的体质状态作为认知对象，根据体质状态的不同特征来把握其健康与疾病的整体要素和个体差异关系，制订防治疾病的原则。现代学者已开展了 fMRI 对不同体质的针灸镇痛效应相关研究[1][2]，并证明了针刺镇痛效果与不同体质密切相关，但尚未开展对不同体质静息态 fMRI 下大脑自激活及相关机制的研究。本次研究基于不同温度觉体质被试开展的静息态 fMRI 检测结果首次报道了不同温度觉敏感体质大脑激活区存在着显著性差异。

自发的"低频振荡"活动被认为与神经活动有关，大脑低频活动受到研究者更多的关注。ALFF 指标是臧玉峰教授等提出的一个指标，指通过计算低频段 $0.01 \sim 0.08 \mathrm{Hz} \mathrm{BOLD}$ 信号的功率谱的均方根，利用低频信号的能量来表示不同脑区神经元活动的强弱[3]。在 ALFF 研究的基础上，邹后红等进行了一定的改进得到改进的指标 fALFF，将低频信号的能量除以整个频段的功率，可用来避免 ALFF 指标群的一些缺陷，通过这种改进可以降低指标对生理噪声的敏感性[4]。

局部一致性方法是用来测量局部的神经元活动在时间上一致性的方法。ReHo 的计算利用肯德尔和谐系数（Kendall's concordance coefficient，KCC）而实现，ReHo 指标越高，表明局部神经元活动的一致性就越高，相反则表明局部脑区活动在时间上的无序性，也可能暗示当前区域神经元活动异常或者紊乱[3]，局部一致性指标易受到高斯平滑的影响，在计算 ReHo 指标时应把对信号的平滑操作放在 ReHo 指标计算之后。本次研究运用 ALFF、fALFF 及 ReHo 方法探讨了不同温度觉敏感体质的静息态 fMRI 的中枢作用机制。

实验结果表明在静息态下温度觉敏感不同体质激活的脑区差异性主要集中在额叶脑、顶叶脑、枕叶脑和颞叶脑，这些脑区位于大脑皮质，负责人脑较高级的认知和情绪功能。额叶与人格、记忆、情绪（左积右消）等高级认知活动相关，顶叶与初级感觉区（疼痛、触压、品尝、温度）相关，枕叶与视中枢、记忆、运动知觉有关，颞叶与嗅觉中枢、味觉中枢、记忆、情绪有着相关性[5]。考虑大脑皮质可能参与调节自主神经和神经内分泌相关功能，而不同体质个体表现出不同脑区的自发的神经活动特征，有关研究结果亦显示静息态 fMRI 在中医体质功能状态与相关机制研究领域可发挥进一步的作用。

---

① 李腊梅. 静息态脑功能 MRI 观察不同敏感度体质人群的针刺镇痛效应[D]. 重庆: 重庆医科大学, 2013.

② 刘连生. 针刺足三里、阳陵泉与两穴配伍的静息态 fMRI 局部一致性研究[D]. 广州: 南方医科大学, 2016.

③ Zang Y F, Jiang T Z, Lu Y L, et al. Regional homogeneity approach to fMRI data analysis[J]. Neuroimage, 2004, 22（1）: 394-400.

④ Zou Q H, Zhu C Z, Yang Y H, et al. An improved approach to detection of amplitude of low-frequency fluctuation（ALFF）for resting-state fMRI: fractional ALFF[J]. Journal of Neuroscience Methods, 2008, 172（1）: 137-141.

⑤ 郑金龙. 人脑参与语义和空间工作记忆的功能磁共振研究[D]. 广州: 南方医科大学, 2008.

5　总　结

中医体质学以中医理论为指导，研究人类各种体质特征，体质类型的生理、病理特点，辨体规律，以及与发病的关系。fMRI 凭借较高的空间、时间分辨率，无辐射损伤，以及在活体上重复进行检测等优点为中医体质的研究提供了一条重要途径。本章通过体质量表得分情况及静息态数据分析了中医体质学说中阳虚质、阴虚质、平和质三种体质与脑激活区的相关性，并使用单/双样本 t 检验及动态功能连接数据处理方法结合统计学分析方法对所获数据进行了分析，结果表明三种体质的体质得分情况及静息态状态下脑激活区存在着显著差异。大脑功能与结构关联性、动态功能连接可能是一种探索不同体质和静息态脑活动区域内在关联的有效方法。静息态 fMRI 在中医体质功能状态与相关脑功能机制研究领域发挥进一步的作用。有关工作扩充了传统中医理论对脑研究的内容，使其与现代医学能够顺利接驳，对建立起中西医沟通纽带具有重要意义。未来须进一步分析确认其表现出差异性的脑区与体质学说的内在关联，后续研究可通过认知神经科学的视角探讨具体脑区与之对应体质人群心身症状的相关性。

实证研究四　灸感研究

◦ 内容导论 ◦

　　艾灸调治亚健康疲倦状态疗效肯定，研究多集中在临床疗效、理论探讨、热像特征、神经元细胞因子检测等方面[①]。本实证研究相关章节内容以艾灸主观感觉和客观艾灸局部温度相关性为切入点，从心理认知科学和脑功能激活状态观测方面讨论生理学、心理学及物理学相关作用机制，分别介绍研究团队所开展的艾灸对不同中医体质人体红外热像与生理信号的即刻效应等相关研究工作，在此基础上实际观察不同体质气海悬灸前后原穴生物电信号与近红外脑成像特征变化。有关工作为艾灸作为外界物理刺激对机体神经元活动、能量代谢与血流动力学的实际影响与可能作用机制提供客观科学实证。研究结果可为艾灸"治未病"之辨体施养提供原创性多学科的新诠释，为相关中医心身理论命题从心理物理学角度提供新的研究可能。

---

① 杨烨. 近十年艾灸预处理的实验研究进展[J]. 中国医药导报, 2012, 9（6）：10-12.

第 16 章

艾灸作用机制研究进展

艾灸历史悠久，其操作简单、绿色无创、疗效可观，是中医临床治疗与防病保健的常用方法，其疗效已被临床广泛认可[1]。大量现代临床文献证实灸法具有调整脏腑机能，促进新陈代谢，增强免疫功能，调节人体循环、呼吸、消化及神经内分泌等系统功能的作用，尤其在治疗慢性病、疑难病及预防保健方面具有显著优势。艾灸对临床疾病的治疗效果研究涉及灸穴选取、灸疗手法应用及灸疗调神作用等方面。相关文献调研显示近 10 年灸法的临床应用涉及骨科、消化科、妇产科和免疫科等 19 个临床类别，共包含 197 种病证，其中骨科论文数量和病证种类最多，其次是消化科、妇产科。经筛选获得灸法适宜病证 28 种，其中一级适宜病证 9 种。共有 1804 篇论文明确使用了艾灸的灸治方法，18 篇论文使用了非艾灸的灸治方法。其中艾条灸使用频率最高[2]。朱穗恒[3]所开展的《针灸干预中医偏颇体质的网状 Meta 分析及优化方案制定》相关研究则显示目前艾灸的研究普遍存在随机方法不清晰、没有进行隐蔽分组、未提及盲法、未描述失访退出人数及理由、缺少安全性评价及样本量估算等问题，致使研究的临床证据级别下降，从而在临床上影响医生选择干预措施。

此外，艾灸自身生物物理特性研究已被广泛关注，并开展了相关的多学科交叉研究，有关工作为进一步阐明艾灸疗法的作用机制提供了思路和方法，同时也为提高临床疗效和仿灸治疗仪的研制提供了实验依据。相关学者采用红外等科技手段对艾灸效应机制的物质基础和艾灸后穴位的生物效应进行探索和研究，而对于艾灸的刺激特点与治疗效应之间联系的研究还不够深入，揭示艾灸起效相关机制的研究还需进一步阐明。在肯定艾灸所具有的疗效的同时，相关体质艾灸干预疗效评估、作用机制更需要科学研究的诠释，艾灸对于不同体质的生理与主观感觉研究值得关注，本书相关章节内容即为结合传统艾灸与现代物理治疗研究之总结，进一步探讨艾灸对机体生理、心理与脑功能的具体作用，有关工作为相关命题重要的创新性探索。

---

[1] Wu Q Q, Wang J W, Han D X, et al. Efficacy and safety of acupuncture and moxibustion for primary tinnitus: a systematic review and meta-analysis[J]. American Journal of Otolaryngology, 2023, 44（3）: 103821.

[2] 郭潇聪, 杨延婷, 黄琴峰, 等. 近 10 年灸法病谱与适宜病症的文献计量研究[J]. 世界中医药, 2022, 17（3）: 304-310.

[3] 朱穗恒. 针灸干预中医偏颇体质的网状 Meta 分析及优化方案制定[D]. 广州: 广州中医药大学, 2020.

1 灸感与灸量

多篇现代研究文献报告艾灸防治疾病整体作用是由艾灸理化作用和经穴特殊作用的有机结合共同发挥灸法防治疾病的综合效应。在临床实践中，当艾灸作用于腧穴的过程中，可以产生包括局部、远隔部位乃至全身的一系列临床效应。所谓的"灸感"为当艾灸灸到一定程度时，机体局部有舒适感、痛感、沉感、痒感等感觉从施灸的部位向机体深部组织或施灸的远端传导；或在施灸部位出现肌肉的跳动或灸后局部有红色斑块，甚至全身汗出等。古今灸感研究显示灸法感传的性质以温热感传为主，灸至局部出现均匀的潮红、汗出时，为最佳灸量效果[①]。研究发现灸感与灸效密切相关，又能给施灸过程中及时调整灸量带来参考信息，因而在临床上有很大的实用性。

古代医家有关灸感的描述散见于各类文献中，尚无系统总结，王桂英等[②]对医籍灸法资料中灸感、灸温、灸量及灸效的关系进行了梳理总结，结果显示在传统中医艾灸相关理论学说中，艾灸温通作用与灸感、灸温、灸量、灸效等密切相关，灸感、灸量和灸温相互影响，艾灸临床要严格操作，控制好灸量、灸温、灸感，才能取得最佳灸效。

艾灸灸量的积累是灸法起效的基本前提，灸量由艾灸刺激强度和艾灸持续时间两个因素构成，艾条灸的施灸强度包括施灸距离和火势强弱等因素。灸量与艾灸壮数，施灸对象体质、病情、穴位位置、穴位特点等密切相关，灵活选用合适的灸量，才能达到理想灸效[③]。古代医家[④⑤]对灸量非常重视，在临床实践中需要根据患者的体质、年龄、病情、部位不同施予不同的灸量，对灸量的把握要求灸量要足，而关于灸量的界定标准尚无规范可循。近 20 年来，研究者[⑥]依据时间、温度、操作方法、灸感等不同角度对构成灸量和灸度的因素进行了分析，对艾灸疗法的量效规律进行了初步总结。较多的研究者认为艾灸的疗效与灸量有关，即与艾炷的大小、壮数，灸治时间、频率、疗程及患者的耐受度等有关，而艾灸量效关系涉及艾灸最佳刺激量的壮数，灸治时间、频率、疗程等灸量界定等相关问题，目前尚未有界定灸法治疗有效病证的最佳灸量标准，从而造成灸法疗效的不确定[⑦]。

薛宁等[⑧]发现在操作方法固定的前提下灸感的影响因素包括艾灸刺激量蓄积、年龄和性别差异、个体素质差异、时间和环境影响、病理变化性质、操作者耐心等方面，而合理利用影响灸感的因素可以有效激发患者灸感并进一步提高疗效。高兵相关研究

---

① 王巍, 张洁. 从古今文献探析透灸法的原理及适应证[J]. 上海针灸杂志, 2010, 29（3）: 195-197.

② 王桂英, 王耀帅, 王玲玲. 艾灸疗法中灸感、灸温、灸量与灸效关系[J]. 中医杂志, 2015, 56（17）: 1519-1521.

③ 万敏, 周洁, 周玉梅, 等. 热敏灸与穴位灸量学研究概况[J]. 中医杂志, 2017, 58（5）: 432-434.

④ 口锁堂, 吴焕淦, 刘慧荣, 等. 灸量的认识及意义[J]. 中华中医药学刊, 2008, 26（5）: 935-937.

⑤ Wang G Y, Wang L L, Xu B, et al. Effects of moxibustion temperature on blood cholesterol level in a mice model of acute hyperlipidemia: role of TRPV1[J]. Evidence-based Complementary and Alternative Medicine, 2013: 871704.

⑥ 马瑞, 符文彬. 灸法量效关系的现代研究进展[J]. 按摩与康复医学, 2022, 13（13）: 55-58.

⑦ 常小荣, 严洁, 易受乡, 等. 关于灸法标准化研究的思考[J]. 世界科学技术-中医药现代化, 2010, 12（2）: 172-176.

⑧ 薛宁, 王耀帅, 王玲玲. 温和灸足三里 600 穴次灸感观察[J]. 吉林中医药, 2009, 29（12）: 1054-1055.

团队①对古人施灸理念和用灸方法进行了阐述与分析，认为古人用灸以足量为要；对现代医家关于艾灸壮数的研究进行总结，发现随着艾灸壮数的增加，灸效多提升；近现代名家用灸，贵在量足发灸疮。故对于急病、重病、慢性病，应该在准确辨证的前提下，选择合适灸法，使用饱和灸量，结合灸感定灸位，适当发灸疮，提升艾灸的治疗效果。熊罗节相关研究团队②从隔物灸、灸量及灸量对灸温的影响三方面进行文献研究，发现不同隔物类型及不同灸量对灸温均存在差异性影响，此外艾灸治疗中对灸温的效应研究在对隔物灸作用原因及灸量选择等实验设计及观察内容方面尚存在不足，有待进一步完善。

施灸量与疗效关系密切，是提高治疗效果的关键；由于灸疗法的特殊性，灸量控制是影响灸法疗效的核心因素，对于形成灸法标准化、探寻疗效最优化、阐述疗法的科学性是最为核心的问题之一。国内研究者③逐渐重视对灸量等艾灸预处理要素的作用研究，在具体的预处理方法上，造模前临时短期艾灸预处理为相关报告所多见，处理时间从 7 次到 16 次不等，同一种疾病选穴亦有不同。关于艾灸预处理的一些基础研究，如刺激量、刺激时间、刺激间隔、穴位选择等还有待实验针灸学和临床实践的进一步研究④⑤。现代灸量学相关研究作为衡量灸法刺激量疗效的标准，则为灸量、疗效和疾病三者间的对应关系及机制提供了进一步研究方向。

2　艾灸温热效应

近年关于艾灸效应始动环节及艾灸热、光、烟作用机制等现代研究⑥取得较大进展，在光热学方面，艾灸热辐射作用被认为主要体现在"温通"和"温补"效应两方面⑦；杨华元等⑧认为艾灸在燃烧时产生的辐射能谱是红外线，且近红外线占主要成分。亦有研究者认为艾条燃烧时释放一种十分有效并适宜于机体的红外线⑨，既可以为机体细胞代谢活动、免疫功能提供必要的能量，也能为能量缺乏的病态细胞提供活化能，并能利用生物大分子氢键偶极子受激共振而产生"得气感"⑩。艾灸光辐射作用与艾灸时产生的红外辐射波长、辐射能量范围、波峰等密切相关；而艾条燃烧后生成一种物质，被认为有抗氧化并清除自由基的作用；此外艾灸时燃烧艾绒产生的热效应也是产生治疗效果的重要因素。

灸感传导是灸疗临床获效的重要标志，在灸感与感传研究方面，最佳灸量被认为应

① 高兵, 王茎, 马强, 等. 论灸壮与灸效[J]. 中华中医药杂志, 2022, 37（5）：2440-2444.
② 熊罗节, 田岳凤. 隔物灸不同灸量对灸温影响研究[J]. 针灸临床杂志, 2020, 36（10）：1-5.
③ 万敏, 周洁, 周玉梅, 等. 热敏灸与穴位灸量学研究概况[J]. 中医杂志, 2017, 58（5）：432-434.
④ 王桂英, 王耀帅, 王玲玲. 艾灸疗法中灸感、灸温、灸量与灸效关系[J]. 中医杂志, 2015, 56（17）：1519-1521.
⑤ 杨烨. 近十年艾灸预处理的实验研究进展[J]. 中国医药导报, 2012, 9（6）：10-12.
⑥ 原佩玉, 郝重耀, 张天生. 艾灸效应的原理及功能的临床研究现状[J]. 中国医药导报, 2019, 16（12）：31-34.
⑦ 张建斌, 王玲玲, 吴焕淦, 等. 艾灸温通温补概念的内涵分析[J]. 中国针灸, 2012, 32（11）：1000-1003.
⑧ 杨华元, 肖元春, 刘堂义, 等. 隔物灸的近红外光谱辐射特性测定[J]. 上海针灸杂志, 2003, 22（9）：15-17.
⑨ 叶建红, 江建国. 中医灸疗的生物物理学机制[J]. 齐齐哈尔医学院学报, 2002, 23（1）：106.
⑩ 王德塈, 杨俊丽. 对亚健康人群脑功能活动状态的分析[J]. 山西中医, 2002, 18（5）：47-49.

是出现气至病所感传时的灸量，灸感可细分为温、热、灼和痛等不同程度感觉，并强调灼与痛之间的灸感是取效最佳灸感。齐江敏等[1]所开展的文献调研结果显示灸法效应产生首先与局部表皮温热刺激有关，涉及皮下与肌层局部深层，其疗效以灸感为度。而研究灸疗温热效应、灸感、局部温度变化及最佳治疗温度等研究动态，可为灸法取得更好疗效提供重要的临床思路和方法。此外，陈日新相关研究团队[2]以临床单盲、自身对照的试验设计，通过艾条悬灸患者体表热敏腧穴，同时选取其邻近压痛点、经穴进行艾条悬灸为对照，观察比较其舒适情感体验的出现率，从患者对热敏灸的情感反应入手，首次提出重视灸感的情感体验，为进一步研究施灸过程中"喜热、舒适、愉悦"的情感反应在热敏灸确定灸位、判断灸量、筛选适应证中的意义提供依据。

在艾灸给予方式方面，陈日新等以经络理论为指导，采用"热敏化穴"激发经络感传，促进经气运行以使气至病所，其团队认为悬灸穴位能产生类似针刺样的得气现象，其特征是在施灸部位产生透热、扩热和传热等非局部或非表面的热感，甚至酸、胀、压、重、痛、麻、冷等非热感[2][3]。悬灸必须产生热敏灸感现象才能提高灸疗疗效。在悬灸施灸距离方面，吴焕淦研究团队则发现温和灸灸感以温热感为主，而灼痛感及酸胀感随距离减少而增加，并得出艾条温和灸施灸距离为3cm时的灸感最舒适的实际结论[4]。

艾灸疗效判定亦与热感温度有关，崔尚敏等[5]认为在舒适温度和耐受温度之间有一个临床疗效最好的最佳温度区域，医者应设法延长该温度的作用时间，以提高临床疗效；耐受温度是患者接受灸法刺激的极限温度，为灸法在临床上的安全使用提供了参考。研究[6]表明灸疗主要通过温热效应改变穴位温度发挥其温经散寒的功效，因此对温灸疗法的温度特征研究已成为目前灸疗研究的主要内容之一。路玫等[7]认为人体不同穴位对隔姜灸和悬灸各阶段的热感温度有一定差异，隔姜灸的热感温度耐受阈高于悬灸。王耀帅[8]认为灸法的效应启动与瞬时受体电位香草酸亚型1（TRPV1）有相关性，而灸温高于43℃才有理想疗效。

在艾灸血管效应方面，邱悦[9]认为艾灸与单纯局部热刺激均可以改善微循环状态，艾灸效应与干预时程有关，而温热刺激是取效的主要因素。与之相应，古代灸术之中的灸量标准多以唇红为度，而"唇红为度"如何掌握，缺乏客观标准。有学者观察到灸术中无论悬灸和灼灸，只要灸量达到"唇红为度"，血液中则可检测出"泪滴样红细胞"，表明灸术灸到"唇红为度"与"泪滴样红细胞"有密切的联系，灸术中"泪滴样红细胞"

① 齐江敏，陈猛，郝重耀. 灸疗温热效应及局部温度变化的研究概况[J]. 中国针灸，2013, 33（S1）：109-111.
② 董小玉，陈日新，张波，等. 艾灸热敏腧穴产生舒适情感体验的临床观察[J]. 江西中医药，2011, 42（1）：33-35.
③ 谢丁一，陈日新. 悬灸得气的特征与临床应用[J]. 中国针灸，2015, 35（11）：1137-1139.
④ 戴国斌，刘琼，孙天爱，等. 温和灸感传体温度和灸距关系的研究（英文）[J]. World Journal of Acupuncture-Moxibustion, 2017, 104（4）：17-23.
⑤ 崔尚敏，关伟强，郑若楠，等. 隔姜灸对化疗患者与健康成人各时段热感度对比研究[J]. 中医学报，2014, 29（4）：607-609.
⑥ 任妍，赵玲，刘兰兰，等. 不同温灸疗法的温度特征研究进展[J]. 中华中医药学刊，2014, 32（10）：2348-2350.
⑦ 路玫，张丽繁，袁晔，等. 隔姜灸、悬灸对不同穴位各时段热感度的对比研究[J]. 中国针灸，2011, 31（3）：232-235.
⑧ 王耀帅. 艾灸以温促通效应与TRPV1的相关性研究[D]. 南京：南京中医药大学，2012.
⑨ 邱悦. 艾灸微循环效应及其TRPV1机制[D]. 南京：南京中医药大学，2016.

的出现可视为灸量的标准参考[①]。张秋芳、赵燕平研究团队[②]对艾灸双侧劳宫穴、神阙穴、足三里穴及涌泉穴等穴位的机体红外热像、心率、皮肤电导、血氧饱和度的即刻效应开展了相关研究。结果显示除鼻部、口部、胸部左侧、胸部右侧外，受试者其他部位艾灸前后红外热像数据比较差异均有统计学意义（$P<0.05$ 或 $P<0.01$），艾灸后皮肤电导、血氧饱和度、心率与艾灸前的差异均有统计学意义（$P<0.01$），结果显示艾灸可即刻改善血液循环且对机体具有双向调节作用。

3　红外技术在艾灸、体质等方面的中医研究应用

红外辐射为介于可见光与微波之间的一种电磁辐射波，波长为 $0.75\sim1000\mu m$，自然界中只要物体存在分子热运动，都会不断地向周围空间散发红外辐射。作为研究红外辐射的产生、传播、转化、测量及其应用的技术科学，红外技术广泛应用于医疗临床诊断、检测分析和治疗等功能研发应用方面[③]。

红外技术在针灸领域相关应用方面，熊坚研究团队[④]文献调研显示红外技术与针灸的交叉融合涵盖了诊断和临床两个方面，涉及理论研究和应用研究，当前主要围绕着应用红外热成像技术诊断和评估针灸相关疗法临床疗效、围绕红外治疗效应辅助针灸增强临床疗效和产品转化开发、探讨经络循行显影现象、经络腧穴的红外光谱特征辅助疾病诊断、灸法红外辐射光谱特征研究及针灸疗法的 fNIRS 研究等热点开展。例如，红外热成像、红外光谱组织血氧检测、近红外漫射光密度波和近红外时间分辨光谱学等技术反映机体红外辐射情况，解析机体脏腑生理病理生物信息，尤其在反映温度能量代谢变化方面优势显著，被认为与经络 "内属腑脏，外络肢节" 功能特点有切合之处[⑤⑥]。

红外技术作为一种新兴的高科技功能影像检测技术，通过红外摄像镜头可获得人体组织代谢、气血运行等功能变化中红外辐射强弱信号，经计算机多媒体技术处理后，以不同的颜色表达成红外图像，显示人体表面的温度分布情况，继而达到诊断疾病、评估治疗效果等目的[⑦]。在相关经穴与疾病诊疗方面，沈雪勇相关研究团队等应用特制 PHE201 体表红外光谱检测技术开展了冠心病、支气管哮喘等患者与健康人太渊穴红外光谱特征比较研究，结果表明冠心病患者左太渊穴与非穴对照点（太渊穴与大陵穴连线的中点处）红外辐射强度比较有显著差异的波长数显著少于后者，寸口脉太渊穴红外辐射光谱中某

① 李蓉, 彭晓红, 李琼研, 等. 灼灸对哮喘泪滴样红细胞影响的初步研究[J]. 四川中医, 2010, 28（8）: 113-115.

② 张晓, 赵燕平, 朱绘霖, 等. 气虚质与平和质原穴生物电信号与主观疲劳量表的相关性研究[J]. 中医杂志, 2013, 54（19）: 1649-1652.

③ 张能荣. 中医学与红外技术[J]. 办公自动化, 2016, 21（23）: 24-25.

④ 熊坚, 林国栋, 蒋晶, 等. 红外技术在针灸领域应用现状和热点可视化分析[J]. 世界科学技术-中医药现代化, 2023, 25（7）: 2479-2492.

⑤ 蔺伟, 刘晓佳, 周玉梅, 等. 基于红外热成像技术的膝骨性关节炎患者穴位体表温度规律研究[J]. 世界科学技术-中医药现代化, 2021, 23（5）: 1484-1489.

⑥ 刘南岑, 耿立冬, 马丽娟, 等. 中药制造领域近红外光谱技术的专利技术进展和趋势[J]. 中草药, 2021, 52（21）: 6768-6774.

⑦ 邓品, 李洪娟, 黄法森, 等. 红外热成像技术在常见骨伤科疾病疗效评价中的应用进展[J]. 中国医药导报, 2022, 19（24）: 40-43.

些波长的红外辐射强度变化承载着特异性病理信息[①]。在动物实验方面，沈雪勇等[②]采用 ThermaCAMTMP30 红外热成像仪观察家兔不同生命活动状态下经穴红外温度的变化过程。研究所发现的艾灸与穴位红外光谱在 15mm 有一致的强辐射峰，可作为今后艾灸人工模拟的实验依据，开发相应的人体红外辐射仪应用于临床治疗。林敏等[③]对近 10 年的腧穴红外温度特性进行了文献调研，研究结果显示腧穴红外温度特性研究对探索腧穴的生理物理特性、疾病效应和规律、定量化诊治等有积极意义；此外，腧穴红外温度特性还不足以系统地总结腧穴的生理物理特性，而病理状态下腧穴红外温度特性的研究更能客观地反映疾病的效应和规律。对于刺激后的腧穴红外温度特性研究则显示观察不同疗法及其不同参数引起的机体某一特定部位红外热像温度的改变，可以推测干预疗法可能的机制及其最优参数或方案，利于定量化诊治的形成和发展。

目前艾灸生物物理特性研究已被广泛关注，并应用多学科交叉手段开展研究，为进一步阐明艾灸疗法的作用机制提供了思路和方法。同时也为提高临床疗效和仿灸治疗仪的研制提供了实验依据。在艾灸方法的选择上，对临床常用悬灸、隔姜灸等隔物灸的红外研究发现隔物灸光谱与单纯艾灸相比出现明显的特异性改变，不同的隔物物质所产生的光谱也不一样，具有相对特异性，传统间接灸有其生物物理学基础。在将人体发射的平均归一化光谱与中医艾条灸、隔姜灸、隔蒜灸及隔附子饼灸点燃过程中的光谱比较后发现，后面三种隔物灸与人体自发辐射的光谱一致，辐射峰几乎和人体穴位辐射都在 7.5μm 附近，艾条灸等光谱却相差甚远，研究者认为间接灸和穴位的红外共振辐射可能起更为重要的作用[④⑤⑥]。韩吟华相关团队[⑦]使用高灵敏度红外光谱测量装置，记录到人体体表穴位和 ATP 水解反应过程中释放的红外光谱，在扣除同温度的黑体辐射本底后发现在 3μm 附近存在一明显辐射峰。研究发现的人体穴位辐射光谱与 ATP 水解过程发射的红外光谱存在同样的峰值，这表明人体体表的红外辐射中含有 ATP 能量代谢的生物医学信息，对其的研究将为应用红外光谱无损检测到人体 ATP 能量代谢奠定基础。

在人体整体性研究方面，随着中医体质学的普及，体质辨识的需求日益增大，而目前的主要辨识工具为《中医体质分类与判定》标准的量表，量表以主观条目为主，存在条目专业内容难以被充分理解、专业诊断信息获取困难等问题，迫切需要客观辅助体质辨识工具的研发。医用红外热成像技术是一种功能影像技术，通过红外热像图和体表温度来说明被检测部位的能量代谢情况。这种宏观探测人体新陈代谢状况的技术，与中医体质学从整体生命状态研究人体的思路不谋而合，通过红外热成像技术能更直观、便利地对体质进行辨识，使体质调理的效果具有更客观的依据。相关文献显示不同体质红外

① 魏建子, 沈雪勇, 丁光宏, 等. 太渊穴自发红外辐射光谱研究[J]. 上海中医药大学学报, 2004, 18（4）: 33-35.

② 沈雪勇, 魏建子, 黄奏琴, 等. 不同生命状态内关穴红外温度变化过程中穴位特异性的显现[J]. 上海针灸杂志, 2012, 31（2）: 71-73.

③ 林敏, 魏海燕, 赵玲, 等. 近 10 年腧穴红外温度特性研究概况[J]. 中国针灸, 2017, 37（4）: 453-456.

④ 岳公雷, 杜广中, 张磊. 不同质量艾炷灸温度时间曲线变化的研究[J]. 上海针灸杂志, 2011, 30（10）: 704-706.

⑤ 洪文学, 蔡建红, 景军. 艾灸的热辐射光谱特性研究[J]. 应用光学, 2004, 25（4）: 1-3, 44.

⑥ 丁光宏, 沈雪勇, 褚君浩, 等. 人体穴位与中医各种灸的红外辐射光谱特性[J]. 针刺研究, 2002, 27（4）: 269-273.

⑦ 韩吟华, 丁光宏, 沈雪勇, 等. 人体体表穴位点红外辐射光谱特征及其与 ATP 能量代谢的关系[J]. 上海生物医学工程, 2005, 26（4）: 198-200.

热成像图特征的研究，是探索体质分类方法和研发体质辨识辅助工具的关键[①②]。近年来红外热成像技术在九种体质成像、体质辨识、体质干预的研究在体质诊疗方面得到了相关应用探索，被认为能够直观反映出机体"寒热"变化，可用于评价阳虚体质等体质特征与相关病证诊疗[③]。不同体质红外热像图的相关敏感区域出现了温度差异，与从《中医体质分类与判定》标准、体质望诊、体质好发疾病角度提出的敏感区域研究假设相同，如阴虚质红外热像图中面部多现高温，气郁质红外热像图中额头部多现高温或"睡眠线"，阳虚质红外热像图中胃脘部多现低温，痰湿质红外热像图中腹部多现低温，特禀质红外热像图中躯干部多现花斑样改变。研究者认为不同体质具有相异的代谢特点，在红外热像图中呈现出不同的图像特点；从体质分类判定标准、体质望诊、体病相关、体证相关角度，分析得出体质红外热像特征提取敏感区域的方法具有可行性；基于体质理论与临床现况，先确定体质红外热像特征的敏感区域，再对敏感区域进行描述性研究的研究思路，对体质红外热像特征提取的研究有参考价值。

在健康人热结构研究方面，王雨婷[④]利用红外热成像技术，从全身脏腑能量代谢的角度探索青年痰湿质人群（15～34 岁）全身三焦、脏腑、督任脉及头面五官的热结构特点，对青年痰湿质的生理基础、发病趋向进行探索，并提供体质调理建议。结果显示青年平和质的全身热代谢特征为上焦最凉、中焦次之、下焦最热。青年痰湿质的三焦呈现"上热下寒"的趋势，体内阴多阳少，实寒和虚寒夹杂。痰湿质热代谢异常的脏腑包括肺、脾、肾、膀胱、女子胞（或精室），造成三焦气化不利，水液代谢异常。痰湿之邪阻滞经络气机，容易导致痰湿夹瘀，上焦及头部郁而化热。结果显示红外成像检测结果对痰湿质的医学理论和临床表现可进行客观验证和科学解释。周娅妮等[⑤]应用医用红外热成像仪采集受试者督脉、肾区、大腹区、太溪穴区的红外皮温均值，观察肾阳虚质与红外皮温均值的相关性，对肾阳虚质人群开展了红外热像数学量化的相关性分析。有关结果显示太溪、督脉的红外皮温均值越低，大腹区的红外皮温均值越高的阳虚质人群，肾阳虚质的可能性越大，结果表明红外热像在一定程度上能进行中医体质辨识，但肾阳虚质与阳虚质、肾阳虚证不能混为一谈。邓品等[⑥]对长夏阳虚质人群的腧穴红外温度特性展开了研究，发现阳虚质人群的虚里、胃脘、左右腰区凉偏离明显；此外阳虚质人群还具有手足四肢凉、鼻部凉偏离明显及督脉热值较平和质组偏低等特征。研究者认为长夏阳虚质人群热结构特征的研究为夏季养阳的生理基础提供了科学的客观依据。郑霞等[⑦]应用红外热断层扫描技术对 60 例健康人阳虚质进行评价研究，结果显示健康阳虚质组较健康非阳虚质组面部、头后上部、头后下部、手前臂、股后区、膝部、腘窝、小腿后区 8 个热图区位代谢热值低，其

① 王张颖, 许金森. 红外热像技术在中医体质调理中的应用[C]//中国光学学会红外与光电器件专业委员会, 中国光学光电子行业协会红外分会, 国家红外及工业电热产品质量监督检验中心, 等. 全国第十六届红外加热暨红外医学发展研讨会论文及论文摘要集. 中国学术期刊（光盘版）电子杂志社, 2017: 3.

② 白彤彤. 中医体质红外热成像特征提取方法学探讨及实验验证研究[D]. 北京: 北京中医药大学, 2018.

③ 曾德传, 王飞, 章文春, 等. 红外热成像技术在中医体质的研究进展[J]. 光明中医, 2017, 32（16）: 2437-2439.

④ 王雨婷. 青年人群痰湿质与平和质热结构对比性研究[D]. 北京: 北京中医药大学, 2018.

⑤ 周娅妮, 陈淋, 周晓玲, 等. 肾阳虚质与红外热像数学量化的相关性分析[J]. 河北中医, 2020, 42（4）: 551-554.

⑥ 邓品, 王雨婷, 陈丽名, 等. 长夏阳虚质人群热结构特征的研究[J]. 现代中医临床, 2016, 23（6）: 25-27.

⑦ 郑霞, 刘奕, 李启佳, 等. 应用 TTM 对 60 例正常人阳虚质的评价研究[J]. 南京中医药大学学报, 2012, 28（1）: 15-19.

差异具有显著性统计学意义。研究者认为健康阳虚质者和健康非阳虚质者具有相同的代谢热值规律，而头面部和四肢区位是红外热断层评价阳虚的两敏感区位。

在相关病证疗效评估方面，红外热成像技术对骨科评估接受腰椎神经阻滞术的腰椎间盘突出症患者的临床疗效具有较高的应用价值[1]。牟雷等[2]应用红外热成像技术观察慢性失眠心脾两虚证患者任督脉、三焦、脏腑体表区域温度，并对热值进行分析比较。结果显示慢性失眠心脾两虚证患者任督脉、三焦、脏腑红外热图的分布特征与健康受试者存在差异，有关结果可为慢性失眠心脾两虚证的临床诊断与辨证提供一定参考。

在阳虚质及艾灸效用研究方面，何娟[3]通过艾灸大椎穴、神阙穴，观察阳虚质亚健康人群调养前后阳虚症状的改善情况，并以阳虚质量表评分、SF-36生活质量表、红外热图像为观察指标，客观评价艾灸大椎穴、神阙穴对阳虚质的调养效果及安全性，结果发现艾灸大椎穴、神阙穴及金匮肾气丸均可以有效调理阳虚质"虚寒"症状，干预阳虚质，改善亚健康状态人群的生存质量和健康状况，升高腹部和手掌的温度。艾灸大椎穴、神阙穴在改善阳虚质、调理亚健康状态方面优于金匮肾气丸。卢仙球相关团队[4]观察阳虚质人群的全身红外热图特征，采用红外热成像技术客观评价督脉火龙灸对改善阳虚质的临床疗效。结果显示红外热成像检测能客观反映阳虚质患者的体表热值特征与变化，督脉火龙灸与传统温和灸相比，对改善阳虚质患者的临床症状与体表热值有明显疗效。张秋芳、赵燕平研究团队[5]对不同体质人体红外热像、皮肤电导、血氧饱和度、心率的特点及其在双侧劳宫穴、神阙穴、双侧足三里及双侧涌泉穴依次进行艾灸后的即刻效应观察显示，艾灸后各体质受试者的某些部位的红外热像数据、皮肤电导、心率升高，血氧饱和度下降，与艾灸前比较变化均有统计学意义（$P<0.05$）。结果一方面反映了不同体质脏腑阴阳气血和功能代谢活动的差异性，另一方面也说明艾灸对体质的调理作用，与其调节机体的温度、皮肤电导、血氧饱和度等有关。

在藏象研究方面，黄仕霞[6]运用红外热成像技术，通过对艾灸肺经原穴太渊穴和大肠经原穴合谷穴观测肺区温度和大肠区温度变化是否存在相对应关系开展相关研究，探讨肺与大肠之间的相关性。结果显示艾灸太渊穴后，肺区和大肠区温度明显升高，肺俞穴和天枢穴、中府穴和大肠俞穴的温度均升高，观察到红外热像图呈现热偏离现象，并且肺区温度变化与大肠区温度变化、肺俞穴温度变化与天枢穴温度变化、中府穴温度变化与大肠俞穴温度变化存在显著的相关关系；艾灸合谷穴后，大肠区和肺区温度明显升高，大肠俞穴和中府穴、天枢穴与肺俞穴的温度均升高，红外热像图显示热偏离，而大肠区

① 杨小蕾, 沈正, 朱玉琼, 等. 红外热成像在腰椎神经根阻滞治疗腰椎间盘突出症患者临床疗效评估中应用[J]. 临床军医杂志, 2023, 51（8）: 781-785.

② 牟雷, 吴彬, 李红培, 等. 慢性失眠心脾两虚证患者红外热成像特征研究[J]. 中国中医药信息杂志, 2024, 31（3）: 144-148.

③ 何娟. 艾灸大椎穴、神阙穴对阳虚体质调养效果的临床研究[D]. 南宁: 广西中医药大学, 2021.

④ 卢仙球, 张雨童, 唐鼎, 等. 阳虚质人群全身红外热图特征及督脉火龙灸的干预作用研究[J]. 新中医, 2022, 54（21）: 188-193.

⑤ 张秋芳, 赵燕平, 朱伟玲, 等. 艾灸对不同中医体质人体红外热像等的即刻效应[J]. 世界中医药, 2012, 7（4）: 331-334, 338.

⑥ 黄仕霞. 基于红外热成像技术对中医藏象理论"肺与大肠相表里"的研究[D]. 南昌: 江西中医药大学, 2022.

温度变化与肺区温度变化、大肠俞穴温度变化与中府穴温度变化、天枢穴温度变化与肺俞穴温度变化存在显著的相关关系，结果验证了脏腑相表里理论中"肺与大肠相表里"的客观联系，也说明了肺和大肠在生理、病理上有着密切的联系。

4 亚健康疲倦人群经脉与艾灸研究进展

"经脉者，所以能决死生，处百病，调虚实，不可不通"（《灵枢·经脉》），亚健康状态及慢性疲劳综合征的中医病机被认为主要是脏腑功能失调、阴阳失衡。不同体质脏腑气血和功能代谢活动具有差异性，腧穴的温度、电阻、压力痛阈在疾病患者与健康人之间有差异，其与疾病程度有关，并随病情变化而变化。

现代经脉相关研究中，经脉被认为是一条具有三维结构的血流充沛、能量代谢旺盛的通道，是参与人体功能调节活动的重要基础[1]。胡翔龙相关团队[2]首次报道了直观看到古人所描述的经脉循行路线，并发现循经红外辐射轨迹大多表现为高温带，但也可表现为低温带；经脉线上相关组织的导热特性显著高于非经对照部位，两者的物理学特性有明显不同。研究者[3]采用腧穴伏安特性检测系统对气虚患者和健康人太渊穴、太溪穴伏安特性进行检测，比较气虚患者和健康人穴位伏安特性的差异。发现气虚患者太渊、太溪两穴电阻明显低于健康人，推测气虚导致的皮肤汗液分泌增多、皮下组织水肿可能是导致气虚患者穴位电阻变低的主要原因。张晓等[4]前期对气虚质与平和质原穴生物电信号和主观疲劳量表的相关性研究则显示气虚质组与平和质组间主观疲劳量表总分与原穴生物电信号值相关。研究者认为经络气血的本质与交感神经及其支配的血管功能有着密切的关系，其活动规律可用经脉循行部位的生物电即经脉穴位上的皮肤电位或皮肤电阻显示。

较早研究发现，机体体表经络、腧穴部位及病变相应的耳穴在电、光、声、热等方面具有一定特异性，其皮肤电阻都呈低电阻性特性。20 世纪 50 年代开始使用的经络电测定法被用于推断各经气血的盛衰。经穴生物电阻抗特性在经穴定位、评估人体健康状态等方面具有潜在的应用价值。以往研究者对人体经络原穴的电阻抗数据的采集和处理，采用多元图来表示经络诊断的多维数据，实现了人体整体经络功能的状态可视化采集与展示技术，有关工作为经络诊断提供了一种新的诊断方法[5]。当前，经穴电位特性研究虽然取得了一定成果，但被认为仍存在许多问题：这些问题表现在一方面经穴电位是非线性、时变的微弱信号，容易受到人体个体差异、环境噪声、测量方法等各种内外因素的影响，使得对其进行准确检测比较困难；另一方面，缺乏有效的、针对性强的信号处理方法，特别是缺乏能够反映经穴特异性和人体病理、生理状态的经穴电位特征提取方法。

脏腑经络相关是中医基础和中医研究的一个重要命题，对阐述人的生理、病理，对

① 胡翔龙. 人体红外辐射的循经特征及其与人体经络调控功能的关系[Z]. 福州: 福建省中医药研究院, 2011-05-06.

② 胡翔龙, 许金森, 谢树森, 等. 循经红外辐射轨迹的形成机理及其与经络调控功能的关系[Z]. 国家科技成果, 2012.

③ 魏建子, 沈雪勇, 周钰, 等. 气虚患者太渊、太溪穴伏安特性[J]. 辽宁中医杂志, 2007, 34（5）: 547-550.

④ 张晓, 赵燕平, 朱绘霖, 等. 气虚质与平和质原穴生物电信号与主观疲劳量表的相关性研究[J]. 中医杂志, 2013, 54（19）: 1649-1652.

⑤ 周桂桐, 汤德安, 杨玥. 人体十二经脉井穴电阻比值与疾病相关性研究[J]. 针灸临床杂志, 2009, 25（5）: 3-5.

人体进行预防、诊断、治疗、康复均具有重要意义。黄志军[①]从脏腑-经络的核心"气"入手，运用 THz 波光谱技术，来探讨脏腑经络相关性。通过艾灸五脏募穴，检测艾灸前后对应经络原穴 THz 波特征，探讨脏腑经络的相关性，结果显示艾灸五脏募穴，能激发脏腑经气感传，同时引起对应经络经气发生改变。发现心经和肺经，艾灸前后差异极为显著，而脾、肾、肝经相对显著，说明艾灸五脏募穴激发经络 THz 波效应强弱可能和传输距离长短有关联。发现同一经络的左右手（脚），无论是艾灸前还是艾灸后比较，差异均不明显，说明脏腑对经络的调节在正常人当中没有左右手（脚）之分；研究者发现 1.290～3.584THz 频率为原穴特征频率段，对这段进行研究更能展示原穴特征。这一结论可为进一步阐明五脏和经络之气或者脏腑和经络之气的关联提供生物物理学基础，为脏腑和经络学说的研究提供更多科学依据，为今后一些相关仪器研发提供理论指导。该研究结果从中医气的层面来证实脏腑经络相关理论，为脏腑经络理论增添现代科学依据，为阐明针灸的得气现象提供新的思路和方法，为研究和发展中医理论寻找更多的突破口。

临床通过或针或灸的方法来刺激经穴调理亚健康、缓解疲劳多有报道。艾灸作为中医传统养生保健方法，临床疗效显著，艾灸因人而异、辨质施养的方面尚无明确的相关机制研究。艾灸由于无创伤、副作用小、有效性高等优势近年来受到关注，艾灸疗法临床研究文献的数量从总体趋势上不断增加，众多的研究者对艾灸的现代应用研究主要集中在艾灸的临床疗效观察及艾灸的作用机制等方面，如巫柳萍等[②]对改进后督灸治疗阳虚质亚健康的临床疗效开展了观察研究，改进后的督灸可有效提高阳虚质亚健康者的临床疗效，改善患者生活质量和睡眠质量，有着较好的综合疗效。高希言等[③]开展了腹部透灸时温度变化的观察研究，结果发现透灸过程中更易出现胃肠蠕动、寒战、蚁行感、饥饿感等感觉，提示机体向良性方向自我调整，在透灸过程中温热感可从表皮向腹腔、腰部透达，亦可向上到头部、向下到膝部透达，而潮红、汗出、花斑是透灸效果的重要指标，此外，他们认为温度的控制是透灸核心技术，透灸艾灸的持续时间控制在 28～32min 可发挥较好的疗效。

5　气海穴艾灸研究进展

气海（CV6）穴属中医任脉之经穴，肓之原穴，气海一穴，为大气所归，犹百川之汇海者，故名为"气海"[④]。气海艾灸被认为具有鼓动元气、培补元气之功效。古今医家皆认为调补气海可以培补人身之气不足，用以治疗各种气虚之证。古今医籍对气海穴的临床应用研究显示凡是与"气"密切相关的虚弱疾病，均可取此穴保健。

在临床方面气海穴艾灸疗效得到了多篇文献报道，如周海瀛[⑤]报道了艾灸气海穴、关

① 黄志军. 基于 THz 波光谱技术探究五脏与经络的相关性研究[D]. 南昌: 江西中医药大学, 2021.
② 巫柳萍, 余连香, 赵珉, 等. 改进后督灸治疗阳虚质亚健康的临床疗效观察[J]. 中医临床研究, 2020, 12（31）: 64-67.
③ 高希言, 陈岩, 王鑫, 等. 腹部透灸时温度变化的研究[J]. 中国针灸, 2015, 35（1）: 45-49.
④ 马文. 气海穴大气所归, 海纳百川[J]. 中医健康养生, 2020, 6（10）: 66-67.
⑤ 周海瀛. 艾灸气海、关元治疗慢性心衰临床观察[J]. 光明中医, 2019, 34（17）: 2687-2689.

元穴对慢性心力衰竭患者的生活质量及再住院率的影响。报道指出慢性心力衰竭患者在常规西药治疗基础上加用艾灸气海穴、关元穴治疗，能明显改善生活质量，且能明显降低再住院率。高苒等[①]应用隔药灸气海穴结合温针灸的治疗方法，对 27 例产后压力性尿失禁患者的临床总有效率达 92.59%。有关工作为临床中医外治法治疗产后压力性尿失禁提供了思路和方法。张壮[②]观察艾灸气海穴等穴位治疗对肾阳亏虚型脑梗死合并下尿路症状（lower urinary tract symptom, LUTS）患者的影响，结果显示艾灸气海穴、关元穴、中极穴联合基础治疗相比于单纯的脑梗死和 LUTS 基础治疗，均有更显著的疗效，可明显改善患者的 NIHSS 评分、生活质量、最大尿流率及中医证候积分，起到脑肾同治的效果。武凤琴[③]对 60 例肿瘤化疗患者采用常规化疗＋直接灸，取穴足三里穴、气海穴。探讨直接灸足三里穴、气海穴对肿瘤化疗患者 T 淋巴细胞及生存质量的影响。结果显示直接灸足三里穴、气海穴可升高肿瘤化疗患者外周血中 $CD4^+$ 含量，降低 $CD8^+$ 含量及 Th17 细胞表达水平，改善肿瘤化疗患者的免疫功能并提高生存质量，可作为肿瘤患者化疗后的辅助手段，提高化疗的疗效。

疲倦为亚健康人群及气虚质者常见异常感觉，而艾灸气海穴为改善气虚质的重要方法。在艾灸气海、关元穴治疗慢性疲劳综合征（CFS）的临床疗效方面，林玉敏等[④]将 60 例 CFS 患者随机分为艾灸组和对照组各 30 例，艾灸组给予艾灸气海穴、关元穴，对照组给予口服多维元素片，比较两组治疗前后疲劳量表-14、疲劳评定量表、焦虑自评量表（SAS）得分及 IgA、IgM、IgG、C3、C4 水平。结果显示艾灸气海穴、关元穴可改善 CFS 患者的疲劳、焦虑状态及免疫力。相关课题亦以复合应激法建立模型组和观察组大鼠 CFS 模型，成模后艾灸观察组大鼠气海穴、关元穴，比较干预后 3 组大鼠的 IgA、IgM、IgG、C3、C4 水平。艾灸干预后，模型组大鼠 IgA、IgM、IgG、C3、C4 水平低于观察组，而观察组以上指标高于模型组（均 $P<0.05$）。艾灸气海穴、关元穴可改善 CFS 大鼠的免疫功能。在提高免疫功能等相关机制研究方面，杨晓慧等[⑤]、王维等[⑥]研究发现针灸气海穴、关元穴能使小鼠胸腺和脾脏系数升高，补体 C3、C4 含量提高，特别是艾灸能使疲劳小鼠的血清 T、T/C 明显提高，血清 C 明显降低，提示针灸气海穴、关元穴具有延缓胸腺结构萎缩和功能退化及提高机体免疫功能等作用。吕明等[⑦]观察针灸对小白鼠性腺和性腺激素的影响，结果显示性腺重量及性腺激素含量有明显增加，提示了针灸气海穴具有调整和加强下丘脑-垂体-性腺轴，从而具有延缓衰老、养生保健的积极意义。目前对艾灸气海穴的缓解疲劳、调理体质、改善亚健康症状相关工作国内外仅限于临床疗效评估、动物实验。艾灸气海穴调补元气作用是否可以通过其改善气虚质脑功能状态做出科学诠释值得

① 高苒, 张建英. 隔药灸气海穴结合温针灸治疗产后压力性尿失禁 27 例[J]. 中医外治杂志, 2021, 30（4）: 74-75.

② 张壮. 艾灸气海、关元、中极穴对轻中度脑梗死合并 LUTS（肾阳亏虚型）患者的影响[D]. 郑州: 河南中医药大学, 2022.

③ 武凤琴. 直接灸足三里、气海对肿瘤化疗患者免疫 T 细胞影响的临床研究[D]. 合肥: 安徽中医药大学, 2016.

④ 林玉敏, 江钢辉. 艾灸气海、关元穴治疗慢性疲劳综合征的临床疗效及其对大鼠免疫功能的影响[J]. 广西医学, 2017, 39（10）: 1546-1549.

⑤ 杨晓慧, 张红石. 针灸气海穴对小鼠抗疲劳、耐缺氧作用的影响[J]. 长春中医学院学报, 2006, 22（1）: 68.

⑥ 王维, 李荣亨. 针灸关元、气海穴对气虚证小鼠耐疲劳能力与免疫指标的影响[J]. 中国中医急症, 2008, 17（10）: 1433-1434.

⑦ 吕明, 刘晓艳. 针灸雄性小白鼠/气海穴对性腺及性腺激素的影响[J]. 辽宁中医杂志, 2005, 32（10）: 1068.

关注[1][2][3]。临床报道显示艾灸气海穴对改善运动员运动性疲劳有良好疗效，如刘晨光等[4]对艾灸疗法对运动员运动性疲劳恢复的临床疗效进行了观察，结果显示艾灸气海穴对运动员运动后疲劳主观感觉评分、心率、反应时间、血清肌酸激酶（CK）活性、尿素氮（BUN）浓度、血红蛋白浓度均有良好的改善作用，艾灸百会穴可以改善运动员运动后疲劳主观感觉评分、心率、反应时间和 CK 活性。

6　中医体质、艾灸神经基础相关研究

中医整体观理论认为人体的组织器官应保持相对协调一致，进而完成日常的生理活动，其关键是依靠经络系统的联络沟通实现的。传统经络系统理论详于头面躯干部，略于脑内，且循行路径阐述模糊，影响临床取穴和疗效，限制了针灸学科的发展。中医是以五脏为中心的理论体系，重心而轻脑，将脑的功能分属于五脏，导致脑与经脉的直接联系匮乏，这是现代经络理论需要发展的内容。

在经穴与脑的相关研究方面，研究者从效应到机制进行了循序渐进的研究。在热敏灸方面，如朱兵[5]利用可对分级强度和分级面积刺激发生规律性应答反应的脊髓背角会聚神经元和延髓背侧网状核全身异觉异位会聚神经元作为研究的模型，来探讨生理/病理状态下不同面积和不同强度温度热灸刺激作用于热敏化（即激活）腧穴和旁开非热敏腧穴对会聚神经元的量-效激活反应，以期阐明最佳热灸刺激参数、热敏化腧穴是否在病理情况下导致了致敏，致敏的强度是否与病变强度相关及热敏化腧穴效应的神经科学调节机制。朱兵同时应用多导电生理技术证明，循经感传现象伴发有循经肌电发放，从而使循经感传现象有了客观化指标。结果发现循经感传现象的出现与循经肌电的步进速度同时出现，循经感传轨迹与循经肌电步进在同一位置中。臂丛神经阻滞后，循经感传和循经肌电信号一同消失，表明这些现象有赖于中枢的功能完整[6]。陈日新团队[7]基于针灸腧穴产生的信号可传入脑的相关研究成果为脑与经脉的直接联系提供相关大量的客观证据。

在艾灸对于脑疲劳的研究方面，较多研究从其作用机制着手，展开深入研究，涉及神经、内分泌、免疫功能等诸多方面，为针灸治疗与改善相关病证提供了理论依据。如李美康等[8]发现脑疲劳状态下人体腧穴热敏化现象出现频率较非脑疲劳状态下高。北京大学神经科学研究所研究团队的工作显示在艾灸热敏腧穴过程中，存在大脑神经网络中明显不同的电活动产生，是腧穴热敏态的高密度脑电特征，并且这种电活动还有明显的调

① 岳公雷，闫冰，阚俊祯. 古今医籍对气海穴临床应用的对比研究[J]. 中医研究，2012，25（8）：54-55.

② 杨杰，闫晓，张玲莉，等. 艾灸对机体免疫调节的研究进展[J]. 中国中医基础医学杂志，2013，19（9）：1111-1114.

③ 雷龙鸣. 艾灸对亚健康脑力疲劳模型大鼠学习记忆能力与海马神经元的影响[D]. 武汉：湖北中医药大学，2011.

④ 刘晨光，包信通. 艾灸缓解运动性疲劳的临床观察[J]. 山东体育科技，2010，32（3）：21-23.

⑤ 朱兵. 穴位可塑性：穴位本态的重要特征[J]. 中国针灸，2015，35（11）：1203-1208.

⑥ 朱兵，徐卫东，李宇清，等. 循经感传伴发的循经肌电发放[J]. 中国中医基础医学杂志，1999，5（8）：45-48.

⑦ 谢洪武，陈日新，徐放明，等. 基于经络循行的假设：脑内经脉[J]. 时珍国医国药，2012，23（8）：1988-1990.

⑧ 李美康，莫清莲，冯秋瑜，等. 针灸治疗慢性疲劳综合征的临床研究进展[J]. 广西中医药，2015，38（1）：4-6.

节紊乱功能的作用。[1]蔡荣林等[2]发现温和灸可明显改善亚健康疲劳状态患者的临床症状、免疫功能与生活质量，且具有较好的安全性。在相关动物实验方面，陈兴华等[3]采用慢性应激即束缚大鼠的方法进行造模，观察艾灸五脏背俞穴对模型大鼠的慢性疲劳表现及行为学影响，结果提示艾灸五脏背俞穴可以改善模型大鼠的躯体疲劳和心理疲劳。多数研究仍缺乏可重复性和推广性；相关效应关系尚缺乏系统研究，选穴组方及部位对针刺疗效的系统研究及理论依据也仍然欠缺。在艾灸调理体质、改善亚健康疲劳状态方面需要更多客观证据与科学诠释。目前艾灸生物物理特性研究已被广泛关注，更多多学科交叉手段的应用为进一步阐明艾灸疗法的作用机制提供了思路和方法。同时也为提高临床疗效和仿灸治疗仪的研制提供了实验依据[4]。

　　传统艾灸因其现代研究技术的局限性，还无法解释生命系统中由此产生的多参数的相互作用，难以把握疗效的最佳作用量。热感作为人体的主观评价指标，与皮肤温度、灸法和穴位、环境温度、环境湿度、辐照强度有关，但其与受试者体质、心理状态、病性等因素的关系有待进一步探讨。在中枢神经响应方面，董新民等[5]发现多种灸法可明显改变皮肤至肌肉的温度，表皮的温度变化为先高后低，皮肤组织温度为先低再高，而深层肌肉组织的红外热像呈现逐渐升高后的稳态规律[6]。所获动物实验结果显示灸法对热原抑制体温调节中枢热敏神经元活动有显著的拮抗作用，因而取得退热的疗效，研究团队推测可能是皮肤温度变化改变了多种感觉型感受器的活动。王耀帅[7]发现皮肤的生物学功能是艾灸温促通效应启动机制的科学基础，艾灸的温促通效应与 TRPV1 相关，艾灸的起效可能通过激活 TRPV1 引发皮肤神经源性炎症发挥作用。

　　光学脑成像技术具有无损检测的特性，更适用于瞬息即变的神经活动的监测，表征接受外界刺激或思维过程中脑不同区域反应和功能表达，反映细胞内活动信息及代谢方面的信息，更好地揭示神经元活动、能量代谢与血流动力学之间的关系。项洁[8]基于rs-fMRI 开展了艾灸原发性痛经患者不同热敏态穴位脑功能连接研究相关工作，研究者以原发性痛经为研究载体，采用 rs-fMRI 技术，以脑岛为种子点进行脑功能连接分析，从影响脑岛脑功能连接网络的角度探讨艾灸 PD 患者热敏态关元穴、三阴交穴的即刻中枢响应机制。结果显示艾灸原发性痛经患者热敏态关元穴的即刻中枢响应机制可能与默认模式网络-脑岛功能连接改变有关；艾灸原发性痛经患者热敏态三阴交穴的即刻中枢响应机制可能与感觉运动网络-脑岛功能连接的改变有关；艾灸原发性痛经患者不同热敏态穴位具体的功能连接改变存在差异，但是其主要的中枢响应特征类似，均改变了疼痛控制相关脑区

① 陈日. 基于 fMRI 研究子午纳支针法运用于足阳明经与运动功能脑区的相关性[D]. 福州：福建中医药大学, 2013.

② 蔡荣林, 胡玲, 吴子建. 循证医学、真实世界研究在针灸临床研究中的应用与思考[J]. 中国针灸, 2015, 35（9）: 949-952.

③ 陈兴华, 杨海涛, 唐纯志, 等. 艾灸五脏背俞穴对慢性疲劳模型大鼠行为学的影响[J]. 四川中医, 2009, 27（8）: 16-18.

④ 王晓艳. 人种间体质差异对中医疗法的影响[J]. 辽宁中医药大学学报, 2009, 11（1）: 21-24.

⑤ 董新民, 董泉声, 张晓琼, 等. 不同温度灸法的退热作用与体温调节中枢温度敏感神经元活动的关系[J]. 中国针灸, 2012, 32（2）: 149-154.

⑥ 林敏, 魏海燕, 赵玲, 等. 近 10 年腧穴红外温度特性研究概况[J]. 中国针灸, 2017, 37（4）: 453-456.

⑦ 王耀帅. 艾灸以温促通效应与 TRPV1 的相关性研究[D]. 南京：南京中医药大学, 2012.

⑧ 项洁. 基于 rs-fMRI 技术探讨艾灸原发性痛经患者不同热敏态穴位脑功能连接研究[D]. 南昌：江西中医药大学, 2022.

与脑岛之间的功能连接网络。周星辰[①]所开展的基于 rs-fMRI 技术探讨艾灸原发性痛经患者热敏态关元穴脑功能调节机制研究则显示艾灸热敏态关元穴有着显著的即刻效应和广泛的脑区激活作用，艾灸热敏态穴位存在网络化中枢性调控。艾灸热敏态关元穴能增强额中回和楔前叶的自发性神经元活性，降低楔叶、枕上回及枕中回自发神经元活性，以额中回和颞上回为代表的脑区局部功能活动的一致性协调作用增强，并能减弱以中央前回和中央后回为代表的脑区局部功能活动的一致性协调作用，此外艾灸热敏态关元穴能显著激活前额叶（PFC），可能与关键性的情感镇痛密切相关。

fNIRS 无损检测脑中血氧状态变化及空间分布是当今神经生物学界最热门的研究课题之一。fNIRS 既可以提供基于血红蛋白浓度变化的血流动力学变化信息，又能够反映与神经活动直接相关细胞色素氧化酶等的代谢情况。在价格、操作便利性及设备的可移动性上均优于 fMRI、PET 及 MEG。此外光学脑成像技术基于光学测量，而非电/磁测量，具有着很好的兼容性。fNIRS 其毫秒量级时间分辨率是 PET 和 fMRI 所不及的，同时又有可以接受的空间分辨率（厘米量级，低于 fMRI、PET、MEG，优于 EEG）。在参数的测量上，不同于 fMRI 测量的血氧水平依赖（BOLD）信号，光学脑成像可直接测量皮质的氧合血红蛋白（Oxy-Hb）、Deoxy-Hb 和总血红蛋白（HbT）等浓度，表明该技术可提供比 fMRI 更直接、更全面的皮质血氧代谢状况，在神经血管耦合机制研究上比 fMRI 更具优势[②③④]。

fNIRS 已广泛应用于基础脑神经科学、精神科学、生理及心理学、康复及应用工程（如人机控制）等多个领域。该技术已在顶叶运动皮质的功能成像及左右半球的不对称性、视觉刺激下枕叶视皮质的响应、执行语言或记忆任务（如 N-back task）等认知任务时更高级的任务的前额叶响应模式，以及合作任务中前额叶成像、功能区域间的相关性等人脑皮质功能区光学脑成像方面开展了大量研究。金荣疆研究团队利用 CiteSpace 知识图谱可视化分析方法对 fNIRS 的十年发展进行了相关调研，结果显示对于从心理学和认知神经科学角度出发，借助 fNIRS 对不同脑区尤其是额叶皮质区的研究、利用 fNIRS 对大脑相关各种机制的探索、fNIRS 对婴幼儿个体差异的检测及与其他脑功能成像技术相结合所展开的研究仍旧是未来一段时间内的热点[⑤]。如刘颖等[⑥]通过设计事件相关实验，用 fNIRS 对 25 名大学生进行近红外脑成像实验，记录他们在非情绪性 GO/NO-GO 实验中的情况，结果表明在反应抑制过程中是额下回双边激活，左额中/下回也实质地参与行为抑制。李军等[⑦]采用 fNIRS 对 11 名高孤独症特质儿童、9 名低孤独症特质儿童、2 名确诊孤独症的同龄儿童进行近红外脑成像实验，与正常组儿童对比，在共同任务中具有较高孤独症特质的儿童的前额叶血流动力学响应明显有区别，孤独症特质越明显，大脑信号波动就会越大。

① 周星辰. 基于 rs-fMRI 技术探讨艾灸原发性痛经患者热敏态关元穴脑功能调节机制研究[D]. 南昌: 江西中医药大学, 2021.
② 潘运. 视觉注意条件下数字加工能力发展的实验研究[D]. 天津: 天津师范大学, 2009.
③ 丁南. 运用近红外光谱技术对递增负荷运动脑血流动力学变化特点的研究[D]. 北京: 首都体育学院, 2012.
④ 张连毅, 徐刚. 生理性精神疲劳 EEG 信号分析技术[J]. 上海电机学院学报, 2010, 13（2）: 75-79.
⑤ 范金, 曾露瑶, 钟冬灵, 等. 功能性近红外光谱技术的 10 年发展: CiteSpace 知识图谱可视化分析[J]. 中国组织工程研究, 2021, 25（23）: 3711-3717.
⑥ 刘颖, 周菘, 白学军, 等. 行为抑制的近红外脑成像研究[C]//第十七届全国心理学学术会议论文集. 北京, 2014: 142-144.
⑦ 李军, 朱志方, 朱绘霖, 等. 自闭症患者的光学脑成像研究[J]. 华南师范大学学报: 自然科学版, 2013, 45（6）: 62-67.

在临床医学上的研究应用方面，韩素敏等根据 Fich 原理推导出了监测组织血流的数学模型，并建立了检测前臂缺血时血流变化的实验系统，结果表明用近红外光谱方法来监测缺血时血流的变化为可行的方法[①]。史洁等[②]使用近红外光学成像技术研究增龄对额极皮质在工作记忆中激活的影响。研究者召集青年组女性健康被试 8 人、中年组女性健康被试 7 人进行斯腾伯格项目再认任务，使用近红外光学成像技术监测任务期间双侧额极区的血流动力学变化，计算额极区 Oxy-Hb 的偏侧指数并进行统计学分析。结果显示在高记忆负荷任务中中年组被试的反应时间显著长于青年组（$P<0.05$）。青年组额极激活表现为右侧优势，而中年组表现为双侧激活反应（$P<0.05$），研究结果支持额极功能随着老化过程发生改变，而且随老化出现的 PFC 偏侧性减弱的 HAROLD 模型早在中年阶段就可表现出来。具体疾病与脑功能成像结果之间的关系为既往脑功能学研究所关注，而所得结论缺乏一致性和特异性，基于常见精神症状，如抑郁、焦虑等症状可单独或同时存在于某一疾病中的实际情况，李娟等[③]认为开展抑郁障碍与焦虑障碍中的抑郁与焦虑症状相关的认知模式和脑激活的时间依赖双曲线波形特征模式识别的研究，使研究样本的症状具有"同质性"，在目前阶段，可能比基于某一疾病的空间功能结构的研究更具有临床辅助诊断意义。

鉴于上述特点，对于中医体质、艾灸神经基础相关研究的开展，相应的脑功能成像技术应至少符合以下要求：①无损伤，符合条件的有 fMRI、MEG、EEG 和光学脑成像；②头部一定程度的摆动或晃动对成像影响不大，符合条件的有 EEG 和光学脑成像；③功能区成像定位好，符合条件的仅有光学脑成像，而 EEG 的成像源（神经元电流分布或电流偶极子）耦合大，定位局域性不好。通过光学脑成像技术与其他功能成像技术的上述比较可知，光学脑成像将成为研究相关命题脑神经活动特征的最适合技术。

在实际研究工作中，以灸温主观感觉和客观艾灸局部温度变化特征相关性为切入点的研究工作可为中医体质、艾灸作用机制、灸感相关理论与临床提供原创性认知神经科学客观依据。基于以人为实验对象，在体从心理、生理和脑功能角度来探讨中医体质对于气海穴悬灸灸感和脑功能激活状态的相应神经基础的研究，拓展本土心理物理学研究领域、发展与完善艾灸中医治未病基础研究，结果还可为临床主观经验主导的中医辨质养生提供客观科学诠释。

此外，艾灸对于不同体质的生理与主观感觉研究值得关注，本部分的工作为结合传统的艾灸与现代的物理治疗进行研究，进一步探讨艾灸对大脑的具体作用观测，是一个重要的且具有创新性的尝试。在先期工作基础上，本部分内容选取传统保健养生穴位气海穴悬灸作为干预，观察艾灸过程中热感等灸感相关指标实际差异，探讨艾灸对神经元活动、能量代谢与血流动力学影响的作用机制。有关结果以期在客观评价不同中医体质个体心理主观灸感效应差异性的同时，直观反映出艾灸过程中心理效应与客观变化，为艾灸之依人施养、辨证施灸提供原创性心理物理学等方面的客观依据。

---

① Ezzo J, Streitberger K, Schneider A. Cochrane systematic reviews examine P6 acupuncture-point stimulation for nausea and vomiting[J]. Journal of Alternative and Complementary Medicine, 2006, 12（5）: 489-495.

② 史洁, 王英, 谷田正弘, 等. 额极功能在工作记忆中的年龄差异[J]. 中国老年学杂志, 2014,（20）: 5637-5639.

③ 李娟, 刘破资. 功能性近红外光谱技术的转化医学思考[J]. 中国心理卫生杂志, 2020, 34（7）: 626-630.

第 17 章

艾灸对人体红外热像及生理信号的即刻效应观察

近年来，艾灸相关研究日益增多，国内外在艾灸的药性作用、物理作用，艾灸对神经、内分泌、免疫系统、血液循环系统及机体代谢的调节作用等方面进行了广泛研究，此外，艾灸对机体皮肤电阻及血氧饱和度的影响也开始受到关注①。艾灸疗效被认为是艾灸和经络穴位相结合而发挥的综合效应，本章研究则通过观察艾灸对机体循经部位红外热像、皮肤电导、血氧饱和度和心率的即刻效应，探讨其通过经络穴位作用于机体进而能防病治病的内在作用机制。

1 临床资料

1.1 纳入标准

身体健康，无心、肝、肾、脑等疾病，无精神病、皮肤病；受试者依从性好，自愿参加检测并签署知情同意书。

1.2 一般资料

对华南师范大学在校健康大学生 46 例被试进行了艾灸前后生理信号记录观测，被试情况：年龄 20~23 岁，其中男性 34 例、女性 12 例；46 例中 41 例被试同时做艾灸前后红外热像记录，其中男性 30 例、女性 11 例。

1.3 实验器材

红外热成像仪：北京贝亿医疗器械有限公司生产，空间分辨率≤3mrad，温度分辨率0.05℃。

多道生理仪：为美国 BIOPAC 公司生产，相关配件包括 TSD203 皮肤电阻传感器、TSD123 系列血氧饱和度传感器。

---

① 洪金标, 彭宏, 易受乡. 艾灸对机体产生的多重效应及其机理探讨[J]. 中华中医药学刊, 2010, 28（2）：277-281.

纯艾灸条：南阳卧龙汉医艾绒厂生产，批号为 20100401，规格为 18mm×200mm。

2　方　法

2.1　实验环境

实验时间为 2010 年 12 月 25～31 日，冬至日之后，实验在无阳光直射，无强红外辐射源存在的室内进行，室温为（20±2）℃，湿度为 55%～65%，环境安静、温暖、舒适。

2.2　实验步骤

①实验前，受试者先休息 15～20min，然后记录其艾灸前的红外热像。②进行艾灸治疗。受试者平躺，将血氧饱和度传感器固定于食指指腹上，皮肤电阻传感器固定于中指和无名指指腹上，记录其皮肤电导、血氧饱和度、心率等，3min 后，开始艾灸并同步继续记录以上生理指标，取穴依次为右、左劳宫穴及神阙穴，右、左足三里穴，右、左涌泉穴，每穴均艾灸 5min，以出现红晕、受试者感到温热为度，停灸后，再持续记录以上指标 3min。③记录艾灸后的红外热像。

2.3　统计学方法

采用 SPSS 17.0 统计分析软件对数据进行分析，数据采用（$\bar{x}\pm s$）的方式表示，艾灸前与艾灸后的数据比较采用双侧配对 t 检验，男女之间的数据比较采用双侧独立 t 检验。

3　结　果

3.1　各部位艾灸前后红外热像数据比较

各部位艾灸前后红外热像数据比较如表 17-1 所示，除鼻部、口部、胸部左侧、胸部右侧外，其他部位艾灸前后红外热像数据比较差异均有统计学意义（$P<0.05$ 或 $P<0.01$）。

表 17-1　各部位艾灸前后红外热像数据比较（℃，$\bar{x}\pm s$）

部位	艾灸前（$n=41$）	艾灸后（$n=41$）	差值	t	P
左眼部	34.63±0.89	34.96±0.75*	0.33±0.98	2.13	0.04
右眼部	34.47±0.90	34.79±0.70*	0.32±0.97	2.09	0.04
左颊部	33.51±1.13	34.15±1.09**	0.64±1.26	3.26	0.00
右颊部	33.23±1.18	34.05±1.07**	0.81±1.17	4.45	0.00
鼻部	31.39±2.66	31.94±2.09	0.55±1.97	1.80	0.08

续表

部位	艾灸前（$n=41$）	艾灸后（$n=41$）	差值	t	P
口部	33.55±1.63	33.96±1.45	0.41±1.40	1.89	0.07
颈部正面	34.28±0.98	34.79±0.82**	0.51±1.18	2.71	0.01
胸部左侧	33.98±1.25	34.31±1.01	0.33±1.10	1.87	0.07
胸部右侧	33.79±1.16	34.07±0.99	0.27±1.00	1.73	0.09
胸部中间	34.23±1.11	34.65±0.83*	0.42±1.04	2.56	0.02
全胸部	34.01±1.13	34.39±0.91*	0.38±1.00	2.39	0.02
神阙穴	34.54±1.46	35.49±0.97**	0.95±1.32	4.55	0.00
左侧大腿正面	31.48±1.48	32.13±1.11**	0.65±1.34	3.05	0.00
右侧大腿正面	31.21±1.43	31.80±1.11**	0.59±1.26	2.94	0.01

注：与艾灸前对比，*$P<0.05$，**$P<0.01$。

3.2　艾灸前后皮肤电导、血氧饱和度、心率比较

如表 17-2 所示，艾灸后皮肤电导、血氧饱和度和心率与艾灸前相关指标比较均有统计学差异（$P<0.01$）。在 46 例受试者中，除有 13 例在艾灸后心率下降外，其余均有上升趋势。在心率＞82 次/分的 12 例受试者中，有 11 例心率下降；在 34 例心率＜82 次/分的受试者中，有 32 例心率上升。

表 17-2　艾灸前后皮肤电导、血氧饱和度、心率比较（$\bar{x}\pm s$）

	皮肤电导/μmho	血氧饱和度/%	心率（升高）/（次/分）	心率（降低）/（次/分）
艾灸前	10.69±3.06	97.96±0.59	70.01±7.13	85.71±7.65
艾灸后	14.08±3.46	97.59±0.68	74.65±6.92	78.47±7.96
差值	3.39±2.17	−0.37±0.44	4.64±3.94	−7.24±5.08
t	10.10	−5.69	6.77	−5.14
P	0.00	0.00	0.00	0.00

3.3　男性与女性艾灸前后各部位红外热像数据比较

如表 17-3 所示，艾灸前女性右小指指腹、左中指指腹、右大腿正面、左大腿正面、右小腿正面、左小腿正面和右脚心红外热像数据均低于男性相同部位，差异均具有统计学意义（$P<0.05$ 或 $P<0.01$），其他部位比较差异无统计学意义（$P>0.05$）。女性艾灸后左颊、鼻部、胸部、右大腿正面、左右小腿正面、左右脚心红外热像数据与男性相同部位相比较具有统计学差异（$P<0.05$ 或 $P<0.01$），其他部位比较差异无统计学意义（$P>0.05$）。相关结果提示女性手脚较男性容易怕冷，女性躯干部位及眼部情况则提示女性可能较男性更能抵抗寒冷，而且女性可能对艾灸更敏感。

表 17-3　男性与女性艾灸前后各部位红外热像数据比较（℃，$\bar{x}\pm s$）

部位	艾灸前		艾灸后	
	男（$n=34$）	女（$n=12$）	男（$n=34$）	女（$n=12$）
右眼部	34.43±0.92	34.69±0.83	34.77±0.76	34.86±0.53
左眼部	34.59±0.90	34.83±0.84	34.96±0.79	34.96±0.67
右颊部	33.24±1.17	33.24±1.23	34.23±1.04	33.55±1.05
左颊部	33.45±1.12	33.71±1.13	34.36±1.06	33.58±1.03[*]
鼻部	31.64±2.63	30.92±2.79	32.36±1.90	30.78±2.22[*]
口部	33.62±1.61	33.42±1.68	33.98±1.39	33.91±1.66
颈部正面	34.24±1.02	34.39±0.81	34.78±0.75	34.82±1.04
胸右侧	33.64±1.17	34.23±0.94	33.82±0.96	34.83±0.69[**]
胸左侧	33.82±1.25	34.40±1.08	34.07±0.97	35.03±0.78[**]
胸中间	34.21±1.16	34.32±0.87	34.49±0.85	35.12±0.59[*]
全胸部	33.95±1.16	34.28±0.90	34.19±0.89	34.99±0.70[*]
神阙穴	34.58±1.40	34.46±1.65	35.36±0.95	35.76±0.98
右大拇指指腹	26.95±3.17	26.45±2.78	26.67±2.70	25.47±2.42
右食指指腹	26.16±2.98	25.20±2.14	26.16±3.43	24.58±1.94
右中指指腹	25.97±3.25	24.72±1.80	25.75±2.40	24.19±1.80
右无名指指腹	25.49±3.07	24.24±1.69	25.42±2.33	24.00±1.83
右小指指腹	25.03±3.21	23.47±1.12[*]	25.03±2.31	23.82±1.41
右手掌	30.01±3.12	28.65±2.53	29.12±2.75	28.04±2.21
右手腕	30.18±2.01	29.33±2.15	30.10±1.92	29.01±2.01
左大拇指指腹	27.00±3.03	26.68±2.56	26.97±2.51	26.26±2.51
左食指指腹	26.12±3.11	24.75±1.44	25.95±2.46	24.90±1.77
左中指指腹	25.98±2.93	24.52±1.38[*]	26.08±2.46	24.70±1.57
左无名指指腹	25.76±3.15	24.53±1.75	25.79±2.38	24.31±1.44
左小指指腹	25.66±3.18	24.42±1.88	25.55±2.44	24.55±1.66
左手掌	29.83±2.46	29.04±2.47	30.03±2.40	29.05±2.19
左手腕	30.10±1.83	29.56±2.16	30.63±1.91	29.99±1.89
右大腿正面	31.53±1.27	30.09±1.36[**]	32.09±1.10	31.17±1.12[*]
左大腿正面	31.84±1.29	30.21±1.43[**]	32.39±1.07	31.61±1.30
右小腿正面	32.82±0.96	31.30±0.93[**]	32.21±0.78	31.23±1.39[**]
左小腿正面	32.95±0.82	31.45±0.92[**]	32.30±0.70	31.32±1.32[**]
右脚心	28.86±2.60	26.96±2.02[*]	26.35±2.46	24.36±1.71[*]
左脚心	29.01±2.55	27.35±2.11	26.58±2.55	24.68±1.69[*]

注：与同部位同时间点男性比较，*$P<0.05$，**$P<0.01$。

3.4　男性与女性艾灸前后皮肤电导、血氧饱和度、心率比较

如表 17-4 所示，艾灸前后女性的皮肤电导均小于男性，差异有统计学意义（$P<0.05$）。艾灸前后女性血氧饱和度、心率与男性比较，差异均无统计学意义（$P>0.05$），提示男性与女性对艾灸作用的敏感度在皮肤电导、血氧饱和度、心率上的表现可能无明显差异。

表 17-4　男性与女性艾灸前后皮肤电导、血氧饱和度和心率比较（$\bar{x}\pm s$）

时间	性别	人数/人	皮肤电导/μmho	血氧饱和度/%	心率/（次/分）
艾灸前	男	30	11.62 ± 3.16	97.95 ± 0.56	75.47 ± 11.08
	女	11	$8.57\pm1.48^*$	98.14 ± 0.74	72.21 ± 6.39
艾灸后	男	30	15.16 ± 3.14	97.54 ± 0.69	75.97 ± 8.37
	女	11	$11.25\pm2.59^*$	97.87 ± 0.71	75.97 ± 3.62

注：与同指标同时间点男性比较，$*P<0.05$。

4　讨　论

在艾灸物理学研究方面，研究者[1][2]认为艾燃烧生成物能通过灸热渗进皮肤起到促进血液循环、抗氧化并清除自由基的作用，此外，艾灸燃烧艾绒时产生的热效应也是产生治疗效果的重要因素，既可以为机体细胞代谢活动、免疫功能提供必要的能量，也能为能量缺乏的病态细胞提供活化能，并能利用生物大分子氢键偶极子受激共振，从而产生"得气感"[3]。

艾灸时的红外辐射，既包含具有光辐射特性的近红外辐射，作用于机体较深部位，又包含具有热辐射特性的远红外辐射，作用于机体较浅部位，艾灸刺激沿经络传导，既可为机体细胞代谢活动、免疫功能提供必要的能量，同时又可借助反馈调节机制，纠正病理状态下的能量代谢紊乱[4][5]。在艾灸物理信号转化传导与作用方面，较多研究者[6]认为艾灸光热信号所激活的不同分子靶点是刺激信号转化生物信号的关键，光热信号通过神经-内分泌-免疫系统实现信号的传导并产生一系列生物反应，从而对机体各系统功能起到调节作用。本次研究红外热像观测[7]发现艾灸后艾灸穴位所属经脉经过的部位温度均有升

① 沈雪勇, 丁光宏, 褚君浩, 等. 传统艾灸与替代物灸和人体穴位红外辐射光谱比较[J]. 红外与毫米波学报, 2003, 22（2）: 123-126.
② 叶建红, 江建国. 中医灸疗的生物物理学机制[J]. 齐齐哈尔医学院学报, 2002, 23（1）: 106.
③ 王德堃, 杨俊丽. 对亚健康人群脑功能活动状态的分析[J]. 山西中医, 2002, 18（5）: 47-49.
④ 洪金标, 彭宏, 易受乡. 艾灸对机体产生的多重效应及其机理探讨[J]. 中华中医药学刊, 2010, 28（2）: 277-281.
⑤ 张青元, 胡淑萍. 艾灸机理研究现状与探析[J]. 上海针灸杂志, 2008, 27（5）: 47-50.
⑥ 胡静, 杨华元. 艾灸刺激物理信号的传导途径及其作用[J]. 中国针灸, 2021, 41（5）: 577-581.
⑦ 胡翔龙, 汪培清, 许金森, 等. 人体体表循经红外辐射轨迹的热源及其形成机理的探讨[J]. 针刺研究, 2002, 27（4）: 258-259.

高，前后变化具有统计学意义（$P<0.05$），结果提示艾灸刺激可沿经络传导从而使对应经脉下的热通道能量代谢增强。

古代医书中对于艾灸的活血通络等作用多有记载，如"火气已通，血脉乃行"（《灵枢·刺节真邪》），"艾，外用灸百病，壮元阳，通经脉，行气补血"（《本草纲目》）等。现代人体生理学研究[1][2][3][4]结果显示艾灸可以降低血压，降低血液黏度，改善血液流变性，增加肺容量，提高肺通气功能及氧运输系统等能力。本次实验观察到艾灸后所有受试者皮肤电导较艾灸前显著增大（$P<0.01$），这或与艾灸作用于经络穴位能促进机体交感神经的兴奋性，降低血液黏度，加快血流速度，增加微循环灌注量有关，是否还有其他因素的影响需进一步研究。艾灸后心率在正常范围内，在>82 次/分的 12 位受试者中，有91.67%的人心率下降；在<82 次/分的 34 位受试者中，有94.12%的人心率上升，且均有统计学意义（$P<0.05$），这一方面证明了中医艾灸的双向调节作用，另一方面进一步证明艾灸具有改善血液循环的功能。艾灸后的血氧饱和度降低，考虑艾灸加快了机体的新陈代谢作用，使组织的氧利用率提高，物质交换加速，促进了氧与血红蛋白的解离，而且艾燃烧后的烟雾降低了空气的流通性并使肺小气道收缩，影响了呼吸循环功能[3]。

本次研究亦显示男性下肢的红外热像数据高于女性，并具有统计学意义，这主要与男性运动较多，下肢肌肉发达、皮肤的血液供应丰富，能量代谢旺盛及红外辐射能量大等因素有关。而且女性的脂肪组织一般较男性丰富，脂肪是热的不良导体，从而使体表温度较低。男性的皮肤电导高于女性，差异有统计学意义（$P<0.05$），这可能与神经的兴奋状态、血管运动[5][6]等性别差异有关。艾灸后血氧饱和度、心率数据的变化幅度均无显著性差异（$P>0.05$），提示艾灸对机体作用无明显性别差异。

① 刘紫荆, 苗苗. 艾灸足三里对人体安静及运动后血压的影响[J]. 中医研究, 2008, 21（5）: 43-44.

② 姜小英. 艾灸足三里、关元穴对血液流变性的影响[J]. 四川中医, 2001, 19（3）: 75.

③ 李健, 季宝琴, 赵宁侠, 等. 艾灸肺俞穴对健康人肺功能影响的研究[J]. 陕西中医, 2002, 23（4）: 346-347.

④ 邓日生, 黄鸿, 吴小伟, 等. 艾灸足三里、肾俞穴对网球队员肺通气功能的影响[J]. 湛江师范学院学报, 2010, 31（3）: 103-105, 136.

⑤ 樊晓寒, 李建军, 惠汝太. 血压水平及调节机制的性别差异[J]. 中华高血压杂志, 2010, 18（11）: 1021-1024.

⑥ 唐振旺, 肖莉, 郭紫芬, 等. 血压的性别差异及其生物学意义[J]. 中国动脉硬化杂志, 2010, 18（12）: 996-1000.

第18章

艾灸对不同中医体质机体红外热像与生理信号的即刻效应研究

近年来不少学者[1][2]就中医体质类型与冠心病、高血压、糖尿病、高脂血症和脑卒中等多种疾病的关系开展了相关研究，作为中医传统疗法的代表，艾灸除具有镇痛、改善血液循环、调整代谢紊乱、调节免疫功能、调整脏腑功能等作用外，对于调理体质，改善亚健康状态有很大的应用前景，而对于不同体质的未病人群在生理指标如皮肤电导、血氧饱和度、心率等方面有何差异的研究值得关注。本章内容实际观察了不同体质人体红外热像、皮肤电导、血氧饱和度、心率等的分布规律及其在艾灸后的变化情况，初步探索体质分类的客观依据及其定量研究方法和体质调理，并为艾灸调理体质、改善亚健康状态的现代科学解释提供支持。

1 资料与方法

1.1 对象的选择

受试者均为在校大学生，年龄在 20～23 岁，平均年龄为 21 岁，共有 45 人做了艾灸及生理信号的记录，男性 33 例、女性 12 例；其中 41 人做了艾灸前后红外热像观测，其中男性 30 人、女性 11 人。

受试对象纳入标准：①身体健康，无心、肝、肾、脑、肺等疾病，无精神病、皮肤病；②受试者依从性好，自愿参加检测并签署知情同意书。

依据中华中医药学会颁布的《中医体质分类与判定》[3]进行分组：平和质组（对照组）13 人、阳虚质组 6 人、阴虚质组 13 人、阴阳两虚（为阴虚和阳虚偏颇兼体质简称）组 13 人，共 4 组。其中平和质组 11 人、阳虚质组 5 人、阴虚质组 12 人、阴阳两虚组 13 人做了红外热像观测。

---

① 魏蓓蓓, 张伟荣, 李福凤, 等. 中医体质学说的研究进展与思考[J]. 上海中医药大学学报, 2008, 22（5）: 74-77.

② 谢薇, 王志红. 中医体质学说研究进展[J]. 中国中医基础医学杂志, 2008, 14（6）: 470-474.

③ 中华中医药学会. 中医体质分类与判定: ZYYXH/T157—2009[S]. 北京: 中国中医药出版社, 2009.

1.2　实验器材

本实验采用的红外热成像仪为北京贝亿医疗器械有限公司生产的热断层扫描仪（TTM），空间分辨率≤3mrad，温度分辨率为 0.05℃（图 18-1）。

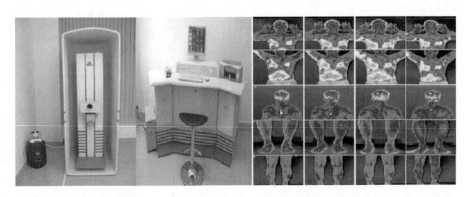

图 18-1　热断层扫描仪与热断层评估技术

多道生理仪为美国 BIOPAC 公司生产的 MP150 型 16 通道生理信号记录分析系统，TSD203 皮肤电阻传感器与 GSR100C 连接，用于测量皮肤传导性。TSD123 系列血氧饱和度传感器发射光波为 660nm 的红光，与 OXY100C 连接，用于测定血氧饱和度、心率、脉搏。

艾条为南阳卧龙汉医艾绒厂生产的纯艾灸条。取受试者两侧劳宫穴、神阙穴、两侧足三里穴及两侧涌泉穴，定位按中华人民共和国国家标准《腧穴名称与定位》（GB/T 12346—2006）进行。

1.3　实验环境

实验时间为 2010 年 12 月 25～31 日，冬至日之后，实验在无阳光直射，无强红外辐射源存在的室内进行，室温为（20±2）℃，湿度为 55%～65%，环境安静舒适。

1.4　实验步骤

（1）实验前准备：受试者先安静休息 15～20min，然后去 TTM 室采集其艾灸前红外热像。

（2）艾灸干预：受试者平躺，血氧饱和度传感器固定于食指指腹上，皮肤电导传感器固定于中指和无名指指腹上，记录其皮肤电导、血氧饱和度、心率等，3min 后开始艾灸并同步继续记录生理指标变化，取穴依次为右劳宫穴、左劳宫穴、神阙穴、右足三里穴、左足三里穴、右涌泉穴、左涌泉穴，每穴均艾灸 5min，停灸后再持续记录以上指标 3min。

（3）进行艾灸后红外热像数据采集。

1.5　统计学处理

采用 SPSS 17.0 统计分析软件对数据进行分析。艾灸前与艾灸后的比较采用双侧配对 t 检验，各体质之间的比较采用双侧独立 t 检验。数据用（$\bar{x} \pm s$）的方式表示，检验水平为 $\alpha = 0.05$。

2　结　果

2.1　艾灸前不同体质间红外热像、皮肤电导、血氧饱和度和心率比较

由表 18-1 的红外热像数据可知，艾灸前阳虚质受试者的眼部、神阙穴区域和大腿正面的红外热像数据低于平和质（正常体质）者，鼻部、手掌高于平和质，但均无统计学意义（$P > 0.05$），颊部、颈部和胸部与平和质的差值均≤0.08℃。阴虚质受试者的眼部、鼻部、颈部、手掌和大腿正面温度高于平和质及阳虚质；胸部和神阙穴低于平和质，但无统计学意义（$P > 0.05$），颊部与平和质、阳虚质差值均≤0.02℃。阴阳两虚质受试者的眼部、颈部、右大腿正面高于平和质及阳虚质而低于阴虚质，其颊部、鼻部、手掌的数据在四种体质中最低，胸部则最高，神阙穴高于阴虚质和阳虚质，但低于平和质，其鼻部与阴虚质差异有统计学意义（$P < 0.05$）。由表 18-2 数据所示，阳虚质的皮肤电导在四种体质中最小，血氧饱和度最大；而阴虚质的正好相反，皮肤电导最大，血氧饱和度最小。阴阳两虚质的皮肤电导和血氧饱和度均大于平和质，阳虚质的心率大于阴阳两虚质而小于阴虚质，但三种偏颇体质的心率均小于平和质。

表 18-1　艾灸前不同体质受试者各部位红外热像数据（℃）

艾灸前	平和质	阳虚质	阴虚质	阴阳两虚
左眼部	34.57±0.89	34.31±0.39	34.75±0.85	34.68±1.09
右眼部	34.37±0.97	34.30±0.30	34.58±0.83	34.54±1.11
左颊部	33.60±1.13	33.60±0.70	33.62±1.07	33.30±1.38
右颊部	33.42±1.17	33.40±0.73	33.40±1.04	32.85±1.46
鼻部	31.26±2.70	32.27±2.60	32.56±2.36	30.07±2.57*
颈部	34.16±1.12	34.20±0.62	34.46±0.89	34.25±1.12
左手掌	28.98±1.76	30.39±2.90	30.58±2.46	28.73±2.57
右手掌	28.71±1.86	29.82±3.46	30.53±2.38	28.56±2.80
胸部	34.00±1.33	34.08±0.72	33.73±1.10	34.24±1.18
神阙穴	34.70±1.18	34.40±1.86	34.39±1.53	34.60±1.62
左大腿正面	31.64±1.38	30.23±1.89	31.70±1.43	31.53±1.47
右大腿正面	31.19±1.42	30.03±1.95	31.55±1.42	31.30±1.24

注：与阴虚质比较，*$P < 0.05$。

表 18-2　艾灸前不同体质受试者的皮肤电导、血氧饱和度、心率

艾灸前	平和质	阳虚质	阴虚质	阴阳两虚
皮肤电导/μmho	10.32±3.95	9.34±2.12	11.72±3.35	10.33±2.83
血氧饱和度/%	97.97±0.57	98.25±0.59	97.63±0.43	98.14±0.66
心率/(次/分)	77.60±11.85	72.88±7.89	76.18±0.80	70.09±8.61

2.2　不同体质艾灸前后差异性比较

如表 18-3～表 18-6 所示，平和质受试者左右眼部、左右颊部、神阙穴的红外热像数据及皮肤电导艾灸前后比较有统计学意义（$P<0.05$）。阳虚质左右眼部、颈部的红外热像数据及皮肤电导、血氧饱和度艾灸前后比较差异有统计学意义（$P<0.05$）。阴虚质左右颊部、神阙穴、左大腿正面的红外热像数据及皮肤电导、血氧饱和度艾灸前后比较有统计学意义（$P<0.05$），阴阳两虚质的红外热像艾灸前后比较无统计学意义（$P>0.05$），而皮肤电导和血氧饱和度差异有统计学意义（$P<0.05$）。

表 18-3　不同体质艾灸前后的红外热像数据（眼部、鼻部）（℃）

体质类型		平和质	阳虚质	阴虚质	阴阳两虚
左眼部位	艾灸前	34.57±0.89	34.31±0.39	34.75±0.85	34.68±1.09
	艾灸后	35.30±0.60[*]	35.14±0.34[*]	34.84±0.85	34.69±0.82
右眼部位	艾灸前	34.37±0.97	34.30±0.30	34.58±0.83	34.54±1.11
	艾灸后	35.10±0.54[*]	34.99±0.30[*]	34.69±0.77	34.54±0.79
鼻部	艾灸前	31.26±2.70	32.27±2.60	32.56±2.36	30.07±2.57
	艾灸后	32.63±2.15	31.99±1.84	32.75±1.72	30.58±1.93

注：同一体质与艾灸前对比，*$P<0.05$。

表 18-4　不同体质艾灸前后的红外热像数据（颊部、颈部）（℃）

体质类型		平和质	阳虚质	阴虚质	阴阳两虚
左颊部	艾灸前	33.60±1.13	33.60±0.70	33.62±1.07	33.30±1.38
	艾灸后	34.79±0.76[*]	33.90±1.09	34.23±1.09[*]	33.64±1.16
右颊部	艾灸前	33.42±1.17	33.40±0.73	33.40±1.04	32.85±1.46
	艾灸后	34.63±0.68[*]	34.00±0.86	34.06±1.06[*]	33.55±1.25
颈部	艾灸前	34.16±1.12	34.20±0.62	34.46±0.89	34.25±1.12
	艾灸后	34.85±1.11	35.06±0.32[*]	34.71±0.66	34.69±0.85

注：同一体质与艾灸前对比，*$P<0.05$。

表18-5　不同体质艾灸前后的红外热像数据（神阙、大腿部）（℃）

体质类型		平和质	阳虚质	阴虚质	阴阳两虚
神阙穴	艾灸前	34.70±1.18	34.40±1.86	34.39±1.53	34.60±1.62
	艾灸后	35.63±1.03*	35.39±1.25	35.45±0.72*	35.43±1.13
左大腿正面	艾灸前	31.64±1.38	30.23±1.89	31.70±1.43	31.53±1.47
	艾灸后	32.40±0.85	31.35±0.59	32.30±0.95*	32.00±1.46
右大腿正面	艾灸前	31.19±1.42	30.03±1.95	31.55±1.42	31.30±1.24
	艾灸后	31.94±0.81	31.04±0.74	32.12±1.22	31.64±1.28

注：同一体质与艾灸前对比，*P<0.05。

表18-6　不同体质艾灸前后的皮肤电导、血氧饱和度、心率

体质类型		平和质	阳虚质	阴虚质	阴阳两虚
皮肤电导/μmho	艾灸前	10.32±3.95	9.34±2.12	11.72±3.35	10.33±2.83
	艾灸后	12.46±4.24*	12.02±3.39*	15.54±3.06*	14.49±3.88*
心率/（次/分）	艾灸前	77.60±11.85	72.88±7.89	76.18±0.80	70.09±8.61
	艾灸后	77.82±8.13	76.32±3.76	75.91±9.30	72.71±5.77
血氧饱和度/%	艾灸前	97.97±0.57	98.25±0.59	97.63±0.43	98.14±0.66
	艾灸后	97.79±0.72	97.71±0.64*	97.12±0.51*	97.76±0.67*

注：同一体质与艾灸前对比，*P<0.05。

3　讨　　论

艾灸传统理论认为寒热虚实诸证，均可施以灸治，如《医学入门》中有"虚者灸之，使火气以助元阳也，实者灸之，使实邪随火气而发散也，寒者灸之，使其气复温也，热者灸之，引郁热之气外发，火就燥之义也"的记录。在阳虚方面，"艾叶苦辛，生温，熟热，纯阳之性，能回垂绝之阳"（《本草从新》），艾灸可回阳固脱、升阳举陷[1]，而阳虚质主要是元阳不足，最宜用艾灸之法调理。《扁鹊心书》中对于扶阳之理、保命之法曰"以灼艾为第一"，《灵枢·经脉》有云"陷下则灸之"。

在阴虚质方面，《丹溪心法》中有艾灸补阳则"阳生阴长"的说法，《扁鹊心书》中亦有"扶阳保阴"之说。《灵枢·官能》曰"阴阳皆虚，火自当之"，相关理论亦支持阴虚质、阴阳两虚证可用艾灸之法来调理。本章研究选取的劳宫穴、神阙穴、足三里穴和涌泉穴均是常用穴位。劳宫穴属手厥阴心包经，温灸，清心泄热，开窍醒神[2][3]。神阙穴属于任脉穴位，艾灸可温中散寒，补益气血，扶正固本[4]，"脐通五脏，真神往来之门也，

---

① 冀来喜. 针灸学[M]. 北京: 科学出版社, 2002: 197.
② 王卫. 劳宫穴探析[J]. 天津中医学院学报, 2005, 24（1）: 8-9.
③ 上海中医学院. 针灸学[M]. 北京: 人民卫生出版社, 1974: 145, 188, 202, 217.
④ 何巍, 李凤玲, 李茜. 神阙灸治法临床研究进展[J]. 中国中医药信息杂志, 2008, 15（1）: 103-105.

故名神阙"(《厘正按摩要术》)。足三里穴[1][2]属足阳明胃经，为气血"百川归海"之穴，温灸可调理脾胃，养气血，补虚弱，通经活络，提高免疫力，为强壮身心大穴之一。涌泉穴[3]属足少阴肾经，温灸可醒神开窍，滋水涵木，在人体养生、防病、治病、保健等各个方面具有重要作用。"身热取涌泉"(《针灸大成》)，艾灸涌泉可滋补肾水、引热下行。

中医理论中，人体气血阴阳的偏态程度是不同体质形成的基础，也是调理体质的重点之一。红外热成像技术作为一种新兴的、无损的医学影像技术，可以获取人体体表循经红外辐射轨迹，用于观察人体经络气血阴阳状态。本次研究观察到阳虚质受试者眼部、神阙穴区域和大腿正面的红外热像数据低于平和体质，考虑为阳虚质者因阳气不足，失去温煦推动而引起。由研究也可看出并不是所有部位的红外热像数据都低于平和质。如阴虚质受试者的眼部、鼻部、颈部、手掌与大腿正面的红外热像数据均高于平和质与阳虚质，考虑此为阴虚质由于体内津液精血等阴液亏少且阴不制阳使阳热之气相对偏旺而生内热的宏观表现[4][5]。阴阳两虚证多是由气血不足所致，气属阳，血属阴，包含了阳虚和阴虚两种体质的特征，既怕冷，又怕热，所以其红外热像也兼有阴虚与阳虚两种体质的特征，颊部、鼻部和手掌的红外热像数据最低，而胸部最高。

在相关生物电生理学信号方面，我们发现阳虚质受试者的皮肤导电能力在四种体质中最差、血氧饱和度最高，考虑为阳虚质处于副交感神经功能亢进状态，交感神经功能衰减，血流速度减慢，内分泌功能低下，从而使导电能力低于平和质；而血氧饱和度最高可能是由能量代谢减慢，耗氧减少，使 Oxy-Hb 占全部可结合血红蛋白的比例增加引起的。阴虚质受试者的皮肤导电能力最好，而血氧饱和度最低，可能是因为阴虚质处于交感神经功能亢进状态，能量代谢较健康人有所增加[6][7]，耗氧量增加，使 Oxy-Hb 占全部可结合血红蛋白的比例减小引起的；而导电性或因血清中 Fe、Cu 等含量升高引起。

本次研究发现在艾灸后阳虚质受试者的左眼部、右眼部、颈部红外热像数据全部升高，且变化具有统计学意义($P<0.05$)，阴虚质受试者的颊部与神阙穴区域红外热像数据显著升高($P<0.05$)，而阴阳两虚证受试者的红外热像艾灸前后无明显差异($P>0.05$)，有关结果为临床阴阳两虚证兼有阴虚与阳虚的特征，调理起来较单一体质困难一些而需要艾灸更长的时间提供了参考。研究还发现仅平和质的血氧饱和度艾灸前后无明显变化($P>0.05$)，偏颇质的血氧饱和度艾灸后均明显下降($P<0.05$)，各体质受试者的下降比例为阳虚质受试者的全部降低，阴虚质与阴阳两虚证受试者分别有 91.67%和 84.62%降低，平和质只有 61.54%的受试者血氧饱和度降低，有关结果考虑可能是因为艾灸加快了机体的新陈代谢作用，组织氧利用率提高，物质交换加速，促进了氧与血红蛋白的解离，

① 邢俊标. 足三里穴研究进展[J]. 现代中西医结合杂志, 2007, 16（34）: 5226-5228.
② 王陈妮, 张庆萍. 涌泉穴主治功能及作用机理浅探[J]. 甘肃中医, 2007, 20（7）: 81-82.
③ 陈颖之, 赵仓焕, 胡静. 悬灸涌泉以引火归原治疗慢性咽炎[J]. 浙江中医药大学学报, 2009, 33（2）: 258.
④ 王琦. 9 种基本中医体质类型的分类及其诊断表述依据[J]. 北京中医药大学学报, 2005, 28（4）: 1-8.
⑤ 向国鼎. 谨守病机解惑疗疾: 运用《金匮虚劳篇》阴阳两虚病机辨治疑难病证的体会[J]. 湖北民族学院学报（医学版）, 1984,（1）: 26-28.
⑥ 李东涛, 田济远, 王守海, 等. 阳虚的内在实质研究回顾与展望[J]. 现代中西医结合杂志, 2000, 9（13）: 1213-1215.
⑦ 李东涛, 张莉. 阴虚内在实质变化研究的回顾与展望[J]. 中医药研究, 1999, 15（5）: 61-62.

而艾燃烧后的烟雾降低了空气的流通性并使肺的小气道收缩①，影响了呼吸循环功能，从而使血氧饱和度降低，相关结果中平和质降低比例最小，阳虚质降低比例最大，可能是因为平和质受试者自我调节能力最好，偏颇质的自我机体调节能力较差，而阳虚质本身能量代谢较慢，在艾灸作用下，机体代谢作用加快最明显，从而使其血氧饱和度下降比例最大。而临床所报告的艾灸劳宫穴、神阙穴、足三里穴和涌泉穴对阳虚质与阴虚质有一定调理作用，其作用机制或与机体体表温度、皮肤电导、血氧饱和度等生理指标的变化密切相关。生命系统中由艾灸所产生的多参数的相互作用需进一步开展相关深入探讨。

① 李健, 季宝琴, 赵宁侠, 等. 艾灸肺俞穴对健康人肺功能影响的研究[J]. 陕西中医, 2002, 23（4）: 346-347.

不同体质气海穴悬灸前后原穴生物电、近红外脑成像特征变化研究

大多数文献都涉及体质和灸法的临床研究，目前气海穴艾灸"补气"作用机制为相关热点，但有关作用机制尚无明确的结论。相关研究[1][2]提示补气作用或与神经传递相关，但对"补气"的作用研究多停留在生化、物理等方面，涉及艾灸气海穴的养生作用机制、艾灸气海穴补气与体质的相关性等方面目前尚无相关研究者对此进行明确阐述或提出猜想假设。

我们研究团队通过气海穴悬灸的方式对相关被试进行干预，开展相关研究。实际观察艾灸对原穴与八脉交会穴的生物电信号的变化影响及变动规律，观察阴虚质、阳虚质和平和质三种体质在接受气海穴悬灸前后的大脑皮质激活程度与特征差异，进一步对艾灸气海穴与大脑皮质激活区域的响应性及相关性进行研究。讨论体质对于气海穴悬灸的实际影响及气海穴悬灸"补气"作用的内在可能作用机制，有关工作可以为艾灸作用机制研究、中医体质学和辨质施灸等相关工作提供客观科学研究依据。

1　资料与方法

1.1　纳入标准

身体健康，无心、肝、肾、脑等疾病，无精神病、皮肤病；受试者依从性好，自愿参加检测并签署知情同意书。

1.2　一般资料

在华南师范大学附属医院健康管理科筛选在校大学生作为被试，共 17 人，所有被试均为华南师范大学学生，年龄在 19～22 岁，平均年龄为 20 岁，各性别人数均等，右利手，身体相对健康且属于亚健康疲倦者，女性处于非经期。首次接受气海穴艾灸被试共 17 人。

---

① 陈菁, 李锂, 粟凯, 等. 生活方式干预联合艾灸盒温灸改善大学生中医偏颇体质的试验研究[J]. 智慧健康, 2018, 4（24）：60-62.

② 陈晓岩, 黄雅慧, 于淑芬. 调理肝脾方配合灸法治疗腹泻型肠易激综合征 50 例[J]. 陕西中医, 2005, 26（1）：32-33.

17 名被试皆参与了艾灸实验并且穿戴穴位生物电信号检测设备和 fNIRS 检测设备，两种设备分别记录了相关数据。被试的身体状况：①身体、精神状态均良好，无疾病及隐性疾病，并无皮肤病、传染病、精神病；②在实验前几天保证良好的睡眠休息；③被试在已知的情况下，自愿、自主参加本实验；④对本实验的 17 人，参照中华中医药学会所颁布的《中医体质分类与判定》进行体质分类，分组如下：平和质组（即对照组）5 人、阳虚质组 6 人、阴虚质组 6 人，未将兼夹体质列入。

1.3　实验器材

纯艾灸条，南阳卧龙汉医艾绒厂生产，批号为 20100401，规格为 18mm×200mm。

1.4　环境条件要求

实验环境及仪器测试温度为（20±5）℃，相对湿度为 55%～65%，实验室内环境安静、明亮，空气无明显流动，周围环境无强噪声及电磁源干扰。

1.5　实验步骤与相关内容

（1）实验前，让被试在等候室安静休息 15min，随后进入实验室准备实验。

（2）引导被试进入实验区域，须脱下外套、鞋、袜，同时摘除金属饰物，妥善放置手机及电子产品，洗净手足，给被试穿戴仪器，并告知被试，在测试过程中保持放松，被试保持安静放松的平躺状态，5min 后采集艾灸前经络生物电信号数据和近红外脑电艾灸前静息态数据，作为静息态实验进行组内对照。

穴位生物电信号检测程序：本次研究所用原穴生物电信号值检测装置为系统状态电子测量仪（专利号：97228146.0），操作者首先将系统状态电子测量仪无关电极固定于受试者督脉大椎穴；将测试极固定于体表左右各 12 个原穴和 8 个八脉交会穴，分别是手太阴肺经太渊、手厥阴心包经大陵、手少阴心经神门、手太阳小肠经腕骨、手少阳三焦经阳池、手阳明大肠经合谷、足太阴脾经太白、足厥阴肝经太冲、足少阴肾经太溪、足太阳膀胱经京骨、足少阳胆经丘墟、足阳明胃经冲阳、公孙、内关、后溪、申脉、足临泣、外关、列缺、照海。全部连接检查完毕后，启动仪器自动校准系统进行校准，以免测量环境中温度校准完毕后，进入经络检测界面，对所有穴位进行同步采集并记录结果。每次测试时间为 3～5min，共测试 3 次。

fNIRS 检测设备操作程序：应用岛津 FOIRE-3000 型近红外脑功能成像仪，将 780nm、804nm 和 830nm 三个不同波长的近红外光由发射光纤发射到头部，受光光纤接收头部反射的近红外光，根据修正 Beer-Lambert 定律连续测量大脑皮质 Oxy-Hb 浓度和 Deoxy-Hb 浓度的变化，反映大脑皮质激活的状态。通过对比光纤探头的空间坐标和前人的解剖定位研究，基本可以推断出测量区域对应的大脑解剖学相对功能区位置[①]。选取静息态、气

① 胡汉彬. 功能近红外光谱成像研究及应用[D]. 北京: 中国科学技术大学, 2010.

海穴悬灸中、气海穴悬灸后静息一段时间这样三个时间点，同步测量经络原穴等电信号特征和近红外脑电的数据变化。

（3）施灸者进行艾灸实验，由经过培训的操作人员手持点燃的艾条，用悬灸的手法在气海穴施灸，施灸时间在 15min 之内；施灸时间以被试感觉到温热灸感为宜。我们先前的研究发现不同体质个体对温度的敏感度（灸感）不同[①]，对温度的耐受力也不同，如个别被试产生灸痛或不适则为防止烫伤立即调整艾灸距离或停止艾灸，相关数据不纳入统计学研究。

（4）采集数据后，撤去艾灸，被试佩戴仪器平躺，记录艾灸后至达到再次静息过程的数据，采样时间为艾灸停止后 10min。

（5）拆除装置，结束本次实验，等待下一个被试，循环过程（1）～（5）。

1.6　注意事项

（1）实验环境尽量保持安静、避光，保证被试的精神状态平稳。艾灸需要专业人员进行操作，施灸时间为 15min 之内，注意与被试沟通，控制施灸面积，以免施灸温度过高导致烫伤。

（2）使被试保持仰卧位，通过闭目休息、戴眼罩等方式遮挡受试者的视线，使受试者不能观察到艾灸的操作。

（3）艾灸，主穴为气海穴，悬灸。

（4）气海穴取穴方法：被试在实验床上采用仰卧的姿势。施灸人员取穴：直线连接肚脐与耻骨上方，将其分为十等份，肚脐下 3/10 的位置，即为此穴。

（5）气海穴悬灸的具体操作方法：首先将艾条点燃，点燃的一端放于气海穴上方 1 寸处，悬灸时间为 15min 之内，若被试不耐受则提前终止艾灸。

1.7　统计学方法

每个数据分为三个阶段：静息态、艾灸中和艾灸后静息态三个阶段。

（1）实验过程中，明确标记每个阶段的时间节点所获得的经络穴位生物电信号数据和近红外脑功能成像数据。

（2）实验结束后，课题组成员严格按照预先设计好的研究方案对被试的报告表进行验收，报告表填写不能有缺漏的选项。收集到的报告表需妥善保管，输入、汇总到计算机后，便可建立数据库，对数据进行统计学的分析和处理，得出相应的结论。

（3）艾灸前后的对比：用 SPSS 22.0 软件对采集到的数据进行分析。不同体质间对比采用单侧配对 t 检验，各原穴生物电信号间的对比则采用双侧独立 t 检验。还采用单因素方差分析和双侧独立样本检验;对体质得分与原穴、八脉交会穴生物电信号值采用 Pearson 相关性分析。

---

① 肖克, 赵燕平, 吴诗婧, 等. 不同体质受试者温度觉得分与穴位生物电信号值的相关性[J]. 中医杂志, 2017, 58（20）: 1750-1754.

（4）近红外脑功能成像的数据处理、图像处理方法：为保证实验数据真实有效，静息态 fNIRS 数据采集过程中，凡光纤安装好后仪器进行自调试过程中出现的异常不会进入数据分析之中。将采集到的信号整理为激活程度后，采用 Matlab R2017b 软件，对采集到的数据进行半定量分析并绘图。采集到的数据需经过两步预处理方可保证数据的准确性：①从采集的 fNIRS 信号中剔除人为效应（在静息态的数据中，头动等事件对应的噪声信号首先被剔除）；②滤掉可能的生理噪声（采取独立成分分析的方式将心搏、呼吸、静脉血压波动及其他超出范围的信号滤掉）。

2　结　果

2.1　经络检测部分的数据与分析

相关经络穴位生物电信号检测的实时数据如表 19-1～表 19-3 所示。

表 19-1　气海穴悬灸前穴位生物电信号数据

经络名称		被试													
		A	B	C	D	E	F	G	H	I	J	K	L	M	N	O
肺	右	24	50	−9	34	0	42	36	28	−13	20	−20	−7	4	24	48
	左	−15	18	−4	42	0	−10	4	22	−1	−4	−37	−3	−13	−11	−14
心包	右	22	24	−35	34	6	−5	26	64	18	−4	16	30	70	−5	38
	左	14	−1	22	−17	16	34	28	56	12	−9	44	38	−24	−36	−16
心	右	4	−20	−4	8	22	14	22	30	14	14	−34	20	−23	−48	−10
	左	−10	−9	−3	−12	−5	−14	12	32	10	−13	−19	44	−2	−117	−23
脾	右	4	−23	−6	−15	−8	54	−455	−21	0	−21	24	28	28	52	48
	左	−2	−78	−48	−45	8	−9	64	−28	2	−3	−3	12	52	54	−4
肝	右	0	−8	10	−55	−20	−43	−37	−56	−1	−61	−6	−246	−108	24	24
	左	−14	26	10	−3	−31	−20	−8	−48	4	−25	22	−270	−108	30	0
肾	右	−23	−15	−40	−52	−59	−71	−51	−42	18	22	−317	−270	−108	−41	30
	左	26	−40	8	14	−33	18	−49	−122	14	40	−52	−270	−108	32	10
大肠	右	36	48	14	60	10	24	−1	36	−26	0	−13	−7	60	−74	0
	左	−13	30	22	48	−10	0	−38	−4	−68	−1	−15	40	20	−175	−30
三焦	右	0	44	8	66	20	50	26	30	−52	−13	48	6	28	−35	−48
	左	2	34	48	2	22	−8	30	46	−35	−25	14	8	68	−97	−33
小肠	右	−7	10	−2	48	4	−6	2	34	−16	0	4	−5	−27	−91	16
	左	−32	−3	38	14	14	−20	36	26	−7	4	−18	34	52	−51	−44
胃	右	−21	2	28	−1	−15	10	28	−60	10	−33	−19	−246	−96	20	26
	左	−11	−14	20	−18	−30	−7	−31	−62	−5	8	−2	−270	−9	−17	−18

续表

经络名称		A	B	C	D	E	F	G	H	I	J	K	L	M	N	O
胆	右	−12	−116	−38	−59	−49	−47	−65	−150	14	30	−4	−270	−108	−36	−58
	左	−14	−13	−1	−79	−56	−128	−131	−53	−3	0	−116	−270	−108	8	−5
膀胱	右	−42	−59	−2	−34	26	38	60	−25	−4	26	14	38	30	26	36
	左	−16	−67	12	−29	34	−6	54	−17	−12	20	4	26	4	32	38
阳跷	右	−118	−141	−55	−683	−15	−71	−58	−78	18	26	−90	−270	4	−4	44
	左	−50	−144	−72	−266	−70	−78	−46	−78	14	−28	−151	−270	−108	30	−50
阴维	右	26	58	54	56	26	40	54	46	−23	8	34	14	−11	−66	−3
	左	20	40	24	4	24	40	38	46	−51	−7	36	24	38	−66	−42
督脉	右	26	10	−27	−9	46	54	46	22	14	8	36	70	40	44	42
	左	−7	24	32	0	30	48	58	58	18	−3	26	76	52	40	48
阴跷	右	0	−75	−90	−252	−26	−55	−18	−52	12	36	−24	−48	−108	56	54
	左	8	−14	−63	12	−38	−66	−19	−61	−82	54	−49	66	−108	22	16
带脉	右	−31	−5	−25	−88	−36	0	−8	−39	2	16	−94	−139	−5	40	26
	左	−2	−14	−44	−12	−9	26	−19	−106	−13	−3	−64	−52	−108	26	−56
任脉	右	30	40	10	58	−1	18	−7	28	−51	28	34	42	36	−100	−75
	左	−6	34	48	16	10	−4	−39	18	−22	−15	12	−11	16	−92	−79
阳维	右	34	20	0	58	14	24	16	8	−46	0	24	−45	14	−76	−76
	左	20	50	16	12	20	40	−2	28	−39	−3	16	22	68	−119	−39
冲脉	右	6	8	−29	−88	−30	4	−30	−58	2	2	12	−14	−96	48	52
	左	38	−36	−30	−102	−16	−30	−7	−24	8	20	14	−19	−57	42	48

表 19-2　气海穴悬灸后穴位生物电信号数据

经络名称		A	B	C	D	E	F	G	H	I	J	K	L	M	N	O
肺	右	44	44	2	24	14	20	20	26	−38	−16	−21	−6	18	24	34
	左	−7	−5	8	0	16	−10	−33	20	−6	−40	−43	4	−11	−1	24
心包	右	44	20	−13	34	8	8	0	62	28	−58	−16	32	72	−3	18
	左	28	−1	40	−2	8	38	10	54	10	−8	24	30	−37	−25	−37
心	右	18	−17	26	−3	36	30	6	12	22	−4	−18	22	−15	−13	−9
	左	−2	10	50	4	−7	−4	12	32	12	−20	−30	48	2	−114	−18
脾	右	−3	−9	−6	0	−10	58	−629	−20	10	−43	6	18	14	38	26
	左	−13	−42	−53	−22	−1	−13	64	−26	12	−18	−17	−3	44	54	−43
肝	右	−5	−2	20	−42	−21	−50	−21	−52	0	−26	32	−293	−117	−16	2
	左	−41	28	−2	−18	−30	−1	−1	−48	8	12	22	−293	−117	34	−11

经络名称		被试														
		A	B	C	D	E	F	G	H	I	J	K	L	M	N	O
肾	右	−18	4	−618	−116	−74	−88	−67	−42	20	40	−105	−268	−117	0	26
	左	−5	−40	6	−25	−30	−9	−69	−119	22	40	−35	−293	−117	12	4
大肠	右	56	26	0	56	24	36	−7	32	−22	18	−11	24	64	−47	0
	左	−1	12	−3	60	−8	4	−51	−4	−68	−36	−9	42	30	−114	−36
三焦	右	10	28	6	70	20	46	14	32	−40	−59	8	6	62	28	−62
	左	4	−1	56	16	22	−20	12	58	−34	−26	28	22	76	−90	−42
小肠	右	10	−7	36	52	2	−5	0	26	−36	2	−6	−9	−19	−73	8
	左	−3	0	62	10	0	−27	20	24	−37	−5	−32	−2	44	−86	−76
胃	右	−16	12	34	26	−16	2	20	−56	20	12	−7	−108	−117	4	18
	左	−19	−14	4	−101	−30	−14	0	−67	−17	16	14	−154	−6	0	−52
胆	右	−17	−135	−50	−55	−52	−32	−124	−153	26	32	18	−293	−117	−65	−103
	左	−25	−6	−6	−37	−57	−145	−155	−53	−3	28	−112	−293	−117	46	12
膀胱	右	−64	−86	−4	−16	8	40	48	−23	2	22	12	26	28	10	−2
	左	−14	−73	10	−10	26	−7	44	−19	−7	18	−4	16	−2	38	10
阳跷	右	−166	−162	−53	−478	−9	−84	−58	−82	34	34	−105	−293	−1	−63	24
	左	−40	−42	−77	−477	−72	−114	−20	−78	24	−3	−148	−293	−117	−117	−27
阴维	右	26	52	38	56	26	44	32	46	−25	6	16	30	16	−58	−8
	左	34	40	36	−10	24	42	24	42	−47	−24	38	30	64	−43	−43
督脉	右	36	4	−29	32	40	66	50	8	26	−14	26	76	56	60	30
	左	32	26	58	56	26	48	58	58	30	−4	18	82	48	32	40
阴跷	右	28	−60	−88	−246	−36	−51	24	−52	24	24	−45	−4	−117	56	34
	左	−7	−49	−74	−32	−40	−95	−5	−62	−82	46	−104	68	−117	42	2
带脉	右	−10	0	−38	−91	−41	10	−19	−38	0	20	−79	−154	−21	46	0
	左	−7	−2	−58	12	−14	−28	−15	−107	−23	12	−75	−73	−117	30	−107
任脉	右	6	4	12	56	0	18	−14	30	−47	10	10	44	66	−48	−55
	左	12	18	−2	22	14	10	−49	20	−27	−17	12	−4	52	−55	−107
阳维	右	2	14	−5	66	16	18	12	10	−37	20	14	−18	40	−31	−114
	左	14	44	−1	28	24	34	−9	32	−26	−9	24	54	78	−51	−31
冲脉	右	10	20	−30	−59	−41	−5	−33	−55	−1	−1	22	−35	−117	38	30
	左	32	−25	−37	−72	−27	−6	30	−28	2	−10	10	−50	−73	4	24

表 19-3　气海穴悬灸停止 10min 后穴位生物电信号数据

经络名称		被试														
		A	B	C	D	E	F	G	H	I	J	K	L	M	N	O
肺	右	44	48	−9	60	18	20	36	16	−3	2	−10	−4	26	42	−1
	左	−9	−10	−7	62	34	−4	−18	14	−2	−8	−31	12	0	30	32
心包	右	30	20	−20	64	16	−6	14	60	24	−20	−7	34	74	4	4
	左	2	14	24	56	18	−2	22	54	14	−10	32	30	−21	−23	−29
心	右	4	−9	12	36	34	34	18	0	22	14	−12	28	0	−30	−7
	左	2	−7	36	40	0	4	22	22	16	−11	−20	50	−1	−99	−15
脾	右	6	−9	−7	−15	−14	28	−15	−17	6	−53	16	42	8	42	18
	左	−1	−72	−59	−36	−10	−9	58	−25	8	−37	−9	−8	40	62	−30
肝	右	−16	2	20	−93	−22	−39	−48	−47	0	−65	22	−301	−120	−5	46
	左	−29	16	−1	−28	−32	−29	−4	−44	12	−17	22	−301	−120	14	−3
肾	右	−30	−8	−5	−34	−99	−70	−56	−43	8	−1	−135	−275	−120	20	−7
	左	−12	−59	8	32	−33	−29	−55	−125	14	28	−26	−301	−120	30	10
大肠	右	58	38	4	56	30	28	8	24	−23	40	−3	30	64	−19	30
	左	−1	20	−5	62	−8	14	−32	−1	−87	−14	−3	42	36	−58	−4
三焦	右	−6	30	4	62	18	48	30	34	−49	−49	16	6	64	50	−19
	左	2	14	58	−10	22	−13	26	54	−42	−21	34	24	76	−53	−7
小肠	右	6	−1	8	54	0	4	16	20	−23	16	−3	−7	−8	−39	−5
	左	−1	−10	50	54	4	−17	28	20	−36	6	−24	−4	44	−53	−39
胃	右	−71	2	24	−3	−21	12	−4	−60	12	−9	−11	−112	−120	30	38
	左	−22	−13	8	−21	−34	−7	−33	−67	2	−3	14	−152	−4	−5	−22
胆	右	−14	−76	−28	−108	−60	−24	−106	−201	16	18	−24	−301	−120	−47	−61
	左	−50	−16	2	−94	−61	−120	−124	−48	−2	10	−86	−301	−120	54	30
膀胱	右	−41	−58	0	−30	0	44	48	−22	−1	16	18	20	22	12	20
	左	−6	−67	14	−34	18	16	42	−15	−6	14	4	10	−5	44	32
阳跷	右	−136	−88	−36	−747	−11	−61	−58	−91	26	−2	−80	−301	0	−35	14
	左	−58	−138	−78	−512	−78	−82	−48	−74	16	−42	−107	−301	−120	−87	−83
阴维	右	38	58	36	56	30	52	42	48	−28	28	12	32	26	−32	24
	左	38	44	28	32	30	52	38	44	−52	24	34	32	66	−19	−8
督脉	右	28	10	−28	44	42	46	52	12	22	−25	38	70	42	64	48
	左	32	26	50	70	28	22	56	60	26	24	28	80	50	32	50
阴跷	右	−7	−60	−89	−299	−37	−78	−31	−59	18	−18	−42	−19	−120	52	32
	左	−25	−62	−73	−1	−42	−83	−19	−63	−136	34	−63	64	−120	−24	−2
带脉	右	−43	−2	−33	−88	−46	−12	−16	−40	2	−1	−64	−158	−22	42	4
	左	−12	−13	−49	−23	−18	−19	−23	−113	−10	4	−59	−79	−120	38	−59

续表

经络名称		A	B	C	D	E	F	G	H	I	J	K	L	M	N	O
任脉	右	22	28	18	28	0	24	−2	32	−60	46	20	44	68	−22	−14
	左	16	22	−2	−8	14	20	−28	22	−36	10	18	−3	56	−25	−51
阳维	右	26	24	−1	48	16	20	26	12	−46	16	12	−14	44	−9	−58
	左	32	48	0	2	24	40	4	38	−33	20	32	54	78	−24	2
冲脉	右	0	16	−28	−31	−47	−11	−34	−52	−1	−48	16	−44	−120	24	32
	左	28	−29	−31	−41	−30	−25	−11	−28	−4	−21	8	−57	−45	−2	26

　　对上述穴位生物电信号进行组间统计，对艾灸前（静息态）、艾灸后、艾灸停止 10min 后（后静息态）阴虚质、平和质、阳虚质三种体质原穴等生物电信号平均值进行双侧 t 检验，结果如表 19-4～表 19-6 所示。

表 19-4　不同取样时间阴虚质与平和质组间 t 检验结果

取样时间	阴虚质	平和质	P
艾灸前	−21.45±41.77	−2.235±14.11	0.008
艾灸后	−22.26±42.62	−4.11±42.62	0.014
艾灸停止 10min 后	−17.20±45.21	−6.23±16.54	0.159

表 19-5　不同取样时间阳虚质与平和质组间 t 检验结果

取样时间	阳虚质	平和质	P
艾灸前	−21.38±61.43	−2.235±14.11	0.061
艾灸后	−22.01±62.83	−4.11±42.62	0.087
艾灸停止 10min 后	−20.49±64.02	−6.23±16.54	0.182

表 19-6　不同取样时间阴虚质与阳虚质组间 t 检验结果

取样时间	阴虚质	阳虚质	P
艾灸前	−21.45±41.77	−21.38±61.43	0.996
艾灸后	−22.26±42.62	−22.01±62.83	0.983
艾灸停止 10min 后	−17.20±45.21	−20.49±64.02	0.794

　　通过组间统计结果显示：艾灸前阴虚质组与平和质组之间有明显差异性（$P<0.05$），阴虚质组与阳虚质组、阳虚质组与平和质组穴位生物电信号无差异性；艾灸后各组间均无明显差异性；艾灸停止 10min 后各组间也无明显差异性。

上述结论说明阴虚质组气海穴悬灸后的体质状态更接近平和质，气海穴悬灸对阴虚质组的影响效果明显。对不同体质的组间差异进行统计，艾灸前与艾灸后、艾灸后与艾灸停止 10min 后、艾灸前与艾灸停止 10min 后三组数据之间的差值具体如表 19-7 所示。

表 19-7　艾灸前、艾灸后、艾灸停止 10min 后三组体质数据之间的经穴生物电信号差值

经络名称		艾灸前和艾灸后			艾灸后和艾灸停止 10min 后			艾灸前和艾灸停止 10min 后		
		阴虚质	阳虚质	平和质	阴虚质	阳虚质	平和质	阴虚质	阳虚质	平和质
肺	右	5.33	10.83	24.20	14.00	10.50	11.40	19.00	13.00	16.80
	左	10.83	17.50	15.60	12.67	16.67	20.00	21.50	16.17	10.60
心包	右	10.00	8.17	24.40	6.00	8.83	9.80	13.00	14.67	10.60
	左	12.50	8.17	10.20	5.67	17.00	19.80	8.50	16.17	15.60
心	右	13.33	13.00	13.40	9.67	11.00	13.00	17.33	15.00	7.80
	左	4.50	19.00	12.60	7.17	16.33	15.20	7.33	18.33	12.80
脾	右	13.17	8.33	15.20	9.17	4.83	5.00	14.33	5.17	20.20
	左	13.00	16.17	12.40	6.50	13.00	12.80	12.50	10.17	11.00
肝	右	26.67	5.50	18.40	13.50	9.83	11.60	25.83	11.00	12.20
	左	7.83	7.50	28.20	7.17	6.67	6.60	11.00	9.50	19.60
肾	右	44.67	125.83	13.60	15.67	123.83	146.80	49.67	28.67	11.00
	左	13.00	45.00	24.00	8.33	25.17	23.40	12.33	44.17	27.40
大肠	右	11.33	12.67	16.40	13.33	3.67	4.40	24.67	11.00	18.20
	左	14.17	15.17	14.00	17.17	4.33	2.40	29.33	16.83	14.20
三焦	右	25.50	6.00	19.60	12.83	5.00	3.20	31.00	8.33	12.60
	左	10.67	11.83	8.00	14.00	8.83	8.60	20.33	9.67	5.60
小肠	右	9.33	12.50	12.00	11.50	6.67	7.60	19.17	7.83	12.40
	左	21.17	12.83	22.40	14.00	14.33	14.00	10.83	14.17	19.40
胃	右	33.17	12.33	17.60	10.17	9.17	11.00	31.33	7.17	15.80
	左	31.83	17.83	10.40	6.50	17.33	18.40	26.67	7.17	8.80
胆	右	21.83	15.33	13.80	26.83	33.17	29.20	21.33	35.50	9.20
	左	15.17	18.50	18.40	11.33	14.33	16.60	26.50	13.50	18.60
膀胱	右	12.00	17.83	16.60	7.17	11.67	11.00	10.50	10.17	7.40
	左	10.00	11.17	5.60	8.17	9.67	8.40	7.50	6.50	11.20
阳跷	右	21.00	43.83	18.00	13.50	64.50	72.80	19.83	32.33	13.40
	左	34.17	68.67	17.00	23.67	28.17	28.40	40.17	54.50	7.60
阴维	右	12.33	4.00	6.80	12.67	3.67	2.40	23.33	5.67	13.40
	左	10.33	6.33	11.80	11.50	10.00	12.00	20.17	9.00	15.60
督脉	右	12.33	12.50	16.20	9.67	6.17	5.80	6.67	13.00	15.00
	左	5.67	16.67	14.80	4.33	9.50	4.80	3.33	20.17	23.00
阴跷	右	15.67	12.67	11.60	5.67	12.33	12.00	15.33	16.33	20.40
	左	16.83	25.17	13.60	19.83	15.00	10.20	15.67	28.17	27.60
带脉	右	13.17	12.83	15.20	5.00	5.33	3.80	15.17	11.17	21.20
	左	16.17	17.17	18.80	14.50	13.00	15.00	11.00	9.17	15.80

续表

经络名称		艾灸前和艾灸后			艾灸后和艾灸停止 10min 后			艾灸前和艾灸停止 10min 后		
		阴虚质	阳虚质	平和质	阴虚质	阳虚质	平和质	阴虚质	阳虚质	平和质
任脉	右	21.67	9.17	14.00	13.50	11.33	12.00	31.83	11.83	11.00
	左	18.33	14.33	12.40	16.50	9.33	6.80	25.50	18.33	19.80
阳维	右	24.67	4.17	17.80	15.00	8.33	6.40	27.00	5.83	8.40
	左	21.67	8.50	10.20	12.33	7.17	6.20	34.00	8.67	10.20
冲脉	右	14.50	11.00	12.00	6.17	9.50	9.40	18.00	18.83	29.80
	左	19.50	12.50	24.20	7.50	12.00	10.00	21.00	20.83	21.00

不同穴位的生物电信号变化折线图如图 19-1～图 19-3 所示。

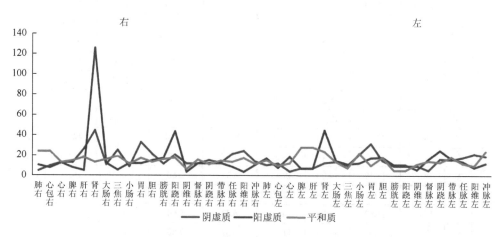

图 19-1　艾灸前和艾灸后三种体质不同穴位的生物电信号变化

彩图请扫封底二维码

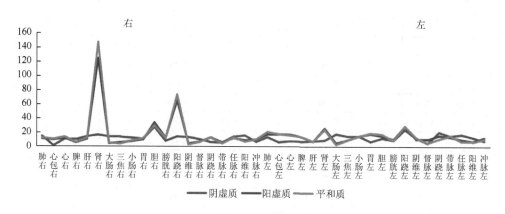

图 19-2　艾灸后和艾灸停止 10min 后三种体质不同穴位的生物电信号变化

彩图请扫封底二维码

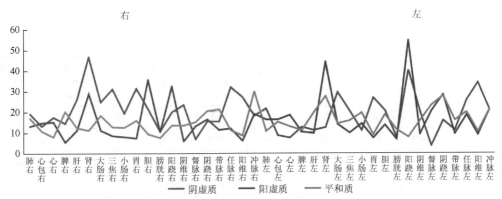

图 19-3　艾灸前和艾灸停止 10min 后三种体质不同穴位的生物电信号变化

彩图请扫封底二维码

如图 19-1 所示，艾灸对于三组不同体质被试组在引起穴位点生物电信号方面均有作用，阳虚质组的穴位生物电信号变化最为明显，阴虚质组次之，平和质组最小。对上述变化进行统计学计算，阴虚质组、阳虚质组、平和质组三种状态两两比较，各个穴位的 P 值计算均大于 0.05，不具有显著差异性。

通过图 19-2 组内艾灸后与艾灸停止 10min 后变化量显示艾灸在不同体质个体所影响的原穴与八脉交会穴生物电变化皆具有一定的时间持久性。在艾灸后的一段时间内，除个别穴位（右侧阳跷、右侧肾经、右侧胆经）能在图中看到明显的变化外，其他穴位的变动较均匀，穴位生物电信号的变化量大部分低于 20，故证明艾灸效果能够维持一段时间，对变化进行组间 t 检验统计学分析则显示差异不具有统计学意义（$P>0.05$）。

通过图 19-3 艾灸前和艾灸停止 10min 后的比较，可以看出，经过气海穴悬灸，不同体质组的被试均出现穴位生物电信号的变化。阳虚质组和平和质组大部分穴位生物电信号的变化量相同；阴虚质组和阳虚质组双侧肾经、胆经、阳跷的变化较平和质组更为明显，阴虚质组的双侧阳维相对阳虚质组和平和质组的变化明显。对变化进行组间 t 检验统计学分析则显示三种体质组的变化尚无明显差异性（$P>0.05$）。

阴虚质组、阳虚质组、平和质组不同时间、各穴位生物电信号平均值双侧 t 检验结果如表 19-8 所示。

表 19-8　不同组艾灸前与艾灸后、艾灸后与艾灸停止 10min 后、艾灸前与艾灸停止 10min 后组间 t 检验

穴位名称		阴虚质组			阳虚质组			平和质组		
		艾灸前和艾灸后	艾灸后和艾灸停止10min后	艾灸前和艾灸停止10min后	艾灸前和艾灸后	艾灸后和艾灸停止10min后	艾灸前和艾灸停止10min后	艾灸前和艾灸后	艾灸后和艾灸停止10min后	艾灸前和艾灸停止10min后
肺	右	0.9806	0.9210	0.7198	0.7198	0.7251	0.9564	0.6516	0.9024	0.7652
	左	0.5322	0.1554	0.9671	0.9671	0.6986	0.6130	0.3710	0.7093	0.5103
心包	右	0.6730	0.6906	0.4499	0.4499	0.9015	0.4751	0.1339	0.4279	0.5027
	左	0.7078	0.8877	0.9195	0.9195	0.7053	0.7340	0.7380	0.6682	0.9452

续表

穴位名称		阴虚质组			阳虚质组			平和质组		
		艾灸前和艾灸后	艾灸后和艾灸停止10min后	艾灸前和艾灸停止10min后	艾灸前和艾灸后	艾灸后和艾灸停止10min后	艾灸前和艾灸停止10min后	艾灸前和艾灸后	艾灸后和艾灸停止10min后	艾灸前和艾灸停止10min后
心	右	0.6164	0.6288	0.7824	0.7824	0.2110	0.3280	0.8884	0.3142	0.5264
	左	0.9803	0.9085	0.8400	0.8400	0.5966	0.7775	0.8531	0.7240	0.8978
脾	右	0.3585	0.5642	0.1171	0.1171	0.1470	0.8663	0.7512	0.8594	0.69711
	左	0.5679	0.6730	0.7533	0.7533	0.9612	0.6490	0.6865	0.4320	0.7725
肝	右	0.8481	0.9289	0.6226	0.6226	0.9798	0.6094	0.3341	0.3803	0.9863
	左	0.9261	0.8908	0.7249	0.7249	0.8466	0.6636	0.4931	0.8406	0.6725
肾	右	0.5840	0.6715	0.8913	0.8913	0.6987	0.7819	0.2205	0.4888	0.6843
	左	0.9237	0.9574	0.2956	0.2956	0.9637	0.3012	0.8351	0.8555	0.7192
大肠	右	0.6914	0.3738	0.9689	0.9689	0.9382	0.9127	0.9560	0.4520	0.5183
	左	0.7597	0.4150	0.9581	0.9581	0.8042	0.7583	0.7767	0.6176	0.8313
三焦	右	0.7527	0.3336	0.9530	0.9530	0.7626	0.8292	0.7041	0.8703	0.8687
	左	0.8322	0.5210	0.9996	0.9996	0.9792	0.9807	0.6874	0.6714	0.9825
小肠	右	0.9770	0.8224	0.9253	0.9253	0.9410	0.9911	0.6073	0.7816	0.8203
	左	0.4658	0.7009	0.7214	0.7214	0.9129	0.8213	0.6765	0.7052	0.4978
胃	右	0.7115	0.6510	0.7081	0.7081	0.6435	0.9110	0.5267	0.7734	0.7809
	左	0.7107	0.6409	0.9023	0.9023	0.6124	0.6106	0.2060	0.7987	0.2789
胆	右	0.8066	0.7241	0.3993	0.3993	0.9632	0.4236	0.9605	0.9996	0.9631
	左	0.9456	0.8587	0.9612	0.9612	0.8498	0.8831	0.5383	0.8235	0.6046
膀胱	右	0.3806	0.5055	0.8826	0.8826	0.9839	0.89183	0.8666	0.9141	0.9466
	左	0.5108	0.8257	0.5797	0.5797	0.6810	0.8128	0.7202	0.9149	0.7972
阳跷	右	0.7528	0.8067	0.9309	0.9309	0.8871	0.9611	0.7726	0.6703	0.4951
	左	0.6548	0.6656	0.7801	0.7801	0.9600	0.8430	0.8949	0.8777	0.9967
阴维	右	0.8366	0.4357	0.9676	0.9676	0.7418	0.8002	0.9725	0.7720	0.7942
	左	0.7552	0.4410	0.7529	0.7529	0.9732	0.7545	0.7533	0.8177	0.6191
督脉	右	0.9787	0.7594	0.8789	0.8789	0.2703	0.4785	0.8728	0.7231	0.6264
	左	0.7538	0.9996	0.8347	0.8347	0.6023	0.7346	0.8832	0.4944	0.6834
阴跷	右	0.9789	0.8804	0.1004	0.1004	0.3611	0.7295	0.7460	0.6379	0.9511
	左	0.8217	0.6789	0.8576	0.8576	0.9580	0.8280	0.8028	0.4916	0.3530
带脉	右	0.8874	0.9126	0.9160	0.9160	0.8789	0.9578	0.8621	0.6249	0.7532
	左	0.6301	0.8651	0.9438	0.9438	0.9695	0.9725	0.2240	0.3435	0.1029

续表

穴位名称		阴虚质组			阳虚质组			平和质组		
		艾灸前和艾灸后	艾灸后和艾灸停止10min后	艾灸前和艾灸停止10min后	艾灸前和艾灸后	艾灸后和艾灸停止10min后	艾灸前和艾灸停止10min后	艾灸前和艾灸后	艾灸后和艾灸停止10min后	艾灸前和艾灸停止10min后
任脉	右	0.6875	0.3809	0.8185	0.8185	0.9527	0.7469	0.2722	0.2553	0.9205
	左	0.7784	0.3419	0.7965	0.7965	0.8536	0.9144	0.5375	0.9544	0.6215
阳维	右	0.7708	0.3491	0.1445	0.1445	0.2380	0.9391	0.9702	0.5060	0.5338
	左	0.5344	0.2948	0.9899	0.9899	0.8532	0.8582	0.7500	0.9250	0.8142
冲脉	右	0.7748	0.6760	0.9242	0.9242	0.9476	0.8838	0.7853	0.7563	0.5173
	左	0.4128	0.4439	0.8864	0.8864	0.8527	0.9726	0.3012	0.0891	0.3107

相关研究显示艾灸过程中经络上对应的原穴生物电信号几乎都发生了改变，提示经络整体性的客观存在；艾灸后不同原穴生物电信号变化不同，则体现了经络穴位的差异性；艾灸作用在不同个体上的效果不同提示经络的个体差异性的影响，本次研究发现气海穴悬灸 15min 对肾经、大肠经、膀胱经、阴维和阳维上的原穴生物电信号前后影响最大。

"肾为先天之本"（《医宗必读》），前后相关数据分析显示：艾灸气海穴治疗的方法肾经原穴生物电信号平均值较大且没有显著影响（$P>0.05$）。对其他经络进行处理后发现：大肠经、膀胱经、阴维、阳维具有统计学意义（$P<0.05$）；若从不同体质角度来看，阴虚质体质的三焦经和阳维则有意义（$P<0.05$）；平和质心包经具有显著变化（$P<0.05$）；阳虚质各条经络均无显著变化（$P>0.05$）。有关结果提示：悬灸气海穴治疗的方式，作用在不同体质上的效果不同。使用悬灸气海穴治疗时，应该区别对待不同体质的人群，有关结果为揭示传统中医悬灸气海穴大补元气的内在机制提供了客观研究佐证。

总的来说，不同体质的个体接受艾灸后，在同一条经络上都表现出了背离基准线的态势。该趋势显示在艾灸后，大多数原穴生物电信号都会有数值上的变化，显示出艾灸后原穴生物电信号差距的变大；考虑不同体质人群存在对艾灸治疗的不同敏感性，导致变化差距也存在差异。我们发现艾灸过后，阴虚质人群的肺经对应原穴生物电信号差异表现十分显著，但在阳虚质人群中几乎不变；有关结果与进一步艾灸治疗对于阴虚质的影响要比对于阳虚质的影响更显著的实际情况相呼应。研究中发现艾灸治疗对其他经络的影响也存在相应变化，进一步揭示辨质施灸的实际临床意义。不同体质接受艾灸治疗后所产生的灸感是不同的，艾灸治疗应该要区别不同体质的人群使用。在另一方面，我们发现有一些经络原穴生物电信号的敏感性反应相类似，也就是说，有一些经络在艾灸治疗后的变化趋势和变化数值具有一致的倾向性。

2.2　功能性近红外脑电部分的数据分析

静息态状态下，不同体质人群的不同温度觉敏感区差异性主要分布在额叶脑、顶叶

脑、枕叶脑和颞叶脑。上述脑区均分布于大脑皮质，主导情绪和高级认知功能。顶叶区
与疼痛、触压、品尝、温度四种初级感觉相关，额叶区与情绪（左积右消）、记忆等高级
认知功能有关，枕叶与视中枢、记忆、运动知觉有关，颞叶区与味觉、嗅觉中枢、情绪
记忆有着相关性[①]。大脑皮质还可能参与了更多的自主神经和神经内分泌调节，故不同体
质被试是否具有不同脑区的自发的神经活动特征值得讨论。前期研究结果亦揭示不同体
质的温度觉与静息态 fMRI 特征存在着密切关系。

在以往研究的基础上，本次实验采集信息的区域集中在躯体感觉中枢和躯体联络中
枢。仪器采取 3D 定位仪确定光纤排布的位置坐标，并且按照 NIRS-SPM 软件计算模型，
将光线空间坐标转换为大脑皮质的测量位点，并且以 3D 方式展示左半球和右半球分布的
位置，如图 19-4 所示。

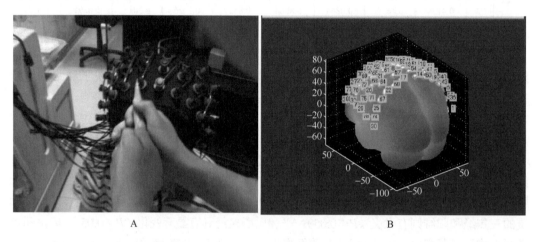

图 19-4　A. 3D 定位仪得到测量光纤的空间坐标；B. NIRS-SPM 软件重构，获得测量的大脑的坐标位置

为了更好地反映大脑皮质中区的激活程度，我们将采集到的信息转化为二维图像，
并对图像进行讨论。被试的大脑中顶叶部分的近红外脑功能成像如图 19-5～图 19-7 所示。

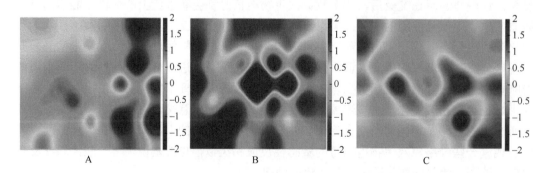

图 19-5　A. 阴虚质组被试近红外脑电图例举（艾灸前静息态）；B. 阴虚质组被试近红外脑电图例举（艾
灸停止 10min 后）；C. 阴虚质组被试近红外脑电图例举（艾灸 15min 结束时）

彩图请扫封底二维码

---

① 郑金龙. 人脑参与语义和空间工作记忆的功能磁共振研究[D]. 广州: 南方医科大学, 2008.

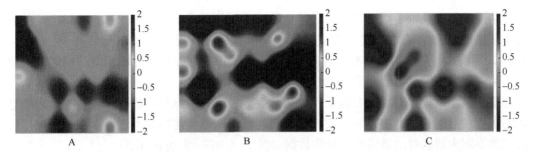

图 19-6 　A. 阳虚质组被试近红外脑电图例举（艾灸前静息态）；B. 阳虚质组被试近红外脑电图例举（艾灸停止 10min 后）；C. 阳虚质组被试近红外脑电图例举（艾灸停止 15min 后）

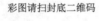

彩图请扫封底二维码

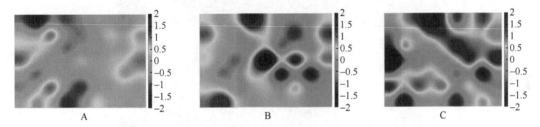

图 19-7 　A. 平和质组被试近红外脑电图例举（艾灸前静息态）；B. 平和质组被试近红外脑电图例举（艾灸停止 10min 后）；C. 平和质组被试近红外脑电图例举（艾灸停止 15min 后）

彩图请扫封底二维码

　　根据上述平均值的实际结果，对不同时间段、不同体质平均激活量之间的差异性进行了如表 19-9～表 19-11 分析。

表 19-9 　阴虚质与平和质组间 31 个区的激活量的平均值的 t 检验

取样时间	阴虚质	平和质	P
艾灸前	−0.1±0.39	−0.1±0.44	0.83
艾灸中	−0.1±0.42	0.2±0.58	0.06
艾灸停止 15min 后	0.0±0.39	0.2±0.44	0.20

表 19-10 　阳虚质与平和质组间 31 个区的激活量的平均值的 t 检验

取样时间	阳虚质	平和质	P
艾灸前	0.0±0.43	−0.1±0.44	0.68
艾灸中	0.2±0.46	0.2±0.58	0.92
艾灸停止 15min 后	−0.2±0.39	0.2±0.44	0.81

表 19-11 　阴虚质与阳虚质组间 31 个区的激活量的平均值的 t 检验

取样时间	阴虚质	阳虚质	P
艾灸前	−0.1±0.39	0.0±0.43	0.52
艾灸中	−0.1±0.42	0.2±0.46	0.04
艾灸停止 15min 后	0.0±0.39	−0.2±0.39	0.11

结果显示艾灸前各组之间的中顶叶大脑皮质激活区无显著差异（$P>0.05$）；艾灸后阴虚质与平和质、阳虚质与平和质之间中顶叶大脑皮质激活区依旧无显著差异（$P>0.05$），阴虚质与阳虚质之间有显著差异（$P<0.05$）；艾灸停止 15min 后，各组之间中顶叶大脑皮质激活区无显著差异（$P>0.05$）。

根据以上数据，将被试在接受气海穴悬灸后和气海穴悬灸后静息状态与初始的静息状态进行前后对比。首先，将气海穴悬灸后与气海穴悬灸前静息态进行对比，三种体质被试的不同大脑区域的激活程度平均数据如图 19-8～图 19-10 所示。

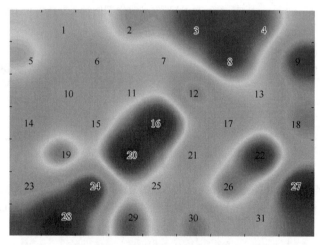

图 19-8　阴虚质组气海穴悬灸前后变化例举（伪彩色）

彩图请扫封底二维码

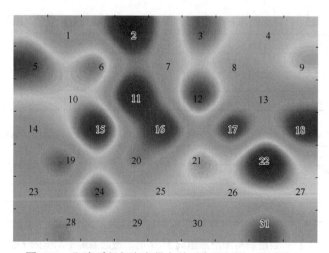

图 19-9　阳虚质组气海穴悬灸前后变化例举（伪彩色）

彩图请扫封底二维码

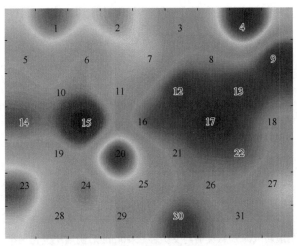

图 19-10　平和质组气海穴悬灸前后变化例举（伪彩色）

彩图请扫封底二维码

将图像均分为 31 个区域进行分析，其中左上为 1 区，右下为 31 区。通过观察不同区域前后变化的平均值，可以得到如下结果。

（1）阴虚质组被试在气海穴悬灸后，平均激活量最显著的几个区域分别为 3 区、8 区、16 区、20 区、22 区和 29 区，平均抑制量最显著的几个区域分别为 27 区、28 区。

（2）阳虚质组被试在气海穴悬灸后，平均激活量最显著的几个区域分别为 15 区和 22 区，平均抑制量最显著的几个区域分别为 2 区、11 区和 18 区。

（3）平和质组被试在气海穴悬灸后，平均激活量最显著的几个区域分别为 4 区、20 区和 23 区，平均抑制量最显著的区域为 15 区。

通过上述分析，我们可以清晰地看到，通过气海穴悬灸后，阴虚质组的被试大脑皮质的激活区域数目最多，平和质组次之，阳虚质组最少。阳虚质组和阴虚质组的 22 区域都会被激活；而阳虚质组的被试大脑皮质的抑制区域数目最多，阴虚质组次之，平和质组最少。

通过比较三种体质激活区域的数量可以看出，阴虚质的激活区域数目更多，考虑为同样灸量的情况下阴虚质接受艾灸时对温度的敏感度更高，这一结论与课题组之前对不同体质温度觉的研究结论相符。

用同样的方法，可以对比气海穴悬灸后静息态与气海穴悬灸前静息态的大脑皮质区域的激活程度变化，如图 19-11～图 19-13 所示。

基于有关数据结果，本次研究发现：

（1）阴虚质组被试在气海穴悬灸后，平均激活量最显著的几个脑功能区域分别为 5 区、15 区和 31 区，平均抑制量最显著的几个区域分别为 6 区、27 区。

（2）阳虚质组被试在气海穴悬灸后，平均激活量最显著的几个区域分别为 3 区、5 区、15 区和 27 区，平均抑制量最显著的几个区域分别为 2 区、11 区。

（3）平和质组被试在气海穴悬灸后，平均激活量最显著的区域为 4 区，平均抑制量最显著的几个区域分别 3 区、13 区和 22 区。

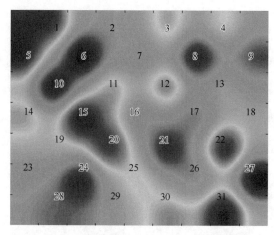

图 19-11　阴虚质气海穴悬灸前与艾灸停止 10min 后阴虚质变化例举（伪彩色）

彩图请扫封底二维码

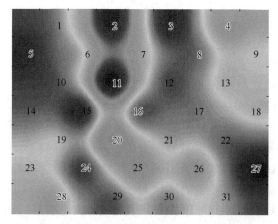

图 19-12　阳虚质气海穴悬灸前与艾灸停止 10min 后阳虚质变化例举（伪彩色）

彩图请扫封底二维码

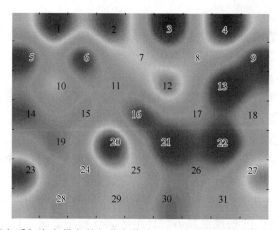

图 19-13　平和质气海穴悬灸前与艾灸停止 10min 后平和质变化例举（伪彩色）

彩图请扫封底二维码

结果显示被试气海穴悬灸后静息 10min 后，相关脑区血氧浓度与气海穴悬灸中激活的区域基本重合，有关结果提示了艾灸所具有的延时效应；艾灸一段时间后，阴虚质组和阳虚质组的激活区域都比较多，在 5 区、15 区位置出现类似程度的激活，而平和质组的激活区域较少；而阴虚质组和阳虚质组的抑制区域较少，平和质组较多。可以说，气海穴悬灸对平和质组的影响较小，对阴虚质组和阳虚质组的作用比较明显，在 5 区、15 区作用效果相似，即 5 区、15 区对应的区域在两种体质中的感受基本无差异。上述脑功能激活程度数据的组间差异性分析结果如表 19-12 所示：同种体质艾灸前与艾灸后、艾灸前与艾灸停止 10min 后大脑皮质 31 个区的激活程度无显著差异性（$P>0.05$）。

表 19-12　不同体质组艾灸前后、停止 10min 后大脑皮质 31 个区激活量平均值（$\bar{x} \pm s$）

阴虚质	艾灸前与艾灸后	0.80665
	艾灸前与艾灸停止 10min 后	0.466914
阳虚质	艾灸前与艾灸后	0.09679
	艾灸前与艾灸停止 10min 后	0.135962
平和质	艾灸前与艾灸后	0.061279
	艾灸前与艾灸停止 10min 后	0.446772

如图 19-14 所示：黑色代表艾灸后，红色表示两次静息之间的差别，我们更清晰地看出每个位点在刚接受完气海穴悬灸即刻和一段时间后，活跃度的变化及变化的程度，有关结论如下：

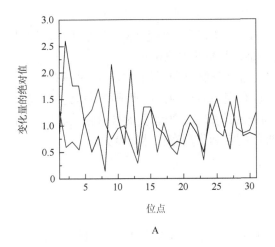

A

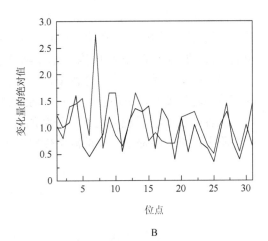

B

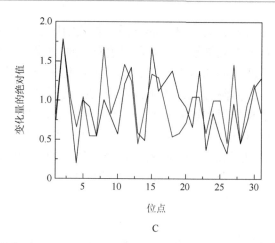

图 19-14　A. 阴虚质组前后变化；B. 平和质组前后变化；C. 阳虚质组前后变化

彩图请扫封底二维码

（1）通过阴虚质组在接受气海穴悬灸即刻到一段时间后的近红外脑电图的变动，可以看出 1～15 区的位点在接受气海穴悬灸之后的起伏变化较大，16～31 区的位点随着治疗后时间的推移变化不大，也就是说接受气海穴悬灸的效果更持久，随着冷却时间变长，受刺激的位点基本都弱于刚接受气海穴悬灸的活跃度；结合阴虚质组在临床上的反应，对比逐渐冷却过程的两个曲线差别，猜测 1～15 区位点存在着被试的体温自我觉知区域，而且在相似的温度刺激下，阴虚质组的个体受到的影响更大。这与临床上观察到的现象是一致的。

（2）通过阳虚质组在接受气海穴悬灸即刻到一段时间后的近红外脑电数据的变化，可以看出 1～31 区位点中除了极少数的位置（如 4 区、8 区和 18 区位点）会发生大的变动外，大多数位点的变动较小，也就是说接受治疗后，治疗效果相对于阴虚质组人群来说较差，随着冷却时间变长，大多数区域的活跃度有增无减；同样结合临床上阳虚质组对主观温度觉的自我感知可知，在治疗后的冷却过程中，该体质对温度变化的敏感度不高，所以没能引起大脑皮质活跃度的变化。这个结论也与临床观察的现象相同。

（3）在艾灸后逐渐冷却过程中，平和质组的近红外脑电图更加平稳，几乎没有变化，随着冷却时间变长，不同位点既有变活跃的，也有变不活跃的。说明平和质作为对照组，属于九种体质中状况较为均衡、正常的，该剂量的改变对于平和质的被试相关脑区前后影响不大。进一步提示艾灸的温热效应对于机体的实际作用存在体质差异。

3　讨　　论

本研究中，对被试接受气海穴悬灸的前中后期穴位生物电信号的变化进行了讨论。尝试观测气海穴悬灸前期与中期、前期与后期、中期与后期的原穴生物电信号的变化方向和差异性，进一步讨论气海穴悬灸对于机体原穴生物电信号的实际反馈，进一步讨论气海穴艾灸"补气"作用的内在可能机制。

代坤等[1]在对阳虚质改善的研究中表明，艾灸敏化态大椎穴能够改善阳虚质亚健康人群的状况，改善被试的心理健康和生理健康状况。杨玲玲等[2]在阳虚质的研究中表明，阳虚质人群未病状态下，可以在春夏阳气之际借助不同的灸法进行调理。结合阳虚质不同症状择时灸和循经灸"杂合以治"，结合不同的灸疗方式调理阳虚质，改善被试阳虚状态。李启荣等[3]在阳虚质围绝经期综合征的研究中表明，艾灸组与药物组相比促卵泡激素明显降低、血清雌二醇水平显著升高，差异性分析可知此结果具有统计学意义（$P < 0.05$）；两组对比发现促黄体生成素含量变化差异无统计学意义（$P > 0.05$）。说明艾灸可以很好地缓解阳虚质围绝经期综合征患者的典型症状，艾灸调养的作用机制可能是下丘脑-垂体-性腺轴传递的方式。张秋芳等[4]在不同中医体质人体红外热像的研究中表明，阳虚质、阴虚质、阴阳两虚证者与平和质相比，神阙穴附近心率和红外热像数据较小，不如平和质数据大。与平和质相比，阳虚质的皮肤电阻、阴虚质的血氧饱和度较低；相反的，阳虚质的血氧饱和度、阴虚质的皮肤电阻较高；阴阳两虚证者的皮肤电阻及血氧饱和度数据较低，但以上差异均无统计学意义（$P > 0.05$）。王凤丽[5]则认为，艾灸可以改善身体健康状态、提高日常工作效率、延长寿命。该方向的研究对医学及个体的生命素质具有深远影响。而如何清晰、科学地揭示艾灸防病的作用机制，有助于针灸预防医学的构建。

临床亦显示艾灸特定穴位对改善体质、缓解病证的效果不尽相同，气海穴悬灸不属于任一单一疾病的治疗方式或某种身体状况的保健方式，其作为常见保健灸法效果对应的作用机制及疾病病种范围尚不明晰。此外艾灸施灸的过程中患者内在感知变化亦为艾灸疗效的重要内在因素。在不同体质上可表现为冷、热、风、寒、凉、酸、麻、胀、痛和痒十种不同的灸感。气海穴悬灸的传导机制可以类比于神经递质的化学传递，气海穴接收到艾灸刺激信号（艾热信号、艾绒理化信号）后，通过温度的感传沿着经络系统传递到人体各处。在现代相关研究方面，贲定严等[6]在不同距离温和灸足三里穴的研究中表明，温和灸足三里穴对大脑温觉感受区有调整作用，相比于灸距 2cm、4cm、5cm 远的温和灸来说，灸距为 3cm 时大脑皮质脑区变化基本符合躯体温度传导路径。张京英等[7]在不同灸量、灸质的研究中表明，不同灸质、灸量艾灸足三里穴均可以提高脾阳虚大鼠中枢 5-羟色胺（5-hydroxytryptamine，5-HT）神经递质的含量（$P < 0.05$），效果明显优于烟灸；但不同强度的灸量产生的刺激效果不同。李婧[8]在阿尔茨海默病大鼠海马区的研究中表

　　① 代坤, 陈日新, 谢丁一, 等. 艾灸不同功能态大椎穴对改善阳虚体质亚健康状态的疗效观察[J]. 江西中医药大学学报, 2019, 31（2）：62-65.

　　② 杨玲玲, 倪诚, 李英帅, 等. 灸法改善阳虚质临床体会[J]. 河南中医, 2017, 37（4）：727-729.

　　③ 李启荣, 梁劲松, 唐丽颖, 等. 艾灸治疗阳虚体质围绝经期综合征的临床研究[J]. 广西中医药, 2015, 38（5）：18-20.

　　④ 张秋芳, 赵燕平, 朱伟玲, 等. 艾灸对不同中医体质人体红外热像等的即刻效应[J]. 世界中医药, 2012, 7（4）：331-334, 338.

　　⑤ 王凤丽. 弘扬艾灸保健, 增强民族体质[C]//世界中医药学会联合会老年医学专业委员会. 世界中联第三届中医、中西医结合老年医学学术大会论文集. 2010: 84-86.

　　⑥ 贲定严, 孙天爱, 梁昊, 等. 不同距离温和灸正常人足三里穴对脑功能成像的影响[J]. 针灸推拿医学（英文版）, 2017, 15（4）：223-229.

　　⑦ 张京英, 刘农虞, 张蕊, 等. 不同灸质、量对实验性阳虚大鼠中枢及外周 5-HT 代谢的影响[J]. 中医杂志, 1996, 37（2）：111-112, 68.

　　⑧ 李婧. 艾灸预刺激对 AD 大鼠海马区 CDK5、P27kip1 表达影响的实验研究[D]. 武汉: 湖北中医药大学, 2011.

明，接受艾灸组的大鼠，学习能力明显高于对照组（$P<0.01$）；观察到两组大鼠海马区的 CDK5 表达显著降低，P27kiP1 表达增多，差异有显著性（$P<0.01$）。证实了艾灸预刺激能显著提高阿尔茨海默病模型大鼠的学习能力，可作为防治阿尔茨海默病的方法之一，可在临床上进行推广。吴焕淦[1]和郭晓莉等[2]在克罗恩病患者的脑神经研究中表明，电针治疗和艾灸治疗之间无显著差异。两组患者的大脑皮质、皮质下的异常 ReHo 值被纠正，提示艾灸的疗效可能与调节机体楔前叶、杏仁核、角回、后扣带回、内侧前额叶及颞上回等脑区默认模式网络的功能和机体自我关注有关。艾灸在慢性疲劳综合征的治疗中起到了良好的作用，林玉敏等[3]在气海穴/关元穴的艾灸研究中发现艾灸可以缓解慢性疲劳综合征患者的疲劳程度。研究者认为艾灸在整个过程中的机制与艾灸时产生的温热效用（温通、温补效用）有直接的关系，从局部始动（穴位激活），到调节通路（推动气血运行，调节内循环），最后引起器官响应（调节脏腑）。

基于大量艾灸保健对脑功能相关疾病的防治临床实际文献研究前提，我们研究团队[4]探究了不同体质接受艾灸出现灸感时的原穴生物电信号变化实际情况，证明了阴虚质、阳虚质与平和质人群相关温度觉得分总和与其原穴及八脉交会穴的生物电信号值存在一定的相关性，原穴生物电信号检测可作为体质判别的依据。课题组相关的研究亦表明不同体质的三组被试在静态下接受 fMRI 检测，结果显示因三种体质被试的温度觉敏感度不同，其大脑激活区存在显著差异，而通过分析 fMRI 采集到的数据，可作为阴虚质、阳虚质和平和质三种中医体质的判断依据，丰富了传统中医理论中关于脑研究的部分，推动了中医理论与现代医学之间的更好联系。

本次研究就气海穴悬灸开展了相关研究工作。我们亦先期应用具有敏感度高、可全程观察等优势的 fNIRS 进行脑功能动态检测，在艾灸过程中对脑功能区的即时效应进行实时探究，尝试实际观察不同体质接受气海穴悬灸后的实时效果内在生理反应，进一步探讨不同类型的体质组之间的差异性，为传统气海穴悬灸作用机制提供客观依据。在此基础上选择对阴虚质、阳虚质、平和质三种不同体质施加相同艾灸灸量，探究相同灸量的情况下不同体质的原穴生物电信号变化及大脑功能区的反应，为辨质施灸合理性提供客观、科学的研究证据。

---

① 吴焕淦. 艾灸与针刺疗法调控克罗恩病患者脑神经响应特征差异研究[C]//中国科学技术协会、吉林省人民政府. 第十九届中国科协年会. 长春, 2017: 2-11.

② 郭晓莉, 兰颖, 杨林, 等. 艾灸扶阳治疗慢性疲劳综合征理论探讨[J]. 世界最新医学信息文摘, 2018, 18（88）: 106-107.

③ 林玉敏, 江钢辉. 艾灸气海、关元穴治疗慢性疲劳综合征的临床疗效功能的影响[J]. 广西医学, 2017, 39（10）: 1546-1549.

④ 肖克, 赵燕平, 吴诗婧, 等. 不同体质受试者温度觉得分与穴位生物电信号值的相关性[J]. 中医杂志, 2017, 58（20）: 1750-1754.

实证研究五　音乐助眠中医相关研究

◦ 内容导论 ◦

　　"乐者，音之所由生也，其本在人心之感于物也"（《礼记·乐记》），传统中医五音疗疾理论以阴阳五行学说和中医经络腧穴理论为基础，以经络将五音与五脏连属，是对音乐与情感及脏腑脏气之间声音频率和共鸣互动关系的深刻体验和总结。本部分内容为相关团队对备考并睡眠障碍大学生被试进行钵音干预所开展的相关研究工作内容总结，观察相关人群睡眠量表、原穴生物电信号和近红外脑功能特征实际影响，在确认钵音助眠的实际效用基础上，探索钵音作用对于相关经穴与脑功能的实际影响，并进一步讨论经脉与脑功能的特异性联系。基于研究所搭建的近红外脑功能成像与原穴生物电信号同时动态检测平台，开展睡眠质量、原穴生物电信号及对称脑区功能连接性研究。结果显示备考睡眠问题者在原穴生物电信号和不同脑区连接性方面具有特征性改变，而颂钵干预疗法可改善早醒等睡眠问题，并在心、肝、胃经等原穴生物电信号值方面及前额叶皮质的额上回的功能连接方面发生了相应的改变，考虑本次所采用的钵音促眠机制在于钵音相关音乐节律与睡眠问题者异常身体节律发生感应，经过听觉系统的传导与机体相关经络选择性发生声学传导和整体性的影响，使身体节律逐渐趋向于音乐节律，从而产生共振反应，并具体表现为缓解肌肉紧张、改善睡眠-觉醒节律等睡眠问题。有关结果亦为"经穴-脑相关"的具体联系提供了相关科学、客观的证据。

第 20 章

音乐助眠中医相关研究进展

"乐者，音之所由生也，其本在人心之感于物也"（《礼记·乐记》），传统中医音乐治疗中五音疗疾理论以阴阳五行学说和中医经络腧穴理论为基础，以经络将五音与五脏连属，是对音乐与情感及脏腑脏气之间声音频率和共鸣互动关系的深刻体验和总结。该理论为中医学的社会科学特性和中医学理论体系中整体观念的具体体现，构建了我国传统音乐疗法理论基本框架，体现了中国传统医学对音乐、情志与脏器间互动关系的独特理解。

1 传统中医音乐诊疗相关理论

作为一种新兴的，以心理学为理论基础，具有生理-心理效应的交叉性边缘现代学科，音乐疗法通过音乐特有的旋律、节奏和频率等发挥促进患者身心健康的作用，目前已被广泛应用于临床医学领域。经过半个多世纪的发展，音乐治疗已发展成为热门学科，已经确立的临床治疗方法多达上百种，形成了众多的理论流派。

我国的音乐疗法具有两千多年的历史，是中医学的社会科学特性和中医学理论体系中整体观念的具体体现，是中医诊疗的重要组成部分。对中国传统音乐疗法的溯源研究[①]显示《吕氏春秋·古乐篇》中即有音乐作为治疗方法的较早文字记载，《黄帝内经》首次提出五音疗疾理论，奠定了我国传统音乐疗法的理论基础，使我国传统音乐疗法理论的基本框架得以建构，后代医家对其不断补充与发展，并将其广泛应用于临床治疗实践。

《黄帝内经》最先把五音理论引入医学领域，并结合五行理论，将五音纳入其特有的五行系统，其对五音的应用主要体现在五音与五脏对应、五音与运气规律对应及借助五音进行体质分型三个方面，并有相关明确的中医音乐诊疗方法记载。五脏相音属于中医闻诊中声诊部分的重要内容，在此基础上产生的音乐疗法两千多年前就被广泛运用于疾病的诊断和治疗中，后因为多方面原因几近失传。

在五音与五脏关系方面，五音与人之发音相关，中医理论中五脏的健康程度可以直接表现为声音的改变。当人体处于不同的生理状态下，各个部位会发生不同的生理或病理改变的效应。《黄帝内经》对各种类型人的面色、音色、形体、气味、心理、阴阳、脉象、脏腑、经络及容易患病的季节都进行了如下确认："上徵与右徵同谷麦、畜羊、果

---

① 李江波, 耿少辉, 包宇, 等. 我国传统音乐疗法的追本溯源[J]. 中华中医药杂志, 2019, 34（6）：2644-2647.

杏，手少阴藏心，色赤味苦，时夏。上羽与大羽，同谷大豆，畜彘，果栗，足少阴藏肾，色黑味咸，时冬上宫与大宫同谷稷，畜牛，果枣足太阴藏脾，色黄味甘时季夏，上商与右商同谷黍，畜鸡，果桃手太阴藏肺，色白味辛时秋。上角与大角同谷麻、畜犬、果李，足厥阴藏肝，色青味酸，时春。"其中未病之人分阴阳二十五种不同类型，这二十五种人相应于宫、商、角、徵、羽五音，每音再分为五个音，共二十五种音，与阴阳二十五人相应，并赋予相应诊治方法。基于通肝角木音、通心徵火音、通脾宫土音、通肺商金音、通肾羽水音的中医音乐治疗原则，利用不同音乐类型去平衡机体的阴阳正是音乐治疗的原理，从而起到"阴平阳秘，精神乃治"的作用。

在诊疗方面，"视喘息，听音声，而知所苦……以治，无过，以诊，则不失矣"（《素问·阴阳应象大论》），医生可以通过声音改变的诊察判断机体健康状态。"病变于音者，取之经"（《灵枢·顺气一日分为四时》），在相关音乐治疗理论中，存在着许多关于音乐治疗的重要文献记载，如"右征与少征，调右手太阳上，左商与左征，调左手阳明上。少征与大宫，调左手阳明上，右角与大角，调右手少阳下。大征与少征，调左手太阳上，众羽与少羽，调右足太阳下。少商与右商，调右手太阳下，桎羽与众羽，调右足太阳下。少宫与大宫，调右足阳明下，判角与少角，调右足少阳下。钛商与上商，调右足阳明下，钛商与上角，调左足太阳下"（《灵枢·五音五味》），有关文献涉及传统中医学中基于音乐经络治疗的声音参数与音乐诊疗具体操作内容，具有重要参考价值。

现代中医学界和音乐学界在中医音乐治疗研究的"五音疗疾"内涵问题上产生诸多分歧，研究者[1]从中医学、音乐学、文化人类学角度对其内涵展开了多层次、多维度的解读。近年来，中医音乐疗法因其体现着中国传统哲学的思维方式、独特的调式色彩和音乐表情等特征而越来越为人重视，现代脑科学、认知学相关技术、声学、物理学等相关学科的发展，为中国传统音乐疗法的研究和应用提供了新的方法。在回归传统文化语境、挖掘其现代医学价值的前提下，相关多学科研究工作为中医音乐疗法理论普及与深化应用提供进一步可能。

2　音乐共振效应与中国乐律相关研究

现有共识[2]为声音是一种振动能量，以波的形式移动和产生场。音乐与人类密切相关，几乎所有的人类活动，如呼吸、行走、社交等都包含音乐性节律。基于节律感应和共振（resonance）的观点，包括音乐和人体在内的自然万物都有着同样的本质，这种抽象存在的本质就是节律，事物之间的联系实际上是事物节律之间的感应。具有相似节律的事物相遇能够产生共振反应，而共振反应是节律感应最终的和谐状态。在机体健康方面，现有的共识为健康来自于共振，当人体固有的自主节律打破后，机体振动频率紊乱，出现不适症状。以这种观点理解音乐疗法的机制，即合适的音乐节律与异常的身体节律发生

① 王思特. 交叉学科视野下五音疗疾的多层思维研究[J]. 中国中医药现代远程教育, 2020, 18（11）: 55-57.
② 吕阳婷, 付高爽, 周波, 等. 节律感应和共振: 音乐疗法的机制[J]. 医学与哲学, 2019, 40（15）: 54-57

感应，经过调节、引导，使身体节律逐渐趋向于音乐节律，最终产生共振反应，从而达到治疗疾病的目的。

人的听觉系统能接受的振动频率为 20～20000Hz，外界振动被人耳的耳蜗接受后，最后被听神经传递到大脑，大脑接受后产生系列反应。在相关神经学方面，频率选择性是神经元具有的内在特性之一，而共振是用来描述神经元对输入信号频率选择性的能力。神经元共振特性和频率选择性具有重要作用，是脑内网络节律性活动的重要基础，在神经元之间的信息传递中也具有重要作用。

音乐对人体生理功能有明显影响，音乐的节奏、模式和旋律线可明显地影响人的心律、呼吸、血压，也就是说音乐作为一种刺激进入听觉器官，传入神经中枢、大脑皮质，皮质下中枢和自主神经系统都会参与做出各种反射活动。随着音乐的节奏、旋律、音量的不断变化，人的呼吸、循环、内分泌和神经肌肉都会发生变化。在听觉方面，音乐对于听觉系统的刺激可以影响人体各个器官或组织。听觉系统可对传入的声音做精确的频率分析，它怎样进行这种分析为研究者所关注，多数理论认为频率分析由许多共振器完成，对共振的部位尚无统一共识。

现代音乐治疗在声波共振机制方面开展了大量研究，研究者分别从振动角度、细胞水平、神经系统、循环系统等方面进行了作用机制及对于心身积极作用影响的讨论。神经振荡活动是大脑神经细胞的电生理活动在大脑皮质或头皮表面产生的自发性、节律性电活动。同时，人类大脑静息态的振荡活动被视为大脑内部状态的指标，已经受到越来越多的神经科学家的重视。特定频率范围内有节律的外界刺激（如年、月、昼夜的节律及光谱、声波的节律等）可影响大脑内相应频段神经振荡的相位，实现神经振荡与外界刺激的同步化。声波、频率、节律性视觉及听觉信号都是外界节律的表现形式，而谐振效应、节律同步化及夹带现象，都是外界节律影响了身体节律，并与其同步的结果，现有研究[1][2][3]认为大脑的感觉、情绪、认知等功能与其神经振荡模式有密切联系。神经振荡的特定活动模式往往关联认知功能及其变化，因此如何量化分析神经振荡活动模式成为计算神经生物学的研究热点之一。

"气"是中医学基础理论的重要内容，作为运动不息的精微物质，"气"的运动是人体乃至自然、宇宙的基本规律，邓万溪等[4]认为"气"的物质属性、运动属性及感应性能与现代自然科学的共振理论相暗合，故可以假设共振运动也是"气"的一种基本运动形式，而其所提出的气之"共振"假说可以较合理地解释经络系统、物理疗法及"同气相求"理论，对进一步理解中医基础理论具有一定的启发意义。秦亚莉等[5]进一步认为精气学说和现代科学都将宇宙万物的起源追溯至"一"的状态；"气论"与现代物理学的"场论"近似，"无形"之精气类似于电场等非粒子性或连续性物质，"有形"之精气类似于

① 李经纬, 杨皓宇, 胡理, 等. 节律性听觉刺激下的神经振荡同步化及其应用[J]. 生物化学与生物物理进展, 2023, 50（6）: 1371-1380.

② 李群, 程宁, 张涛. 基于神经网络的振荡模式分析及其应用[J]. 生理学报, 2015, 67（2）: 143-154.

③ 许敏鹏, 李榕. 选择性注意与节律性神经振荡关系综述[J]. 生物医学工程学杂志, 2019, 36（2）: 320-324.

④ 邓万溪, 黄彬. 中医学之气的"共振"假说[J]. 安徽中医药大学学报, 2016, 35（3）: 3-5.

⑤ 秦亚莉, 帅月圆, 史俊芳. 精气学说内涵探析[J]. 中医杂志, 2019, 60（15）: 1348-1350.

粒子性或非连续性物质；精气的感应性也逐渐从量子力学哲学、宇宙学哲学等层面被证明存在于微观、宇观世界等领域；精气的运动与现代物理学的共振现象本质相通，共振可认为是气的升降出入运动达到"和"的状态时所表现出的一种特殊状态。结合中医基础理论及临床实践，张俐敏等[1]从五行互藏理论入手，认为中医对于生命的认识主要体现在体内脏腑精气同频共振运动达到和谐的状态，其物质基础是精气共振的频率，而人体就是以独具的精气共振频率为主导的生命体。

音律学为中国古代传统文化中独具特色的理论，在天人相应方面，五音与年岁相关，以五音示一岁之五运。《灵枢·经别》中记载了两者之关系："黄帝问于岐伯曰：余闻人之合于天道也。内有五脏，以应五音五色五时五味五位也；外有六腑，以应六律，六律建阴阳诸经而合之十二月、十二辰、十二节、十二经水、十二时、十二经脉者，此五脏六腑之所以应天道。"在人体相关认识方面，中医的五行音乐疗法是用土、金、木、火、水对应音乐中的五音——宫、商、角、徵、羽，并将其与人体脏腑联系起来。随着文化的进步，音乐也随之发展，传统意义上的五行音乐疗法对五音的定义略显局限性。研究者[2]从物理和精神两个方面对十二平均律与十二经脉的关系研究显示物理方面互补音为半音关系，在精神方面互补音为 6 个半音。在原有的五行音乐疗法的基础上，建立十二平均律和十二经脉的联系，为探索人与音乐的关系从定性到定量研究做铺垫。

"人声应音，人阴阳合气应律"（《素问·针解》），传统中医音乐治疗中音疗理论以阴阳五行学说和中医经络腧穴理论为基础，以经络将五音与五脏连属，是对音乐与情感及脏腑脏气之间声音频率和共鸣互动关系的深刻体验和总结。五声和五音由于波动频率相同所以相应，它们都具有可以引发相应的经络感传的功能。五声不但具有五音所具有的经络感传作用，也具有六律所具有的经络感传作用，正如前面提到的"人声应音"，指的就是"一声应五音"，而"阴阳应律"，指的就是"二声和四声应六律"[3]。

"乐者，音之所由生也，其本在人心之感于物也"（《礼记·乐记》），音乐是人体自我情感体验的一种表现形式，通过这种特殊形式上的表现获得心理上的情感平衡，从而产生轻松、愉悦或忧愁、悲愤等情绪，并引发出这些感情上的共鸣，调节不同的情绪。生理治疗上表现为当音乐发出的音响振动与人体内脏腑、经脉振动相吻合时，便会产生共振效应。

音准感和律制感紧密相关，音准感经过了人耳的选择，是"塑造"的结果。在这个过程中，听觉系统会依据内在的主观音高感对一些细微的音准偏差进行心理修正，进而形成了准确的音高感。律制感是在"相对性音高感"的基础上，对音关系之内在机制的整体状况的感知。人的律制感不是先天机制，律制感形成的主要因素有两个方面：一是生理心理因素；二是与文化背景相关的后天习得、从业时间等因素。音高感和律制感都具有"弹性阈限"的基本特征[4]。随着人体心理生理观测技术的不断进步，基于音乐情绪等相关感知觉等的脑机制研究逐渐成为音乐心理学、神经音乐学等领域的研究热点之一。

① 张俐敏, 周洁, 黄益清, 等. 基于五行互藏理论的中医生命观探析[J]. 中华中医药杂志, 2023, 38（7）：3445-3447.
② 魏新宇. 论音乐中十二平均律与人体十二经脉的联系[J]. 湘南学院学报, 2021, 42（3）：90-94.
③ 黄璐. 《黄帝内经》中关于音乐治疗的史料分析[D]. 长春：东北师范大学, 2010.
④ 卢作约. 对音准感和律制感的底层探析[J]. 大众文艺, 2018（22）：154-155.

3　经络声学特征研究进展

"音乐者，所以动荡血脉，通流精神而和正心也"（《史记·乐书》），经络理论是传统中医学中重要而独特的理论体系，经络为机体运行气血、联络表里、沟通内外的通道，十二经脉作为经络体系重要的构成成分，在机体左右对称地分布于头面、躯干和四肢，纵贯全身，是中医进行经脉诊断和治疗的首要途径，也是音乐发挥作用的重要途径。

《黄帝内经》中不同音阶的声音与器官、经络相对应，五脏不足或有余足以影响发音频率，中医理论中五脏的健康程度可以直接表现为声音的改变。当人体处于不同的生理状态时，各个部位会发生不同的生理或病理改变的效应。因此可以通过声音的改变，来判断机体的健康，在《黄帝内经》中判断声音的改变是针灸治疗的根据。

新中国成立以来，声测经络研究与经络的声学特征已有了大量的现代研究成果，相关研究皆发现人体发声与经络声学特性存在着某种共振的关系。中国科学院生物物理所经络研究组以声学的相关方法研究了经络的声学特性，发现经络具有发声和导声的特性：其发声特性指当一定机械力作用于隐性循经感传线上的某一点时，通过该点发出的声音与非经络线的皮肤发出的声音有显著差别，表现为音量加大、声调变高；导声特性指当压迫经络上某一穴位后，该点可以发出一种特殊的声音，循经向两个方向传导[1]。此外，孙平生等[2]研究发现声波在人体内的传播路径、频率、速度都有一定特异性。郑利岩[3]认为经络传导声波的物质基础是深筋膜组织。林立全在相关足阳明胃经体表循行路线的声测研究中得到了检测波由输入波传导，经络循行线上测得的声波波幅值明显大于两侧对照点，且传导轨迹与文献描述的胃经体表循行路线基本一致的结果，并测得胃经各穴的最佳输声频率在39.8～50.2Hz。李建中相关研究团队[4]开展了气功态下穴位振动功率谱的测量分析研究，结果显示人体各经脉极有可能存在特征振动；汤华瑜相关研究团队[5]应用皮肤电阻测定技术对声波疏通经络生物物理学特性客观检测开展了相关研究，结果显示声波具有降低人体经脉电阻抗的特性，其特性的显现与刺激强度、电极压力等有关，具体表现为声波干预后人体经穴皮肤导电量明显增加，$P<0.01$；波型Ⅱ（声电复合波）干预对皮肤导电量的影响高于波型Ⅰ（声电波），$P<0.01$；声波对阴、阳两经皮肤导电量的影响相近。

在动物经络研究方面，中国农业科学院中兽医研究所王云鲜[6]应用声发射技术对92只绵羊的胃、脾、心、小肠、肺、大肠、肝、胆8条经进行声信息检测，总序列19375

---

① 祝总骧，谢君国，丁治明，等. 隐性循经感传线叩诊音的特异性及其观察（初步报告）[J]. 针刺研究，1980, 5（4）：312.

② 孙平生，赵玉卓，李成林，等. 以定量低频声为指标对手阳明大肠经体表循行路线的检测[J]. 辽宁中医杂志，1993, 20（11）：33-37.

③ 郑利岩. 实验家兔经穴定位与经脉附着组织探讨的实验研究[D]. 沈阳：辽宁中医药大学，2006.

④ 李建中，魏忠仁，李保民，等. 人体经络振动的研究[J]. 陕西师范大学学报（自然科学版），1992, 20（3）：31-34.

⑤ 汤华瑜，徐珊珊，崇菲菲，等. 声波对人体经脉皮肤导电量影响的实验观察[J]. 辽宁中医药大学学报，2010, 12（4）：222-223.

⑥ 王云鲜. 用声发射技术对绵羊经络循行线的检测[D]. 哈尔滨：中国农业科学院中兽医研究所，2005.

穴次，结果平均阳性检出率为 87.55%，各条经声信息接收率在 82.96%～92.14%，差异非常显著，且有循经性、双向性、可重复性和可阻滞等特性，其频率为 2～30.4Hz，振幅为 0.33～3.1mV，团队并发现一未被报道的传导速度为 6.5～8.5cm/s 连续脉冲波的存在。该成果在国内外首次客观证实经络在动物体上的存在，并描绘出动物 8 条经络循行路线示意图。

郑利岩研究团队[1]用检测人体经穴的技术检测家兔，客观标定出家兔经穴，解决了家兔经穴无统一标准的问题。通过经穴处反映出的生物物理学性能来确定经穴的位置，并通过经穴-脏腑效应加以验证。声测经络研究是辽宁中医药大学[2]自 1979 年以来一直开展的经穴应用技术研究项目，相关研究团队在多年的实验及临床研究中应用声测经络技术完成了胃、胆、膀胱三条经脉线的检测，结果显示：经络分布虽有不同，但低频声波均有明显的循经传导特性；经络循行部位的深浅随经络分布及个体差异而有不同；经络的传声速度在 10～20m/s。经络相关内脏效应动物实验表明在足三里穴输声则胃电图、胃运动、胃泌素均有明显的双向调整作用，与对照经内关穴输声有显著差异。在经络的调节作用方面，研究者根据经络的调节作用及经穴脏腑效应，创立了经络输声疗法，经 6 年的临床观察，对 53 种疾病的治疗总有效率达 96.84%，显示了很好的临床治疗作用。

在音乐治疗方面，不同的人体脏器生理结构与所产生共振的频率之间的相关性、不同曲调的音乐或者歌唱是否是对相应的脏腑进行共振"按摩"及相关机制受到研究者的关注。许继宗研究团队[3]认为人体内部脏腑经络存在着类似五音的音频振动方式，针刺不同穴位，在体内会引起不同频率的声波，即不同的气血振动方式。就像不同音符顺序的音乐引起人不同的喜怒哀乐一样，不同的针刺顺序、补泻量，会引起不同的气血运行方式，达到不同的治疗效果。高也陶[4]通过古琴的启发，对 2000 多年前的传抄文字进行考量，根据当代物理声学对声音频率的定律，更正了既往研究的错误，最终发现《黄帝内经》二十五音的排列和经络调理之间存在严谨的客观规律，声学部分与当代物理学完全相同，从而为中医听声辨病提供了坚实的科学基础。北京中日友好医院魏育林等[5]采用宫调音乐声波发射和接受系统将宫调音乐自肘、腕部输入人体，检测音乐声波在手六经原穴及手三阴经合穴的接受强度。结果发现仅肺经原穴太渊穴音乐声波接收强度与附近对照软组织测试点有显著差异，提示太渊穴对音乐声波接收具有特异性。检测并比较右下肢脾胃经穴及相应对照组织的音乐声波接收强度的研究发现足三里穴音乐声波接收强度显著高于相应对照组织，下巨虚穴和上巨虚穴则显著低于相应对照组织；脾经穴与相应对照组织比较无显著差异。有关结果显示认为胃经足三里穴为宫音接收高敏感腧穴，胃经下巨虚穴和上巨虚穴为低敏感腧穴。

中医五音疗法是以阴阳五行学说为主要理论支撑，脏腑学说为媒介，通过宫、商、角、徵、羽不同调式的乐曲干预疾病，以乐曲的节奏、旋律、速度、响度、协调度等调

① 郑利岩, 裴景春, 李建春, 等. 实验家兔经穴定位的标准化研究[Z]. 国家科技成果, 2002.

② 作者不详. 声测经络研究[D]. 沈阳: 辽宁中医药大学, 2009.

③ 许继宗, 乔宪春, 李月明. 由音律学角度看针灸针刺顺序的重要性[J]. 吉林中医药, 2011, 31（3）: 231-232.

④ 高也陶. 《黄帝内经》二十五音和经络调理的再思考[J]. 医学与哲学（人文社会医学版）, 2008, 29（5）: 61-62, 68.

⑤ 魏育林, 屠亦文, 梁甜甜, 等. 宫调体感音乐声波在健康人体内传导的研究[J]. 中国针灸, 2005, 25（2）: 111-114.

整机体、宣导气血达到机体稳态的一种中医干预手段。根据五脏疾病的虚实，选取对应的五音来调节，是五音疗法的重要内容。五脏有疾，其对应的五音也根据五脏疾病的虚实产生不同的变化，通过对相应五音的调节，使五脏的虚实状况得到改善。

在具体音乐种类研究方面，宋娜等[1]在前人的基础上引入西洋音乐作为对照，以期探讨西洋音乐与五行音乐对应激后电流值影响的差异。研究者采取被试 6 处原穴的电流值作为机体身心状态变化的指标，以探讨西洋音乐和五行音乐对心理应激干预的效果。结论显示非经非穴导电性高于各个原穴，而相对于安静休息，聆听音乐更有助于减缓应激。西洋音乐比徵调音乐对人体应激后经络电流值回复具有更明显的影响，且西洋音乐在减小神门穴应激方面有更显著的效用，此外徵调音乐对应激后心经原穴的电流值无显著影响。在相关动物实验方面，肖青青[2]通过不确定性空瓶应激法结合水环境小站台睡眠剥夺法构建了 GAD 心阴亏虚病证结合模型，对徵调音乐疗法对 GAD 心阴亏虚证大鼠焦虑行为及心阴亏虚症状的影响进行了相关研究，检测 GAD 大鼠下丘脑-垂体-肾上腺轴（hypothalamic-pituitary-adrenal axis，HPA axis）相关激素浓度及受体基因表达水平，从 HPA 轴角度揭示徵调音乐疗法发挥抗焦虑效应的关键靶点和作用机制。宏观表征、微观指标、以方验证（天王补心丸）三个角度的实验结果均表明基于"心主神明"理论的徵调音乐疗法有效改善了 GAD 心阴亏虚证大鼠的焦虑行为和心阴亏虚症状，明显降低了大鼠下丘脑 CRH、血清 ACTH 及 CORT 浓度，下调了下丘脑 CRHR I mRNA 表达水平，增加了海马 GR mRNA 的表达量，徵调音乐疗法可能通过抑制 HPA 轴起始环节的过度激活及增强海马 HPA 轴负反馈调节功能来抑制 HPA 轴过度亢进，进而发挥抗焦虑效应。

4　音乐促眠研究进展

音乐以其改变人的意识觉醒水平，助眠放松，提高工作和学习效率等为人所知，运用音乐疗法治疗情志疾病已有悠久的历史。音乐疗法是集心理学、医学、生理学、哲学、音乐、艺术于一体的综合性的新兴学科，逐渐被社会所接受，并日趋成熟。音乐治疗的作用已经受到心理学界的关注，目前国内也有研究成果，但在个性化方面甚少，而某些成果也还不够深入。这种学术研究的滞后性，直接影响了对涉及音乐治疗等现象和方法的深入研究与运用。

随着现代社会的发展和心身疾病问题日益严重，对音乐功能性应用及音乐治疗整体作用机制的讨论日益受到关注。睡眠问题的发生、发展与患者的心身状态、周围环境、饮食结构等皆有密切的关系，为影响人群体质形成与转化的重要原因。研究显示对失眠患者体质特点的探究对于失眠症的内在发生机制、治疗方法的使用有着客观的佐助，对中医与失眠发生的相关性研究发现气虚质、湿热质、阴虚质和气郁质是发生失眠的重要因素，而平和质是保护因素。

① 宋娜, 宋博媛, 洪子缘. 徵调式音乐与西洋音乐对应激后经络电流值影响的比较研究[J]. 教育现代化, 2018, 5（41）：277-278.

② 肖青青. 基于心主神明理论的徵调音乐疗法对 GAD 心阴亏虚证大鼠的 HPA 轴调节机制研究[D]. 成都: 成都中医药大学, 2019.

音乐疗法具有安全、无痛、无毒、无副作用、低成本、可接受性强及高效等特性。优美的音乐产生的频率及声波可以影响人们的心理，提高大脑皮质的兴奋性，有助于振奋精神从而消除不良心理，改善患者情绪；机体生理指标变化又与情绪变动密切相关。现代医学研究[1]显示，音乐疗法可以从生理和心理两方面来缓解不良情绪，其机制与调节躯体运动、自主神经大脑皮质功能，降低中枢神经系统的活动水平，使紧张的大脑皮质迟缓，起到镇静、安神的作用，在一定程度上可以缓解患者紧张情绪，提高患者痛阈有关。

在播放形式方面，林昕等[2]在改善重症患者睡眠障碍的治疗中采取人文关怀、音乐疗法与健康教育相结合的方式，在音乐疗法上的具体措施为依照患者喜好使用改良的播放器播放安抚的轻音乐，控制音乐分贝在患者满意的范围内，此外在白天患者清醒或意识模糊的状态下，以视频或声音的方式展现给患者健康宣教的内容，结果显示患者睡眠质量有了明显改善。

在音乐促眠乐器与乐曲使用方面，由于失眠患者多数是长期从事脑力劳动的人，大脑皮质常处于紧张状态，兴奋与抑制的功能失调，伴有不同程度的神经衰弱。所以强烈节奏的乐曲，对于大脑的兴奋刺激较强，会使听者烦躁辗转，起不到催眠的作用，如果选用患者喜爱或熟悉的歌曲，有可能使人情不自禁地唱起来，因此也不足取。

在具体的音乐助眠研究机制方面，任明、赵燕平相关研究团队对 54 名睡眠异常备考大学生经穴生物电信号与失眠症状的相关性和颂钵疗法的助眠作用进行了相关研究，并基于经穴电特征来探讨钵音助眠的作用机制[3]。结果显示睡眠异常备考生的失眠症状与心经、胃经、肾经、肝胆经等处经穴电信号值有较高相关性。颂钵疗法通过影响心经、胃经、肾经、肝胆经等发挥缓解肌肉紧张、疏散情志、安神定志的作用，从而显著改善早醒、躯体功能紊乱等失眠症状，达到助眠目的。

在音乐促眠应用人群方面，由于学业压力和中国中小学与高等教育方式的特性，大中小学生均存在程度不一的考试焦虑及睡眠不足的实际问题，并严重影响学生的心身状态与心境。龚高昌[4]选择了 50 名失眠学生进行为期 8 周的音乐治疗，选择外放音乐放松术磁带，通过体验"放松—紧张"感觉，促使警觉水平和大脑皮质唤醒水平的下降，促进自主神经活动朝着有利于睡眠的方向转化，学生的睡眠质量有很大改善。

中医五音疗法联合中西医疗法改善失眠是当前临床研究热点，研究者[5]认为相关疗法能弥补现代医学治疗失眠的不足，具有广泛的适用性，与西方音乐疗法相比，中医五音疗法具有独特的中医理论与文化优势，但目前尚未形成五音的"理、法、方、药"体系，阻碍了临床的规范应用与推广，可通过简化五音选曲及扩充曲库、灵活应用中医辨证论治的方式，来弥补不够完善的五音理论，规范五音疗法改善失眠的临床应用。

① 范尧, 姚芹, 季迪, 等. 国内音乐疗法对肿瘤患者抑郁症状干预效果的 Meta 分析[J]. 重庆医学, 2015, 44(21): 2939-2943.

② 林昕, 宋长春, 周波. 人文关怀、音乐疗法与健康教育相结合对改善重症患者睡眠障碍、焦虑的效果分析[J]. 齐齐哈尔医学院学报, 2019, 40（2）: 243-245.

③ 任明, 王婷婷, 吴诗婧, 等. 基于经穴生物电信号探讨睡眠异常备考大学生经络特征及钵音助眠的效用机制[J]. 现代中西医结合杂志, 2023, 32（13）: 1828-1834, 1879.

④ 龚高昌. 高三学生的失眠现状及音乐治疗干预[J]. 湖南人文科技学院学报, 2014, 31（5）: 149-152.

⑤ 樊霞霞, 赵姝婷, 永灵灵, 等. 基于中医五音理论的失眠临床研究进展及存在问题与策略分析[J]. 世界科学技术: 中医药现代化, 2022, 24（11）: 4299-4311.

5　音乐促眠脑功能研究

心理情绪的变化与身体内脏器官功能的变化互相影响、互有联系。音乐主要是通过艺术的感染力以音乐特有的物理特性即特定的频率、声压影响人的生理节奏，尤其在心理和生理方面对医疗起辅助作用。在具体的作用机制上，音乐被认为通过大脑边缘系统调节躯体运动、自主神经及大脑皮质的功能；音乐刺激通过网状结构提高或降低中枢神经系统的活动水平，协调脑干网状结构与大脑皮质各部分功能间的关系，调节心理和情绪状态，改变交感神经系统或迷走神经系统的紧张度，从而使心血管、呼吸、胃肠等系统的功能发生变化。

在音乐治疗与脑电信号方面，彭金歌[1]将音乐治疗、EEG 与情绪分析三者结合，开展了在不同音乐环境下对左右脑区产生的 EEG 信号与情绪分类的研究。相关结果显示在正向音乐刺激下，左脑区敏感性较好，存在情绪偏侧性；右脑区在负向音乐刺激下，敏感性较好，有情绪偏侧性表现；研究发现提取 EEG 信号的小波能量熵（wavelet energy entropy，WEE）特征作为设计优化后深度信念网络（deep belief network，DBN）模型的输入，在区分脑区、区分不同音乐环境的条件下，可得到左右脑区 EEG 信号的平均情绪分类准确度为 84.20%、83.07%。与混合音乐环境下，DBN、受限玻尔兹曼机（restricted Boltzmann machine，RBM）、k 最近邻域法（k-nearest neighbor，kNN）的分类准确率相比，分类效果分别提升约 3.49%、12.89%、7.24%。论文的数据来源以 Deap 数据库中记录的 EEG 信号为主，辅之以自采集数据，形成在不同音乐环境下的对比研究。将经验模态分解（empirical mode decomposition，EMD）与独立成分分析（independent component analysis，ICA）的快速算法——Fast ICA 结合优化后，对 EEG 信号进行深度降噪，去除混杂噪声。分别提取在不同风格音乐刺激下，参与者左右脑区的 EEG 信号特征，包括：时域中信号的方差分析、频域中与音乐和情绪变化相关的三种脑波节律的功率谱密度（power spectral density，PSD）、时频域中基于时间序列的 Hjorth 参数及非线性动力学中的 WEE，由此分析 EEG 信号特征差异，研究左右脑区对不同音乐的敏感程度。在情绪分类识别上，利用优化后的 DBN 模型实现情绪在唤醒、效价维度的二分类，并研究在不同音乐环境中左右脑区对情绪的偏侧性。有关结果为音乐治疗中对不同脑区损伤病患及心理疾病患者的诊疗、医学中刺激不同脑区来激发定向情绪提供理论参考。

在当今艺术与科学融合的时代趋势下，音乐心理学研究[2]已经越来越借助于现代脑机制研究的高科技手段，研究范式已从传统的心理学研究发展到神经生理与心理研究；研究技术从最初的心理学量性研究逐渐过渡到当今更为直观、更为精密的 EEG、ERP 和 fMRI；研究领域从音乐要素的常规认知研究逐渐深入到音乐基本要素（音高、和弦、音

---

[1] 彭金歌. 基于音乐疗法的脑电信号分析[D]. 长春: 长春理工大学, 2020.

[2] 郑茂平. 国外音乐心理学研究方法的最新趋向及其反思: 从传统实验到 EEG、ERP、fMRI[C]//第三届中国音乐家协会音乐心理学学会学术研讨会论文集. 上海, 2008: 768-786.

程等）的脑机制研究，以及音乐要素及其结构所表现意义和风格的脑机制研究（如联觉、知觉期待等），然后扩展到音乐与语言比较的脑机制研究。

近年来神经影像技术得到了突飞猛进的发展，运用最新神经影像技术来研究睡眠障碍已成为国内外研究热点。失眠属于睡眠障碍的一种，其发病机制十分复杂，目前认为失眠与大脑睡眠中枢和觉醒中枢的协同作用失调紧密相关。fMRI 起始于 20 世纪 90 年代末，Riemann 等首先发现失眠患者的海马灰质体积下降，Eun Yeon Joo 等发现慢性失眠患者的海马体积的萎缩表明了在睡眠断断续续及慢性压力的状态下，齿状回神经的减少及海马角区域神经元的缺失，海马 CA3-4 齿状回区域的萎缩与失眠患者认知功能受损有关[1]。

运用于睡眠障碍研究的神经影像技术主要有单光子发射计算机断层显像（SPECT）、PET、血氧水平依赖脑功能成像（BOLD-fMRI）、MRI、磁共振波谱成像（MRS）、弥散张量成像（DTI）、fMRI 等。失眠发病机制尚不明确，rs-fMRI 为深入探讨失眠的脑功能变化提供了有力的技术支持。近年原发性失眠 rs-fMRI 相关研究[2]显示异常脑区主要位于脑岛、前额叶、颞叶、边缘系统等认知-情绪相关脑区，且存在默认网络、突显网络等网络内部活动与连接异常，提示失眠与负性情绪密切相关，导致认知功能减退，过度觉醒。

原发性失眠（primary insomnia，PI）指伴有入睡困难或睡眠维持障碍的中枢神经系统功能紊乱，这种状态需持续一个月以上，同时需排除由于其他疾病、药物及精神和环境因素引起的失眠。多位研究者运用 MRI 聚焦脑的形态测量与睡眠障碍的研究较多，目前尚无一致的结果。如魏歆[3]对 35 名原发性失眠伴认知功能障碍患者的脑部磁共振研究显示，与健康对照组相比，患者组在左侧颞中、下回，右侧颞下回，左侧海马旁回的 ReHo 值增高；在左侧颞上回，右侧颞叶梭状回和颞上回，左侧额下回，右侧前扣带，左侧顶叶角回和左侧顶叶顶上小叶的 ReHo 值减低。右侧背外侧额上回与左侧颞上回和左侧颞极、右侧颞横回与右侧额中回和右侧额下回、左侧舌回和右侧丘脑、左侧丘脑和右侧颞中回的功能连接强度比正常对照组高；而左侧枕下回和右侧颞极、右侧额中回和右侧眶部额中回、右侧扣带回和左侧尾状核、右侧海马旁回和左侧尾状核的功能连接强度比对照组低。

慢性失眠（chronic insomnia，CI）为临床常见病，可导致日间疲劳、嗜睡等，申延蕊等[4]选择 22 例慢性失眠患者，发现该类患者右侧岛叶与双侧海马、双侧海马旁回、双侧额中回、右侧颞中回、右侧中央前回、左侧颞下回、左侧梭状回、左侧小脑后叶、右侧小脑前叶连接增强。并且慢性失眠患者颞中回中心度升高。慢性失眠患者双侧岛叶与多个脑区存在功能连接异常，有关工作为理解慢性失眠患者存在情绪调节、认知障碍、日间功能障碍及记忆功能受损的机制提供了影像学依据。

---

① Lee S Y, Song P, Choi S J, et al. The impact of the shift system on health and quality of life of sleep technicians[J]. Sleep Medicine, 2020, 76: 72-79.

② 关秋莉, 郭静. 原发性失眠的静息态功能磁共振研究进展[J]. 中国医药导报, 2020, 17（1）: 38-41.

③ 魏歆. 原发性失眠伴认知功能障碍患者的脑部磁共振研究[D]. 重庆: 第三军医大学, 2016.

④ 申延蕊, 李中林, 武肖玲, 等. 静息态 fMRI 观察基于中国人脑模板的慢性失眠患者岛叶功能连接[J]. 中国医学影像技术, 2019, 35（1）: 15-19.

PET 和 SPECT 是核医学两种 CT 技术，通过向体内注射含有适当半衰期的放射性同位素药物，测量和显示细胞与分子的生物学活动。尤阳[①]利用多巴胺 D2 受体拮抗剂进行多巴胺 D2 受体 PET/CT 显像，根据失眠患者和正常人脑内多巴胺神经通路上伏隔核、尾状核和壳核的多巴胺 D2 受体结合能力的差异，反映出失眠障碍患者多巴胺通路内源性多巴胺递质释放过多。

BOLD-fMRI 利用 Deoxy-Hb 和 Oxy-Hb 磁场性质不同的原理，能很敏感地探测脑组织内 Deoxy-Hb 的含量。曾少庆等[②]选择了 59 例原发性失眠患者，发现在惊醒状态下原发性失眠患者左侧脑岛、右侧前扣带回、双侧中央浅回、左侧楔叶局部一致性升高，而右侧扣带中回、左侧梭状回局部一致性降低。静息态下原发性失眠患者存在情绪、感觉运动区域等多个脑区的局部功能活动的异常，研究者从功能分化的角度探究原发性失眠患者大脑神经活动的改变，有利于进一步理解原发性失眠的神经活动特点。

磁共振氢质子波谱[③]，也称质子磁共振波谱（proton magnetic resonance spectroscopy, H-MRS），为测量大脑中各神经递质与代谢产物的含量提供了一种新的无创方法，可以区别测量左右脑特定脑区域的神经递质与代谢产物浓度，这为原发性失眠的病理生理学、发病机制、诊断及治疗的研究提供了新的可能。国内外以 MRS 为手段，研究原发性失眠各个脑区域不同神经递质与代谢产物，有研究表明慢性失眠患者枕叶及前扣带皮质区存在 γ-氨基丁酸（GABA）的降低，降低程度与失眠程度呈正相关。但也有人研究表明，睡眠障碍患者枕叶皮质 GABA 比健康对照组还要高 12%。造成这种研究不一致的原因暂时不明，有可能与研究所选脑区、MRS 空间分辨率、对照组的设置等不同有关。

陈荣[④]运用静息态 fMRI 技术基于体素的度中心度（degree centrality，DC）方法观察原发性失眠患者脑功能网络连接属性的改变；运用体素-镜像同伦连接（VMHC）方法分析原发性失眠患者左、右脑半球间同伦功能连接的改变，探索原发性失眠可能的发病机制。结果发现原发性失眠患者双侧额上回、左侧额中回、左侧楔叶及右侧小脑后叶 DC 值较对照组减低，左侧颞中回 DC 值较对照组增加。

李庆等[⑤]全面检索关于音乐疗法改善睡眠机制的随机对照试验（RCT）数据，采用 Meta 分析，结果显示相较于常规治疗，音乐干预有助于提升睡眠障碍患者的睡眠治疗效果，缓解患者的焦虑情绪，考虑其机制在于音乐疗法可以激活机体的腹侧纹状体、杏仁核及海马旁回，同时还能通过抑制去甲肾上腺素与肾上腺素的分泌，降低外周血管的紧张度，从而有效缓解患者的失眠症状；此外音乐通过听觉系统协调大脑皮质功能，能够调节机体紧张、不安的情绪，有利于机体生理功能的提升；研究者认为音乐经听

① 尤阳. 失眠障碍患者多巴胺神经通路多巴胺 D2 受体 PET/CT 显像初步研究[D]. 郑州: 郑州大学, 2017.

② 曾少庆, 黎程, 江桂华, 等. 原发性失眠局部脑区功能变化的静息态功能磁共振成像研究[J]. 功能与分子医学影像学（电子版）, 2015, 4（3）: 762-767.

③ 赵舒仪, 苏增锋. 原发性失眠的磁共振氢质子波谱研究进展[J]. 磁共振成像, 2022, 13（1）: 157-160.

④ 陈荣. 慢性原发性失眠的静息态功能磁共振成像研究[D]. 南昌: 南昌大学, 2016.

⑤ 李庆, 胡月, 蒋运兰, 等. 国内外音乐疗法对睡眠障碍患者干预效果的 Meta 分析[J]. 世界最新医学信息文摘, 2019, 19（42）: 15-19.

神经传入后，作为一种声波，其频率、节奏、强度与人体内部的振动频率、生理节奏相一致时，便会发生同步和谐共振，产生一种类似细胞按摩的作用，从而起到镇静催眠的效果。

睡眠是对身心健康有着重要意义的复杂生理过程，其研究范围涉及多个学科领域。目前睡眠的定量分析主要依靠作为"金标准"的多导睡眠监测仪（polysomnograph，PSG）完成，该设备存在对人体较大的干扰，并且不能反映大脑的血流动力学状况的问题。目前在对人脑皮质功能区光学脑成像研究上，fNIRS 可无损检测脑中血氧状态变化及空间分布，该技术因其无损检测、适用于瞬息即变的神经活动的监测得到脑神经科学、精神科学、生理及心理学、康复及应用工程（如人机控制）研究者的青睐，并在执行如语言、记忆任务（如 N-back task）、认知任务时前额叶的响应模式、合作任务中前额叶的成像及功能区域间的相关性等高级认知任务研究中得到应用。在分辨率方面，该技术其毫秒量级时间分辨率是 PET 和 fMRI 所不及，同时又有可以接受的空间分辨率（为厘米量级），低于 fMRI、PET、MEG，优于 EEG；此外该技术所检测到的基于血红蛋白浓度变化的血流动力学变化信息能够反映与神经活动直接相关的细胞色素氧化酶等的代谢情况，表征接受外界刺激或思维过程中脑不同区域反应和功能表达，反映细胞内活动的信息，以及代谢方面的信息，可更好地揭示神经元活动、能量代谢与血流动力学之间的关系。

在具体应用方面，徐乐娉[①]使用 fNIRS 观测定制状态音乐对健康人体 PFC 功能的影响，并从入睡情况和主观感受观测对心理的影响，以此探究定制状态音乐对心身状态的干预效果及脑作用机制，相关研究对 20 位健康受试者分别在静息状态和聆听音乐状态下 PFC Oxy-Hb 浓度、入睡情况和主观感受进行对比分析。结果显示聆听定制状态音乐较静息可以更好地诱导受试者进入睡眠状态（$P<0.05$）、定制状态音乐带给受试者更好的主观感受（$P<0.05$），在生理、心理两个层面对人体产生积极作用。

音乐对于相关脑功能的作用影响是国内外研究热点，更因其方便而独特的非药物助眠与放松身心作用为社会所关注。在当今艺术与科学融合的时代趋势下，现代光学脑功能影像技术的发展为脑认知功能与经穴所存在的响应联系提供了无创、实时、活体反映人体脑相关核团功能变化的研究可能。

此外，音乐在治疗中具备审美功能及心理情绪功能，为音乐心理学研究者所重点关注。在音乐个体化治疗中，不同情绪状态下治疗效果差异性很大，音乐情绪状态有效检测成为关键，情绪状态识别与敏感脑区研究成为重中之重。近年来，针对情绪认知的神经科学研究及 EEG、ERP 及 fMRI 脑成像技术已逐渐用于音乐情绪反应的脑机制研究，音乐情绪脑机制逐渐成为音乐心理学、神经音乐学等领域研究热点之一，众多研究显示不同风格音乐可有效激活人脑与情感加工相关不同脑区。音乐认知加工和情绪加工是音乐听觉心理过程的主要方面，其认知加工被认为[②]涉及大脑双侧颞叶、额叶、顶叶和枕叶四块脑区并彼此相互连接，音乐情绪加工主要依赖于边缘系统结构，对音乐听觉的认知神经功能进行研究有助于发现某些人脑高级心理功能。

---

① 徐乐娉. 基于 fNIRS 技术对定制状态音乐干预前额叶功能的机制研究[D]. 广州: 广州中医药大学, 2021.

② 侯建成. 音乐听觉的心理机制: 从脑科学的角度探讨音乐心理活动[J]. 南京艺术学院学报（音乐与表演版），2007（3）: 47-52, 80.

6 现代经穴-脑功能整体性研究进展

中医理论中心神与脑神密切相关，相关主流观点发生了心主神明—脑主神明—心脑共主神明的变化，在调节精神活动等功能上相辅相成。研究[①]认为中医学对脑的认识随历史的推进而演变，但始终缺少对脑与其他脏腑经络互动联系的认识。

经络之间的联系沟通是中医理论心脑相关的基础条件之一，对于调节人体的精神活动起着至关重要的作用，并为"心脑同治"提供了理论基础。在对于经络实质和经络现象等长期相关研究中研究者亦获得极有价值的生命科学发现，尤其是脑科学的发展赋予了经络理论新的内涵。这些新知识与传统的经络知识共同构成了现代经络理论。张树剑等[②]提出"脑摄经络"假说，认为经络研究的学术主旨应该由寻找经络结构转向探索经络功能，而经络功能的研究可以借助脑科学/脑功能研究来实现。

"五脏相音，可以意识"（《素问·五脏生成》），经络与脑存在重要整体性关系。腧穴为人体脏腑经络之气输注于体表的特殊部位，关于脑认知功能与经穴所存在的响应联系受到了现代中医研究者的关注，穴位是观测人体脏腑的窗口，而特定穴位是脑的"窗口"得到了诸多研究者共识。

经络诊察发源于《黄帝内经》，经脉-脏腑相关是经络诊察的理论基础，经络诊察法[③]为中医传统诊疗的主流方向，参与了临床多种疾病的诊疗，医家运用经络诊察时操作不规范且含较大主观性是临床需要解决的问题。现代研究以经脉-脏腑相关为基础，从脑、脊髓、基因水平方面探讨其作用机制，在一定程度上证实了经脉与脏腑间存在着相对特异性联系，但尚未有运用经络诊察"五音入五脏"在所得变动经脉或异常反应点与病变脏腑间作用机制的客观实证研究，相关研究应将此作为重点进行深入研究。在相关临床疾病诊疗方面，徐林新等[④]将接受中医 JK-02-B 型经络检测仪检测的 39 例失眠伴焦虑状态患者作为观察组，40 例健康体检者作为对照组，观察失眠伴焦虑状态患者的经穴在低电阻抗性与电阻双侧平衡性上的病理变化特点，结果显示当失眠伴焦虑状态时，人体经穴导电量呈现双侧失衡现象，经穴电阻抗显著增高，与心、心包、肝、胆、脾、胃、肾、膀胱的脏腑经络及体能状态、心肾状态、自主神经存在相关性。

在经穴-脑的整体性理论观方面，研究者认为经络调控机制有两个层次，宏观调控的中枢是大脑，微观调控的基础是以电磁振荡与化学振荡为主导的能量信息流。李定忠等[⑤]认为经络具有声、光、电、热、磁、核、体液及化学离子等循经优势扩散的特异性，经

① 辛陈, 王瑜, 荣培晶. 重构"脑经"的理论探索[J]. 中医杂志, 2023, 64（5）: 433-437.
② 张树剑, 荣培晶. 结构经络向功能经络的范式转变——兼论"脑摄经络"假说[J]. 针刺研究, 2022, 47（12）: 1113-1117.
③ 白晓娟, 李云波, 刘红梅. 经络诊察的临床应用与作用机制研究进展[J]. 辽宁中医药大学学报, 2021, 23（9）: 135-139.
④ 徐林新, 种茵, 许潇颖, 等. 基于经穴电学特性研究失眠伴焦虑状态与脏腑经络相关性[J]. 世界中医药, 2021, 16（19）: 2946-2949.
⑤ 李定忠, 傅松涛, 李秀章. 经络调控是能量信息系统与物质系统的沟通与连动——关于经络的理论与临床应用研究之五[J]. 中国针灸, 2005, 25（3）: 187-190.

气（能量和信息流）运行的通道是以经络环的形式存在，从而有效地将中枢神经系统及外周组织等机体物质系统与能量信息系统联动起来，产生生理调衡和病理调治作用。经络调控是能量信息系统与物质系统的沟通与连动的过程，神经-内分泌系统是连动的纽带，钙离子振荡调频在两大系统连动中起介导作用。

在研究方面，首都医科大学贾军相关研究团队[①]开展了循经感传现象产生机制相关研究，探讨外周感觉神经末梢间是否存在跨节段的远距离信息传递及此信息传递的特点。研究结果显示外周末梢间的信息传递具有传导速度较慢，传递线路相对稳定，且具有不受中枢调控和双向性的特点，可能是形成循经感传的生理学基础。

在经穴与脑的人体试验方面，吴汉荣等[②]认为对于大脑与经络研究而言，首要的条件是能无损或微损地实现载体、定点、动态、实时测量。乔晓艳等[③]开展了脑电信号与经穴输入信号相关分析的研究，利用不同频率电脉冲信号作用于人体不同经穴上，通过对经穴输入信号与脑电波输出信号之间的相关性研究，确立经络与大脑之间的动态关联性。研究表明 30Hz 的断续波电脉冲刺激信号与其诱发的脑电 α2 波相关性最强，使用 30Hz 断续波电脉冲刺激天枢穴、大肠俞穴这组穴位有利于诱发大脑的有益波态 α 波。

在中医证型相关研究方面，刘明等[④]探讨肝郁证（肝气郁结证）患者欣赏悲伤音乐时 BOLD-fMRI 的激活模式，从影像学角度揭示肝郁证的病理生理机制。研究者选择确诊的典型单纯肝郁证患者 16 例，采用组块设计，所有受试者欣赏悲伤音乐的同时，用 BOLD-fMRI 技术进行脑功能磁共振成像，经统计学处理后获取激活脑区，比较肝郁证患者和正常人群对悲伤音乐激活脑区的差异。结果显示肝郁证组在欣赏悲伤音乐时显著激活了右侧额中回、左侧额上回、左侧额中回、左侧顶下小叶及左侧扣带回。左侧半球激活脑容积显著大于右侧。正常对照组激活脑区主要包括双侧额中回、左侧顶下小叶、双侧扣带回、双侧海马旁回、双侧楔叶等。肝郁证激活脑区范围较对照组显著减少。有关结果证实肝郁证患者和正常人群欣赏悲伤音乐时脑区激活模式存在显著差异，从而进一步证实肝郁证脑功能异常模式，为肝郁证所致脑功能改变提供了客观依据。

当代生命科学对大脑的重要性日益引起人们的关注，脑为精神意识发生的场所，而影响精神意识的因素则涉及全身各个部位。中医理论中心神与脑神密切相关，相关主流观点也因之发生了心主神明—脑主神明—心脑共主神明的变化，两者在调节精神活动等功能上相辅而成[⑤]。经络之间的联系沟通是中医理论心脑相关的基础条件之一，对于调节人体的精神活动起着至关重要的作用，并为"心脑同治"提供了理论基础。

① 贾军，曲瑞瑶，赵晏，等. 循经感传现象产生机理的探讨[J]. 中国针灸，2002，22（6）：32-35.

② 吴汉荣，周宜开，卢珊，等. "经络-脏腑学说"与脑的研究[J]. 上海中医药大学学报，2007，21（1）：58-59.

③ 乔晓艳，李刚，林凌，等. 脑电信号与经穴输入信号相关分析的实验研究[J]. 生物医学工程学杂志，2006，23（6）：1218-1221.

④ 刘明，刘子旺，赵晶，等. 肝郁证与正常人群欣赏悲伤音乐的脑功能激活模式研究[J]. 辽宁中医杂志，2016，43（5）：897-900，1.

⑤ 孙曼索. 基于心脑同治理论针刺治疗原发性失眠的临床研究[D]. 济南：山东中医药大学，2021.

　　在先期基于脑电的事件相关电位技术工作基础上，我们研究团队采用更有效的 fNIRS 为相关音乐疗法机制研究等工作提供了解决实际问题更加有力的工具。有关探索工作可为中医经络现象及其理论与现代对脑的科学认知之间存在着紧密联系结合开创新的诠释途径，而将经穴-大脑作为整体进行研究，是古典经络理论所要表达的深刻内涵，也是当代中医学开拓临床应用、提供更多社会服务的价值所在。

第 21 章

备考睡眠问题者经穴生物电特征与钵音助眠效用及机制研究

考试压力为现代所关注，睡眠问题是考试常伴见的心身症状，严重影响考试发挥与生活质量。以往的文献报道显示考试应激下大学生普遍存在睡眠问题，而其先期预警、尽早干预及非药物治疗方法受到当前社会与家庭的广泛关注和重视[①]。传统经络学理论与相关经穴诊疗技术在睡眠障碍诊疗中得到广泛应用。本书第 9 章首次对备考睡眠问题个体原穴、八脉交会穴等生物电信号特征进行了实际检测，分析其经络失衡的特征，讨论其与影响睡眠质量因素的相关性。

备考者面临复习时间相对紧迫、干预时间周期较为不足的现状，如何缓解考试焦虑为研究者所关注。近年以颂钵疗法为代表的体感共振音乐疗法（vibroacoustic therapy，VAT）得到了国际广泛关注，该疗法被认为具有方便、快捷与有效的心身放松作用[②③]，本次研究首次对颂钵非药物助眠作用进行实际观察，并结合中医相关经穴生物电信号变化对其干预机制进行开拓性探讨。有关工作为对国际上广泛认可的干预疗法进行本土化诠释与迁移，以及为拓展现代中医心身学、中医音乐治疗学理论本土化发展与应用发展提供新的可能。

1 资料与方法

1.1 被试招募与纳入标准

在学校大考考试前公开招募华南师范大学某学科二年级备考学生被试，共发放255 份问卷，其中回收睡眠损害量表（SII）[④]239 份、匹兹堡睡眠质量指数（Pittsburgh sleep

---

① 黄琼，周仁来. 中国学生考试焦虑的发展趋势——纵向分析与横向验证[J]. 中国临床心理学杂志, 2019, 27（1）：113-118.

② Kim Y J, Shin D Y. A phenomenological study of tension relaxation in middle-aged women with sleep disorders in singing bowl[J]. Industry Promotion Research, 2021, 6（3）：25-35.

③ Trivedi G Y, Saboo B. A comparative study of the impact of himalayan singing bowls and supine silence on stress index and heart rate variability[J]. Journal of Behavior Therapy and Mental Health, 2019, 2（1）：40-50.

④ Bastien C H, Vallières A, Morin C M. Validation of the insomnia severity index as an outcome measure for insomnia research[J]. Sleep Medicine, 2001, 2（4）：297-307.

quality index，PSQI）[1]163 份，筛除问卷缺失和明显逻辑错误的问卷后，本次研究共招募收集到 163 名备考大学生相关完整量表资料，根据量表收集情况及睡眠异常判定标准（SII≥7 分或 PSQI＞5 分）[2]共有备考睡眠问题学生 85 名，备考睡眠正常学生 78 名作为相关研究对象。

纳入标准：①自愿参与实验；②无异常听力问题；③睡眠异常大学生 PSQI＞5 分且未服用睡眠药物。

排除标准：①无法正常理解实验流程；②因器质性病变造成睡眠障碍。

分组方法：在所招募到的备考睡眠问题人群中，随机抽取 54 名被试进行经穴生物电信号与睡眠质量相关性研究；随机抽取 30 名受试者分组进行干预助眠相关性研究，具体分组为睡眠异常钵音组（钵音组）（$n = 15$）、睡眠异常无干预空白组（空白组）（$n = 15$）。

所有被试均填写知情同意书，本研究的具体内容已得到华南师范大学伦理道德委员会批准。

1.2　实验环境与仪器

测试温度为（20±5）℃，相对湿度为 55%～65%，实验室内环境安静、明亮，空气无明显流动，周围环境无强噪声及电磁源干扰。原穴生物电信号值检测装置采用系统状态电子测量仪（专利号：97228146.0）。

1.3　研究方法

1.3.1　睡眠质量调查

经华南师范大学心理咨询研究中心招募调查对象，对自愿参与者发放 SII、PSQI，采用匿名作答、独立完成、当场回收的问卷作答方式。

1.3.2　原穴生物电信号值检测

测试前请受试者脱下鞋袜，取出身上的金属饰物、药物、手机及电子产品，清洗手足，并安静休息 15min。测试时受试者取坐位或卧位，不接触任何金属物品，手自然平放，在测试过程中保持安定。操作者首先将系统状态电子测量仪无关电极固定于受试者督脉、大椎穴；将测试电极固定于体表左右各 12 个原穴和 8 个八脉交会穴，分别是手太阴肺经太渊、手厥阴心包经大陵、手少阴心经神门、手太阳小肠经腕骨、手少阳三焦经阳池、手阳明大肠经合谷、足太阴脾经太白、足厥阴肝经太冲、足少阴肾经太溪、足太阳膀胱经京骨、足少阳胆经丘墟、足阳明胃经冲阳、公孙、内关、后溪、申脉、足临泣、外关、

① Buysse D J, Reynolds C F, Monk T H, et al. The Pittsburgh sleep quality index: a new instrument for psychiatric practice and research[J]. Psychiatry Research, 1989, 28（2）: 193-213.

② Morin C M, Belleville G, Bélanger L, et al. The insomnia severity index: psychometric indicators to detect insomnia cases and evaluate treatment response[J]. Sleep, 2011, 34（5）:601-608.

列缺、照海。全部连接检查完毕后，启动仪器自动校准系统进行校准，以免测量环境中温度、湿度、电磁等对测量结果产生不可预知的误差。校准完毕后，进入经络检测界面，对所有穴位进行同步采集，并记录实验结果；每次测试时间为 3～5min。

1.3.3　钵音助眠音频参数

钵音助眠音频由音果空间健康管理（广州）有限公司提供，经 Adobe Audition CS6 分析，钵音时长 8min29s、主音为 92Hz，采样率 44100Hz，其余信息见图 21-1。

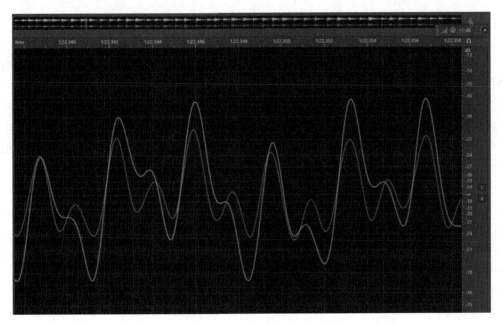

图 21-1　钵音波形图

1.3.4　钵音音频播放周期前后研究方法

30 名备考睡眠问题被试被随机分为睡眠异常钵音组（钵音组）与睡眠异常无干预空白组（空白组）两组。钵音组自行连续 7 天于 23:00～24:00 听钵音并通过"钵音打卡"微信小程序签到；空白组被试自行连续 7 天于 23:00～24:00（调查发现被试均晚于 23:00 入睡）使用手机音频播放软件通过耳机播放助眠音频，播放音量在 20～40dB。并通过"钵音打卡"微信小程序签到。在干预前、钵音周期结束后进行相关问卷、原穴生物电信号变化检测。

1.4　统计学方法

采用 SPSS 26.0 软件进行统计分析。计量资料采用 $\bar{x} \pm s$ 表示；符合正态分布的相关性分析采用 Pearson 相关分析，非正态分布用 Spearman 相关分析。影响因素分析采用二元逐步 Logistic 回归分析；组间计量资料差异采用单因素方差分析，若具有显著差异则进一步进行事后比较；组间计数资料采用卡方检验，以 $P < 0.05$ 为显著性标准；静息态研

究所获数据组间差异采用独立样本 t 检验；受激态研究获得的 β 值进行单样本 t 检验，检验值为 0，以 $P<0.05$ 为显著性标准。

钵音助眠周期前后各组数据组内比较：计量资料采用配对 t 检验，不满足正态分布采用非参数 Wilcoxon 符号秩检验，组间计量资料差异采用单因素方差分析，若主效应显著则进一步进行事后检验。

2　结　果

2.1　备考大学生睡眠质量情况

如表 21-1 所示，在 163 名被调查备考大学生人群中睡眠损害得分为（8.22±4.13）分，PSQI 得分为（6.45±3.43）分，其中睡眠异常大学生为 85 人，占被调查人群的 52.1%，且 SII 得分＞7 分者 71 人，结果说明备考期间的大学生存在睡眠质量较差，且以失眠症状为主的实际情况。

如表 21-1、表 21-2 所示，睡眠异常组睡眠损害量表各项得分显著高于无睡眠问题组（$P<0.001$）。

表 21-1　睡眠损害量表总分及因子得分情况 $[Me(P_{25}, P_{75})]$

因子	全部被试（$n=163$）	无睡眠问题组（$n=78$）	睡眠异常组（$n=85$）
入睡困难	1（0, 1）	0（0, 1）	1（0, 1）***
维持困难	0（0, 1）	0（0, 0）	1（0, 1）***
早醒	1（0, 1）	0（0, 1）	1（0, 1）***
睡眠模式满意度	2（1, 2）	1（1, 2）	2（2, 2）***
干扰白天功能	2（2, 3）	2（1, 2）	2（2, 3）***
生活质量影响程度	1（0, 1）	0（0, 1）	1（0, 1）***
担忧程度	1（1, 2）	1（1, 1）	2（1, 3）***
认知紊乱	2（1, 3）	1（1, 2）	3（2, 3）***
躯体功能紊乱	1（0, 1）	1（0, 1）	2（1, 3）***
不良睡眠习惯	2（1, 3）	1（1, 2）	2（1, 3）***
年龄自然衰老	1（1, 2）	1（1, 2）	2（1, 2）***

注：与无睡眠问题组相比，***$P<0.001$。

如表 21-2 所示，备考大学生睡眠异常组日间功能症状的出现率显著高于无睡眠问题组（$P<0.001$）。

表 21-2　日间功能症状人数统计表 $[n(\%)]$

分组	白天疲劳	心境困难	功能困难	躯体症状
睡眠异常组（$n=85$）	66（77.6）***	30（35.3）***	42（49.4）***	31（36.5）***
无睡眠问题组（$n=78$）	42（53.8）	5（6.4）	16（20.5）	11（14.1）

注：与无睡眠问题组相比，***$P<0.001$。

2.2　备考睡眠问题者原穴生物电信号与睡眠质量相关性研究

在本次研究所获得的 85 名睡眠异常被试中，随机抽取 54 名受试者，其 PSQI 得分为（8.81±2.37）分，睡眠损害量表总分为（0.83±4.63）分。应用系统状态电子测量仪采集这 54 名被试原穴与八脉交会穴生物电信号值，结果如表 21-3 所示，本次被试所获所有生物电信号值的异常率均高于 60%（生物电信号值正常值在 –10～10）。

表 21-3　备考睡眠问题者被试原穴生物电信号值分布情况（ $n=54$ ）

原穴及八脉交会穴		正常		虚性		实性		异常率/%
		人数	正常率/%	人数	虚性出偏率/%	人数	实性出偏率/%	
太渊	右侧	17	31.5	15	27.8	22	40.7	68.5
	左侧	14	25.9	6	11.1	34	63.0	74.1
大陵	右侧	17	31.5	12	22.2	25	46.3	68.5
	左侧	10	18.5	7	13.0	37	68.5	81.5
神门	右侧	15	27.8	10	18.5	29	53.7	72.2
	左侧	17	31.5	10	18.5	27	50.0	68.5
太白	右侧	11	20.4	15	27.8	28	51.9	79.6
	左侧	13	24.1	15	27.8	26	48.1	75.9
太冲	右侧	11	20.4	29	53.7	14	25.9	79.6
	左侧	14	25.9	31	57.4	9	16.7	74.1
太溪	右侧	10	18.5	36	66.7	8	14.8	81.5
	左侧	8	14.8	36	66.7	10	18.5	85.2
合谷	右侧	21	38.9	16	29.6	17	31.5	61.1
	左侧	18	33.3	9	16.7	27	50.0	66.7
阳池	右侧	8	14.8	12	22.2	34	63.0	85.2
	左侧	13	24.1	7	13.0	34	63.0	75.9
腕骨	右侧	18	33.3	14	25.9	22	40.8	66.7
	左侧	16	29.6	11	20.4	27	50.0	70.4
冲阳	右侧	21	38.9	26	48.1	7	13.0	61.1
	左侧	16	29.6	27	50.0	11	20.4	70.4
丘墟	右侧	5	9.3	43	79.6	6	11.1	90.7
	左侧	8	14.8	43	79.6	3	5.6	85.2
京骨	右侧	11	20.4	12	22.2	31	57.4	79.6
	左侧	14	25.9	15	27.8	25	46.3	74.1
申脉	右侧	2	3.7	50	92.6	2	3.7	96.3
	左侧	3	5.6	49	90.7	2	3.7	94.4

续表

原穴及八脉交会穴		正常		虚性		实性		异常率/%
		人数	正常率/%	人数	虚性出偏率/%	人数	实性出偏率/%	
内关	右侧	12	22.2	13	24.1	29	53.7	77.8
	左侧	10	18.5	12	22.2	32	59.3	81.5
后溪	右侧	5	9.3	49	90.7	0	0	90.7
	左侧	5	9.3	2	3.7	47	87	90.7
照海	右侧	10	18.5	35	64.8	9	16.7	81.5
	左侧	7	13.0	34	63.0	13	24.1	87
足临泣	右侧	10	18.5	40	74.1	4	7.4	81.5
	左侧	11	20.4	33	61.1	10	18.5	79.6
列缺	右侧	12	22.2	19	35.2	23	42.6	77.8
	左侧	9	16.7	16	29.6	29	53.7	83.3
外关	右侧	14	25.9	19	35.2	21	38.9	74.1
	左侧	9	16.7	14	25.9	31	57.4	83.3
公孙	右侧	13	24.1	31	57.4	10	18.5	75.9
	左侧	15	27.8	29	53.7	10	18.5	72.2

　　经穴生物电信号值与 SII 项目 1～6 因子相关性分析如表 21-4 所示：备考睡眠问题者入睡困难程度与右侧京骨穴生物电信号值呈显著负相关（$P<0.05$）；维持困难程度与双侧京骨穴生物电信号值呈显著负相关（$P<0.05$）；早醒与左侧足临泣穴、双侧京骨穴生物电信号值呈显著负相关（$P<0.05$）；睡眠模式满意度与左侧太白穴生物电信号值呈显著负相关（$P<0.05$）；生活质量影响程度与左侧丘墟穴、右侧公孙穴生物电信号值呈显著正相关（$P<0.05$）；认知紊乱与左侧太溪穴、左侧列缺穴、左侧内关穴、左侧照海穴、右侧申脉穴、右侧阳池穴生物电信号值呈显著相关（$P<0.05$）；躯体功能紊乱与右侧冲阳穴生物电信号值呈显著正相关（$P<0.05$）；不良睡眠习惯与左侧神门穴、右侧冲阳穴生物电信号值呈显著相关（$P<0.05$）。

表 21-4　备考睡眠问题者经穴生物电信号值与失眠症状相关性分析（$n=54$）

原穴及八脉交会穴	位置	入睡困难 r	维持困难 r	早醒 r	睡眠模式满意度 r	干扰白天功能 r	生活质量影响程度 r	担忧程度 r	认知紊乱 r	躯体功能紊乱 r	不良睡眠习惯 r	年龄自然衰老 r
太渊	右	−0.132	−0.104	0.010	−0.024	−0.015	−0.227	−0.246	−0.026	−0.031	0.044	0.171
	左	−0.249	−0.149	−0.046	−0.094	−0.161	0.030	−0.248	−0.185	0.015	−0.115	0.140
大陵	右	0.089	0.034	−0.072	0.106	0.066	0.110	0.031	−0.125	−0.086	−0.174	0.168
	左	0.016	0.018	0.020	−0.064	0.084	0.136	−0.173	−0.083	0.050	−0.172	−0.046
神门	右	0.023	−0.033	−0.055	−0.170	−0.197	0.016	−0.184	−0.166	−0.033	−0.151	0.029
	左	−0.218	−0.160	−0.214	−0.130	−0.010	0.091	−0.112	−0.086	0.085	−0.285*	−0.027

续表

原穴及八脉交会穴	位置	入睡困难 r	维持困难 r	早醒 r	睡眠模式满意度 r	干扰白天功能 r	生活质量影响程度 r	担忧程度 r	认知紊乱 r	躯体功能紊乱 r	不良睡眠习惯 r	年龄自然衰老 r
太白	右	−0.171	−0.173	−0.222	−0.119	0.080	0.158	−0.039	−0.086	0.144	−0.093	0.140
	左	−0.172	−0.148	−0.197	−0.283*	−0.033	0.205	−0.065	−0.048	0.140	−0.223	0.060
太冲	右	0.205	0.221	0.070	0.131	0.003	−0.033	0.131	−0.079	−0.121	0.100	−0.079
	左	0.207	0.110	−0.039	−0.163	−0.139	0.057	0.025	−0.170	0.038	−0.069	−0.103
太溪	右	0.001	0.076	0.112	0.019	0.001	0.192	0.208	−0.231	0.129	0.222	0.157
	左	−0.034	0.125	0.118	−0.135	0.048	0.232	0.033	−0.298*	0.066	0.045	−0.053
合谷	右	0.139	0.174	0.258	0.115	0.090	−0.091	0.127	0.104	−0.131	0.064	−0.169
	左	0.102	0.098	0.135	0.222	−0.030	−0.051	0.038	−0.072	−0.218	0.135	0.058
阳池	右	0.178	−0.084	0.032	0.099	−0.071	−0.093	−0.037	0.290*	−0.181	−0.070	−0.148
	左	0.020	−0.073	0.120	0.013	−0.125	0.001	−0.092	0.202	−0.054	0.085	0.052
腕骨	右	0.043	0.124	0.073	−0.036	−0.110	0.134	−0.065	−0.048	−0.130	−0.105	−0.113
	左	0.005	0.130	0.009	−0.110	0.040	0.145	−0.096	−0.239	−0.126	−0.182	−0.201
冲阳	右	0.198	0.014	−0.121	0.093	0.140	−0.031	0.124	0.124	0.305*	0.331*	0.039
	左	0.214	0.076	−0.076	0.047	0.020	0.161	0.070	0.029	−0.039	−0.010	−0.199
丘墟	右	0.097	0.043	0.031	0.046	−0.037	0.080	−0.062	−0.154	−0.263	−0.054	−0.165
	左	0.187	0.144	−0.029	0.117	0.227	0.265*	0.197	−0.013	−0.094	0.006	−0.141
京骨	右	−0.272*	−0.320*	−0.288*	−0.137	−0.065	−0.109	0.059	−0.029	0.202	0.002	0.156
	左	−0.203	−0.305*	−0.291*	−0.132	−0.139	−0.200	0.067	0.101	0.025	−0.070	0.058
申脉	右	−0.165	−0.113	0.016	−0.217	−0.048	−0.062	−0.110	−0.296*	0.061	0.081	−0.073
	左	−0.204	−0.145	−0.182	−0.213	−0.073	0.084	−0.094	−0.367**	0.056	−0.008	−0.114
内关	右	0.020	−0.093	0.058	0.090	0.056	−0.022	−0.197	0.175	−0.121	−0.012	−0.176
	左	0.187	0.057	0.019	0.192	0.096	−0.088	−0.123	0.275*	−0.141	−0.028	−0.086
后溪	右	−0.233	−0.115	0.064	−0.125	0.043	−0.045	−0.136	−0.174	−0.117	−0.240	0.026
	左	0.013	0.004	0.016	0.023	0.053	−0.012	−0.045	−0.157	−0.218	−0.220	−0.111
照海	右	−0.105	−0.004	−0.129	−0.110	0.103	0.169	0.137	−0.187	0.163	0.162	0.002
	左	−0.020	0.011	−0.013	−0.182	−0.045	0.054	0.033	−0.271*	0.071	−0.014	−0.016
足临泣	右	0.132	0.215	0.196	0.025	−0.003	0.075	0.161	−0.058	−0.131	0.070	−0.166
	左	0.013	−0.058	−0.304*	−0.164	0.129	0.076	0.041	−0.063	−0.077	−0.033	−0.166
列缺	右	0.009	0.019	0.142	0.054	0.032	−0.260	−0.154	0.241	−0.157	0.011	−0.083
	左	−0.022	−0.163	−0.042	0.095	−0.081	−0.257	0.066	0.270*	0.192	0.151	−0.026
外关	右	0.063	0.050	0.169	0.063	−0.008	−0.097	−0.127	0.094	−0.191	−0.223	−0.188
	左	−0.002	0.022	0.057	−0.092	−0.090	0.002	−0.154	0.116	−0.081	−0.095	−0.050
公孙	右	−0.023	−0.007	−0.071	−0.068	0.155	0.332*	0.155	−0.170	0.165	0.073	0.031
	左	0.031	−0.010	0.060	0.088	0.066	0.121	0.077	−0.026	0.007	0.076	0.153

　r，相关系数；*P＜0.05；**P＜0.01。

2.3 钵音干预周期前后睡眠质量得分比较

最终 45 名被试中有 42 名被试完成了干预。3 名被试脱落原因为：1 名被试未在 7 天内按规定听颂钵音频，2 名被试因事无法继续实验。最终共 14 名钵音组被试，其中男 2 名，女 12 名，平均年龄为（21.50±2.44）岁；14 名空白组被试，其中男 6 名，女 8 名，平均年龄为（20.07±2.53）岁完成全程实验，相关数据进入最终的统计分析。

2.3.1 PSQI 评分

如表 21-5 所示，同时间钵音组与空白组组间比较结果显示：干预前（7 天前）和干预后（7 天后）两组 PSQI 均无显著差异（$P>0.05$）。组内比较时，观察组与对照组 PSQI 均无显著变化（$P>0.05$）。

表 21-5　钵音组与空白组 PSQI 评分组内、组间比较（$\bar{x}\pm s$）　　（单位：分）

	钵音组（$n=14$）		空白组（$n=14$）	
	干预前	干预后	干预前	干预后
PSQI	8.36±1.99	8.29±3.07	9.14±2.57	8.79±3.26

2.3.2 SII 评分

如表 21-6 所示，组间比较时，干预前（7 天前）和干预后（7 天后）两组 SII 总分及各因子得分组间均无显著差异（$P>0.05$）。组内比较时，钵音组在 7 天钵音助眠后，早醒和躯体功能紊乱（肌肉紧张、疼痛等）症状得到了显著改善（$P<0.05$）。而空白组干预前后 SII 评分并无显著改变（$P>0.05$）。

表 21-6　钵音组与空白组 SII 得分组内、组间比较（$\bar{x}\pm s$）

	钵音组（$n=14$）		空白组（$n=14$）	
	干预前	干预后	干预前	干预后
总分	10.57±3.18	8.57±3.01	10.14±5.07	9.86±4.79
入睡困难	1.29±0.73	0.86±0.77	1.36±0.93	1.21±0.97
维持困难	1.21±0.70	0.86±0.86	0.86±0.77	1.00±0.78
早醒	1.79±1.05	1.14±0.86*	1.14±1.03	1.21±0.89
睡眠模式满意度	2.57±0.76	2.00±0.96	2.43±1.02	2.07±1.00
干扰白天功能	1.57±0.85	1.43±0.51	1.71±0.83	1.50±0.65
生活质量影响程度	0.86±0.86	0.86±0.66	1.14±0.86	1.29±0.83
担忧程度	1.50±0.52	1.43±0.65	1.50±0.94	1.57±0.94
认知紊乱	2.36±1.22	2.00±1.24	2.71±0.99	2.29±0.99

续表

	钵音组（$n=14$）		空白组（$n=14$）	
	干预前	干预后	干预前	干预后
躯体功能紊乱	1.57±1.34	0.93±1.14*	1.29±0.91	1.00±1.24
不良睡眠习惯	2.14±1.17	1.86±0.95	2.50±0.76	2.07±1.14
年龄自然衰老	1.43±1.09	1.00±0.78	1.21±1.12	1.07±0.83

注：与本组干预前比较，*$P<0.05$。

2.4　钵音干预周期前后静息态原穴生物电信号值变化

如表 21-7 所示，钵音组干预 7 天后右神门穴、右太冲穴、右冲阳穴生物电信号值较干预前分别有显著变化（$P<0.05$ 或 $P<0.01$）。空白组干预 7 天前后经穴生物电信号值并无显著变化（$P>0.05$）。钵音组干预 7 天后左太溪穴、左照海穴、右冲阳穴、右丘墟穴、右公孙穴生物电信号值与空白组干预后有显著差异（$P<0.05$）。

表 21-7　钵音组与空白组静息态原穴生物电信号值组内、组间比较（$\bar{x}\pm s$）

原穴及八脉交会穴	位置	钵音组（$n=14$）		空白组（$n=14$）	
		干预前	干预后	干预前	干预后
太渊	右侧	9±28.91	12.21±25.23	18.07±22.37	7±26.42
	左侧	9.36±41.76	24.57±24.6	21±23.95	14.07±26.94
大陵	右侧	9.43±25.96	14.93±24.04	6.21±29.79	8.5±25.25
	左侧	16.57±38.92	27.21±14.35	26.93±28.01	20.07±25.16
神门	右侧	0.07±33.13	17.86±21.99*	11±26.18	15.71±32.32
	左侧	−7.57±93.08	16.21±19.3	−23.5±162.27	14.21±30.11
太白	右侧	−0.29±27.22	−2.86±30.56	8.14±48.04	−5.21±39.07
	左侧	6±30.34	−2±30.21	1.36±51.56	−3.86±42.18
太冲	右侧	−11.43±48.64	−48.07±65.99**	−24.29±54.29	−21.29±37.51
	左侧	−49.14±107.19	−52±78.25	−20.36±40.78	−26.14±34.66
太溪	右侧	−84.86±121.08	−104.79±75.93	−84.5±112.21	−110.71±116.79
	左侧	−102.86±138.46	−186.21±158△	−58.79±75.63	−75.07±128.7
合谷	右侧	6.5±33.23	18.29±25.17	−6.71±45.73	2±23.08
	左侧	15.36±18.92	22.93±26.13	11.14±24.79	11.93±17.97
阳池	右侧	19.79±22.7	11.79±30.28	−3.43±101.76	23.14±42.03
	左侧	22±29.1	21.29±32.27	33.43±25.18	30.07±19.85
腕骨	右侧	2.64±28.73	10.71±23.2	18.29±26.37	7.5±23.73
	左侧	8.14±15.29	12.86±28.35	−25.07±157.81	24.57±26.21

续表

原穴及八脉交会穴	位置	钵音组（n = 14）		空白组（n = 14）	
		干预前	干预后	干预前	干预后
冲阳	右侧	−39.93±89.11	−117.79±118.62*△	−20.43±53.8	−17.57±27.45
	左侧	−78.14±180.21	−91.71±126.15	−15.79±40.46	−16±37.02
丘墟	右侧	−78.29±115.14	−217.21±211.23△	−69.29±67.87	−79.86±104.63
	左侧	−151.14±155.75	−181.86±162.43	−60.14±64.82	−103.86±151.06
京骨	右侧	7.64±41.7	9.29±38.39	1.5±57.3	−23.79±102.48
	左侧	2.5±33.45	13.21±46.27	−2.29±67.29	−0.14±32
申脉	右侧	−141.29±111.31	−171.79±116.98	−148.93±165.4	−129.43±115.26
	左侧	−194.29±160.02	−267.29±239.79	−125.29±81.54	−128.36±97.61
内关	右侧	16.79±28.8	−9.29±90.99	21.07±26.3	20.21±22.64
	左侧	19.71±38.2	5.5±32.12	17.57±46.28	14.29±40.54
后溪	右侧	42.93±21.63	49.43±22.3	39.36±25.37	42.43±22.31
	左侧	42.5±28.91	48.71±18.97	45.86±21.82	47.43±22.84
照海	右侧	−128.14±156.27	−75.64±87.95	−69.36±58.96	−66.79±69.42
	左侧	−112.07±151.68	−150.93±163.44△	−40.29±46.21	−45.5±61.48
足临泣	右侧	−71.93±80.59	−84.93±82.67	−64.86±66.05	−61.79±82.7
	左侧	−91.21±109.79	−90.14±108.16	−19.14±45.02	−43.14±61.5
列缺	右侧	8.29±32.79	6±35.61	−51.86±226.43	−23.5±133.55
	左侧	15.79±30.67	2.71±41.04	−25±144.41	6.93±33.34
外关	右侧	12.21±26.43	19.71±29.18	−20.93±96.9	−4.07±55.25
	左侧	19.14±31.84	7.07±43.81	−4±90.46	−8.86±142.21
公孙	右侧	−74.5±108.84	−60.14±68.09△	−31.93±49.91	−21.86±23.65
	左侧	−39.07±50.35	−54.36±66.88	−6.43±26.96	−25.71±34.27

注：与本组干预前比较，*$P<0.05$，**$P<0.01$；与空白组干预后比较，△$P<0.05$。

3　讨　论

3.1　备考睡眠问题相关讨论

本次研究睡眠问卷结果显示在考试备考前提下大学生群体确实存在着客观睡眠问题，睡眠异常组睡眠损害量表日常功能等项目的得分显著高于备考睡眠正常组（$P<0.01$），显示相关被试对于自己的睡眠方式、周围环境、白天事件影响等睡眠模式存在不满意的情况，并影响到他们的生活质量。

3.2　备考睡眠问题被试经穴生物电信号值研究进展

考试压力[①]为竞技综合征中的一个分型，备考导致的睡眠问题往往具有特殊的应激性。该病证缺乏客观的疾病诊断佐证，而正确合理认识相关心理生理动作行为的异常内在病因病机为关键。目前中医学对于相关病证的中医临床病因病机的专门讨论较少，且在经络辨证、体质分布与情志联系方面尚无较多报道。

经络学是中医学理论的重要内容，经脉为神志活动的基础，与人体脑功能存在着重要的关系，也是睡眠障碍等神志病证产生的机制所在。现代原穴导电量等检测在失眠疾病诊断方面有着积极的意义[②③]。如徐林新相关研究团队[④]所开展的对失眠伴焦虑状态患者的经穴在低电阻抗性与电阻双侧平衡性上的病理变化特点研究显示：失眠伴焦虑状态时，人体经穴导电量呈现双侧失衡现象，使经穴电阻抗显著增高，与心、心包、肝、胆、脾、胃、肾、膀胱的脏腑经络及体能状态、心肾状态、自主神经存在相关性。本次研究首次发现备考睡眠问题者胃经、肝经、心经、肾经、脾经、肺经等多个原穴与奇经八脉穴实际生物电信号值与睡眠损害量表结果分别有较高相关性，证实备考者不良睡眠状况已对经络生物电信号值等生理指标有实际影响，所获结果对相关人群备考心身问题诊疗与预警有着积极的指导意义。

3.3　钵音干预助眠效应分析

颂钵为被引入中国的特殊乐器，钵音音乐作为绿色、安全、实用、方便的治疗音乐种类，在睡眠、疲倦、心境不良等方面显示出突出的疗效，已被众多康复机构运用于临床且确使无数来访者或患者受益[⑤]。然而其作用机制尚不明确，仅有的理论报道显示其不同音波频率对应不同脉轮，通过振动与音乐双重机制作用于机体，与身心功能运动状态相呼应，从生理与心理两方面发挥音乐治疗的功能。

"人体经络共振如同物理上音符的共振"[⑥]，在中医传统理论中，音乐与情感及脏腑之间存在着声音频率和共鸣互动关系相关理论。"音乐者，所以动荡血脉，通流精神而和正心也"（《史记·乐书》），运用音乐疗法治疗情志疾病已有悠久的历史，声音是最重要的一种振动能量，不同能量场的振动会产生不同的效果，而且任何振动力均会对身心造成影响。当人体处于不同的生理状态时，个体的各个部位会发生不同的生理或病理改变的效应，因此可以通过给予的音源所发出声音的改变来判断机体的健康情况。国内外钵音研究者考虑到颂钵的应用形式以体感振动为主，推测个体通过听觉神经传导系统感知

---

① 王启才. 针灸治疗学[M]. 北京: 中国中医药出版社, 2003: 227-279.

② 丁宇, 石现, 关玲, 等. 经络寒热与经络原穴伏安特性曲线的关系[J]. 中国针灸, 2007, 27（1）: 31-33.

③ 赵华, 蒋洁, 霍新慧. 痰热内扰型失眠症患者与健康人原穴体表导电量比较研究[J]. 新疆医科大学学报, 2014, 37（6）: 759-761.

④ 徐林新, 种茵, 许潇颖, 等. 基于经穴电学特性研究失眠伴焦虑状态与脏腑经络相关性[J]. 世界中医药, 2021, 16（19）: 2946-2949.

⑤ 熊子超, 罗凤英, 蔡媛媛. 颂钵在音乐治疗中的理论基础及研究进展[J]. 亚太传统医药, 2020, 16（8）: 173-175.

⑥ 吴玉花. 《气的乐章》的隐喻认知分析[J]. 宁夏大学学报（人文社会科学版）, 2018, 40（4）: 192-196.

颂钵的乐音，而钵音音色低沉且具有极强的通透性，其较低的频率和泛音与机体产生共振，故可通过共振机体相关部位使生物节律逐步与音乐节律达到一致。我们首次基于钵音音频特征等参数相关理论，结合中医经络理论，就钵音干预下经络腧穴生物电特征前后客观变化讨论其可能的作用机制，并进行中医学相关诠释。

3.3.1　胃经

胃与神识在生理上联系密切，在病理上睡眠与情绪不良和胃密切相关。本次研究结果显示右侧冲阳穴生物电特征与睡眠损害因子中的躯体功能紊乱（肌肉紧张、疼痛等）显著相关。有关结果提示对于失眠的治疗除使用调神治疗之外，同时需要配合调理胃肠功能，以提高临床疗效。钵音干预后躯体功能紊乱分数显著低于助眠前分数（$P = 0.047$），同时亦发现钵音干预前后右侧冲阳穴生物电信号值发生显著变化（$P < 0.05$）并与空白组比有显著变化（$P < 0.05$）。考虑本次钵音疗法可直接通过某种共振形式直接影响到足阳明胃经原穴、相关循行部位及内在胃腑功能，从而发挥缓解肌肉紧张、止痛的作用。

3.3.2　心经

"心主神明"，五脏之心与个体整体生命活动，以及精神意识、思维活动等脑的功能密切联系。本次原穴生物电信号值与睡眠损害因子相关性结果显示被试不良睡眠习惯与左侧神门穴、右侧冲阳穴生物电信号值显著相关（$P < 0.05$）。其中神门穴为手少阴心经原穴，善补益心气、安神定志，有调节失眠之功，为临床针刺治疗失眠选用频率最高的穴位。现代研究[①]显示该穴位具有激活中枢神经系统，降低觉醒，促进深度睡眠，改善脑神经活动，缓解情绪等作用。钵音组助眠 7 天后右侧神门穴生物电信号值前后有着显著变化（$P < 0.05$），结合以往文献报道，考虑本次研究所应用的钵音干预可通过听觉或者与神门穴相关的振动途径影响机体"心主神明"之用，作用于中枢神经系统，发挥其调神、宁神、安神、镇静的功效，从而改善睡眠症状。

3.3.3　肝胆经

备考学生以入睡延迟、熬夜及无充足睡眠为主要睡眠起居问题，同时作为典型的一过性应激生活事件，随着考试时间的靠近，不及时治疗干预考试压力与相关心身症状，可引起焦虑、紧张等不良情绪加剧，影响考生的身心健康[②]。

在中医理论中，睡眠问题其病因病机多为肝藏血功能失常，肝血空虚，而肝胆失其条达，魂不归肝，从而出现睡眠不足、情绪烦躁易怒、头痛等心身病证。本次研究发现有睡眠问题而无干预者较钵音干预者在 7 天后表现出更多的心境困难（$P = 0.005$）；在治疗方面，我们发现钵音组助眠 7 天后右侧太冲穴生物电信号值前后亦有显著变化（$P < 0.01$），参考李保朋研究团队[③]所发现的针刺太冲穴对负责情绪的脑区所产生的调制效应与症状性焦

---

① 李晓陵, 李冰昕, 李昂, 等. 基于 fMRI 技术针刺神门穴脑成像研究进展[J]. 中医药导报, 2021, 27（4）: 112-115.

② 郭一霆. 入睡延迟对中青年原发性高血压患者血压情况的影响及中医证型分析[D]. 北京: 北京中医药大学, 2021.

③ 李保朋, 李春林, 苏珊珊, 等. 针刺烦躁焦虑患者太冲穴即刻脑功能变化的 fMRI 研究[J]. 中国中西医结合影像杂志, 2022, 20（1）: 16-20, 35.

虑严重程度呈负相关的相关文献，考虑本次钵音干预或可起到类似针刺太冲穴以泻肝热从而发挥稳定情绪、改善焦虑等不良情绪的作用。

失眠患者往往存在入睡或睡眠维持困难、早醒、睡眠质量差等症状，并伴随着日间认知功能受损，与抑郁症状亦存在正相关关系[1][2]，而早醒型失眠作为抑郁症的标志性症状，为临床所关注。相关中医病因病机研究[3][4]多基于脏腑辨证，本次研究首次发现备考睡眠问题者其早醒症状与左侧足临泣穴、双侧京骨穴生物电信号值呈显著负相关（$P<0.05$），而钵音干预则可显著改善备考睡眠问题被试早醒症状（$P=0.013$），亦考虑钵音可发挥类似疏散情志之用。

3.3.4　肾经

本次睡眠损害量表总分及因子得分结果发现备考睡眠问题组大学生担忧程度与备考睡眠正常组相比有非常显著性差异（$P<0.001$），考虑或因备考个体特质导致担忧恐惧之情志变化，引起肾经问题，抑或因为备考生睡眠不足，肾阴不足而引发担忧。

在中医情志学中，"肾藏志"（《素问·宣明五气》），肾所藏之"志"被认为为意志和记忆。备考期间学生普遍将大量的精力和时间投入到记忆学习等脑功能活动中，张星平等[5][6]认为熬夜多导致肾志不安于舍，常见原因为肾脏虚损，而肾不藏志不寐的单一主症即夜寐早寤；我们亦发现失眠受试者认知紊乱与左太溪穴、左申脉穴、左列缺穴、左内关穴、左照海穴、右申脉穴、右阳池穴生物电信号值呈显著相关（$P<0.05$）；钵音组助眠后注意力集中困难、记忆力困难等功能困难出现率显著低于助眠前（$P=0.027$），结果客观显示了钵音干预有着补益肾脏、安神定志的正性作用。

本次研究结果客观显示了钵音助眠疗法所具有的客观、量化、高效和低成本的特点，有关研究克服了现有音乐治疗文献中传统方法主观、无明确衡量指标、低效、高成本的普遍问题。本次研究从中医经络学阐述相关病证发病机制探讨钵音治疗的作用机制，为该音乐助眠的广泛落地应用提供了技术支撑。

本次研究招募的被试为自愿参与实验的睡眠障碍大学生，该群体愿意或更有动机参与旨在改善睡眠和减少倦怠的干预。但本次样本量相对较小，限制了研究结果的外部泛化性。颂钵干预 7 天后对大脑的长期持续性影响有待进一步观察，以期为腧穴-脑功能整体研究工作的深入提供参考。

---

① 张晟, 李鹏声, 潘丝媛, 等. 深圳中学生睡眠质量与抑郁现况及其关系[J]. 中国公共卫生, 2017, 33（11）: 1643-1646.
② 牛建梅, 张研婷, 强金萍, 等. 大学生抑郁与睡眠质量的相关性研究[J]. 现代预防医学, 2017, 44（22）: 4135-4138, 4142.
③ 朱瑶, 柳红芳. 从中医古籍中的睡眠理论探讨早醒的病因病机及辨证治疗[J]. 北京中医药, 2013, 32（4）: 256-258.
④ 刘东昊. 基于《黄帝内经》的睡眠相关理论治疗早醒型失眠[D]. 成都: 成都中医药大学, 2021.
⑤ 张星平, 徐争光, 陈俊逾, 等. 肾不藏志不寐刍议[J]. 中医药学报, 2014, 42（6）: 1-3.
⑥ 梁政亭, 陈俊逾, 张星平, 等. 中医不寐五神分型与睡眠进程参数的相关性研究[J]. 上海中医药杂志, 2013, 47（6）: 6-8.

第 22 章

钵音助眠基于经穴–脑功能整体性作用机制研究

脑和经穴研究同属当代国际科学技术界的重大课题，中医学理论中经络为神志活动的物质基础，与脑存在重要关系，也是神志病证产生的机制所在，为中医分析神志病证与经脉关系机制的关键，而外在物理干预下不同穴位所产生的对脑功能状态的调节效果也需深入探讨。

现代脑功能影像技术的发展为脑科学系统的构建提供有力支持，其因无创、实时、活体反映等优势对中医相关理论提供客观支持。本次研究在首次对备考睡眠问题大学生被试进行钵音干预作用前提下，实际观察相关人群睡眠量表、原穴生物电信号和近红外脑功能特征实际影响，在确认钵音助眠的实际效用基础上，探索钵音作用对于相关经穴与脑功能的实际影响，并进一步讨论经脉与脑功能的特异性、联系性。

1 资料与方法

1.1 被试招募与纳入标准

在学校大考考试前公开招募华南师范大学某学科二年级备考学生被试，共发放255 份问卷，其中 SII[①]239 份、PSQI[②]163 份，筛除问卷缺失和明显逻辑错误的问卷后，本次研究共招募收集到 163 名备考大学生相关完整量表资料，根据量表收集情况及睡眠异常判定标准（SII≥8 分或 PSQI＞5 分）[③]共纳入备考睡眠问题学生 85 名，备考睡眠正常学生 78 名作为相关研究对象。

纳入标准：①自愿参与实验；②无异常听力问题；③睡眠问题大学生 PSQI＞5 分且未服用睡眠药物。

排除标准：①无法正常理解实验流程；②因器质性病变造成睡眠障碍。

---

① Bastien C H, Vallières A, Morin C M. Validation of the insomnia severity index as an outcome measure for insomnia research[J]. Sleep Medicine, 2001, 2（4）：297-307.

② Buysse D J, Reynolds C F, Monk T H, et al. The Pittsburgh sleep quality index: a new instrument for psychiatric practice and research[J]. Psychiatry Research, 1989, 28（2）：193-213.

③ Morin C M, Belleville G, Bélanger L, et al. The insomnia severity index: psychometric indicators to detect insomnia cases and evaluate treatment response.[J]. Sleep, 2011, 34（5）：601-608.

　　分组方法：在所招募到的备考睡眠问题人群中，随机抽取 54 名被试进行经穴生物电信号值与睡眠质量相关性研究；随机抽取 30 名受试者分组进行干预助眠相关研究，具体分组为睡眠异常钵音组（钵音组）（$n = 15$）、睡眠异常无干预空白组（空白组）（$n = 15$）。

　　所有被试均填写知情同意书，本研究的具体内容已得到华南师范大学伦理道德委员会批准。

1.2　实验环境与仪器

　　测试温度为（20 ± 5）℃，相对湿度为 55%～65%，实验室内环境安静、明亮，空气无明显流动，周围环境无强噪声及电磁源干扰。原穴生物电信号值检测装置采用系统状态电子测量仪（专利号：97228146.0）[①]。

1.3　研究方法

1.3.1　睡眠质量调查

　　经华南师范大学心理咨询研究中心招募调查对象，对自愿参与者发放 SII、PSQI 相关问卷，采用匿名作答、独立完成、当场回收的问卷作答方式。

1.3.2　原穴生物电信号值检测

　　与第 21 章实验过程相同，测试前请受试者脱下鞋、袜，取出身上的金属饰物、药物、手机及其他电子产品，清洗手足，并安静休息 15min，测试时受试者取坐位或卧位，不接触任何金属物品，手自然平放，在测试过程中保持安定。受试者在进行原穴生物电信号检测的同时接受功能性近红外脑功能成像检测。检测示意图如图 22-1 所示。

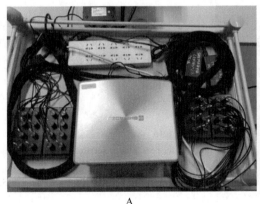
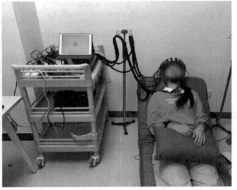

A　　　　　　　　　　　　　　　　　B

图 22-1　A.fNIRS 设备；B.受试者佩戴设备的示意图

---

① 龙静仪，李以坚. 系统状态电子测量仪: 97228146.0[P]. 1999-06-09.

1.3.3 人体功能性近红外光学脑成像设备及相关指标检测

1.3.3.1 人体功能性近红外光学脑成像设备

功能性近红外光学脑成像技术检测设备操作程序：应用岛津 FOIRE-3000 型近红外脑功能成像仪，将 780nm、804nm 和 830nm 三个不同波长的近红外光由发射光纤发射到头部，受光光纤接收头部反射的近红外光，根据修正 Beer-Lambert 定律连续测量大脑皮质 Oxy-Hb 浓度和 Deoxy-Hb 浓度的变化，间接反映大脑皮质激活的状态。通过对比光纤探头空间坐标和前人的解剖定位研究，基本可推断出测量区域对应的大脑解剖学相对功能区位置[①]。

探头架由 15 个发射器和 15 个接收器组成，探头间距 3cm，构成 47 个通道。利用 NIRS-SPM 软件[②]将 fNIRS 通道与蒙特利尔神经学研究所空间（montreal neurological institute space，MNI Space）坐标进行概率配准。通道定位以覆盖概率最大为准[③]。相关神经影像学文献报道显示音乐可改变听觉、运动、情感认知等相关区域的功能连接[④][⑤]，故将 47 个通道划分成 5 个 ROI，分别为运动区（motor cortex）、听觉区（temporal cortex）、额上回（superior frontal gyrus，SFG）、额中回（middle frontal gyrus，MFG）和额下回（inferior frontal gyrus，IFG），大脑分区如图 22-2 所示。

1.3.3.2 近红外脑功能成像的数据处理、图像处理方法

为保证实验数据真实有效，静息态 fNIRS 数据采集过程中，凡光纤安装好后仪器进行自调试过程中出现的异常不会进入数据分析之中。将采集到的信号整理为激活程度后，采用 Matlab R2017b 软件，对采集到的数据进行半定量分析并绘图。采集到的数据需经过两步预处理方可保证数据的准确性：①从采集的 fNIRS 信号中剔除人为效应（在静息态的数据中，头动等事件对应的噪声信号首先被剔除）；②滤掉可能的生理噪声（采取独立成分分析的方式将心跳、呼吸、静脉血压波动及其他超出范围的信号滤掉）。

1.3.3.3 静息态的功能连接

自发活动状态是皮质活动的自发波动，既没有外显的知觉刺激输入，也没有外在行为表现输出。在大脑动力系统中所观察到的不同大脑区域之间的神经同步性通常与结构上（structural）或功能上（functional）的相互关联网络相关，这种关联被称为自发活动状态/静息态的功能连接（resting state functional connectivity，RSFC）。

① 胡汉彬. 功能近红外光谱成像研究及应用[D]. 合肥：中国科学技术大学，2010.

② Tak S, Jang K E, Jung J, et al. NIRS-SPM: statistical parametric mapping for near infrared spectroscopy[J]. NeuroImage, 2009, 44（2）: 428-447.

③ Yang H B, Liu H J, Zhang P, et al. The role of masking stimulation in target recognition processing: evidence from fNIRS[J]. Acta Psychologica Sinica, 2019, 51（11）: 1187-1197.

④ Sharda M, Tuerk C, Chowdhury R, et al. Music improves social communication and auditory-motor connectivity in children with autism[J]. Translational Psychiatry, 2018, 8（1）: 231.

⑤ Shimizu N, Tomohiro U, Matsunaga M, et al. Effects of movement music therapy with a percussion instrument on physical and frontal lobe function in older adults with mild cognitive impairment: a randomized controlled trial[J]. Aging Ment Health, 2018, 22（12）: 1614-1626.

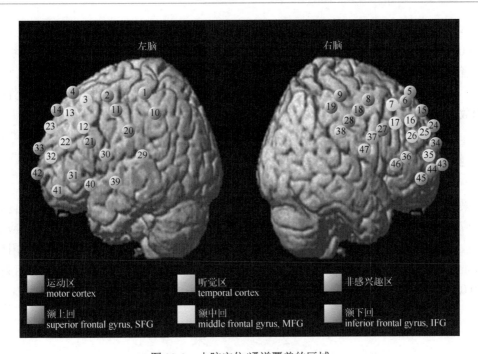

图 22-2　大脑定位/通道覆盖的区域

通道 5、通道 24、通道 43 处于中间位置，不属于任何一个感兴趣脑区

彩图请扫封底二维码

本次研究将感兴趣脑区设置为双侧运动区（bilateral motor cortex）、双侧听觉区（bilateral temporal cortex）、双侧额上回（bilateral superior frontal gyrus，bilat-SFG）、双侧额中回（bilateral middle frontal gyrus，bilat-MFG）与双侧额下回（bilateral inferior frontal gyrus，bilat-IFG）。

在检测中静息态研究要求被试闭眼、放松、清醒地平躺在实验用沙发床上，并尽量避免做特定思考。

静息态功能连接计算方法：对血氧动力数据去漂移、低通滤波后，选择对称的通道 Oxy-Hb 浓度计算皮尔逊相关系数（Pearson correlation coefficient），采用 Fisher's r-z 逆变换[①]获得平均相关系数，最终结果表示 RSFC。

1.3.4　钵音助眠音频参数

钵音助眠音频由音果空间健康管理（广州）有限公司提供，经 Adobe Audition CS6 分析，钵音时长 8min29s，主音为 92Hz，采样率 44100Hz。

1.3.5　钵音音频播放周期前后研究方法

30 名备考睡眠问题被试被随机分配到两组。睡眠异常钵音组（钵音组）：听钵音并通

① Wu S, Gao L T, Chen C S, et al. Resting-state functional connectivity in prefrontal cortex investigated by functional near-infrared spectroscopy: a longitudinal and cross-sectional study[J]. Neuroscience Letters, 2018, 683: 94-99.

过"钵音打卡"微信小程序签到；睡眠异常无干预空白组（空白组）：被试自行连续 7 天于 23:00～24:00（调查发现被试均晚于 23:00 入睡）使用手机音频播放软件通过耳机播放助眠音频，播放音量在 20～40dB。并通过"钵音打卡"微信小程序签到。在连续 7 天干预前、第 3 天、钵音周期结束后 3 个时间点进行相关问卷、原穴生物电信号和近红外脑电的数据变化检测。

1.4 统计学方法

采用 SPSS 26.0 软件进行统计分析。计量资料和分类资料采用 $\bar{x} \pm s$ 表示，组内计量资料应用配对 t 检验，非正态分布时用 Wilcoxon 符号秩检验；组间计量资料差异应用成组 t 检验，若方差不齐或非正态分布采用成组 t'检验或 Wilcoxon 秩和检验。应用广义线性混合模型分析钵音组干预前后有差异的 RSFC 与经穴生物电信号值之间的相关性，$P < 0.05$ 为差异有统计学意义。

2 结 果

2.1 钵音干预周期前后睡眠质量得分比较

最终 30 名被试中有 28 名被试完成了干预，2 名被试因事无法继续实验。最终共获 14 名钵音组被试，其中男 2 名、女 12 名，平均年龄为（21.50±2.44）岁；14 名空白组被试，其中男 6 名、女 8 名，平均年龄为（20.07±2.53）岁完成全程实验，相关数据进入最终的统计分析。

在 PSQI 评分方面，同时间组间比较结果显示干预前（7 天前）和干预后（7 天后）两组 PSQI 评分均无显著差异（$P > 0.05$）；组内比较结果显示：钵音组与空白组 PSQI 评分均无显著变化（$P > 0.05$）。

在 SII 评分方面，组间比较结果显示干预前（7 天前）和干预后（7 天后）两组 SII 总分及各因子得分组间均无显著差异（$P > 0.05$）；组内比较结果显示：钵音组在 7 天钵音助眠后，显著改善了早醒和躯体功能紊乱（肌肉紧张、疼痛等）症状（$P < 0.05$）。而空白组 7 天前后 SII 评分并无显著改变（$P > 0.05$）。

2.2 两组干预前后对称脑区功能连接比较

如表 22-1 所示，干预前钵音组与空白组两组间各脑区功能连接均无显著差异（$P > 0.05$）。干预后发现，钵音组在连续 7 天钵音助眠后对称额上回功能连接显著降低（$P < 0.05$），空白组干预后对称额上回功能连接显著提高（$P < 0.05$）。

表 22-1　钵音组与空白组对称脑区功能连接组内、组间比较

感兴趣脑区	钵音组（$n = 14$）		空白组（$n = 14$）	
	干预前	干预后	干预前	干预后
运动区	0.28±0.35	0.28±0.46	0.27±0.45	0.40±0.27
听觉区	0.12±0.22	0.08±0.15	0.32±0.36	0.28±0.37
额上回	0.45±0.42	0.24±0.34*	0.32±0.19	0.49±0.27*
额中回	0.57±0.37	0.44±0.33	0.53±0.27	0.59±0.59
额下回	0.51±0.67	0.45±0.51	0.94±0.71	0.80±0.71

*$P < 0.05$，**$P < 0.01$。

2.3　备考睡眠问题学生睡眠状况、原穴、脑相关性分析

2.3.1　备考睡眠问题者睡眠状况与对称脑区功能连接相关性分析

在所招募到的备考睡眠问题人群中，随机抽取 54 名被试进行 SII 相关指标与睡眠质量相关性研究。结果如表 22-2 所示，睡眠模式满意度与双侧额中回功能连接呈显著正相关；认知紊乱与双侧额上回功能连接呈显著负相关。

表 22-2　备考睡眠问题大学生 SII 评分与功能连接相关性分析（$n = 54$）

	运动区 r	听觉区 r	额上回 r	额中回 r	额下回 r
入睡困难	0.204	−0.084	0.051	0.201	−0.01
维持困难	0.107	−0.253	0.106	0.043	0.035
早醒	0.115	−0.167	−0.015	0.157	0.205
睡眠模式满意度	0.201	−0.032	−0.194	0.286*	−0.123
干扰白天功能	0.141	−0.088	−0.104	0.241	−0.033
生活质量的影响	0.104	−0.16	0.067	0.164	−0.072
担忧程度	0.205	−0.169	−0.199	0.106	−0.147
认知紊乱	0.109	0.087	−0.294*	0.055	−0.165
躯体功能紊乱	−0.016	−0.159	−0.17	0.083	−0.128
不良睡眠习惯	0.068	−0.1	−0.266	0.104	0.138
年龄自然衰老	−0.057	−0.109	−0.224	−0.069	−0.037

r，相关系数；*$P < 0.05$。

2.3.2　备考睡眠问题者原穴生物电信号与对称脑区功能连接相关性分析

备考睡眠问题者原穴生物电信号与对称脑区功能连接相关性研究结果如表 22-3 所示：运动区与右列缺穴生物电信号值呈显著正相关（$P = 0.013$）；听觉区与右冲阳穴（$P = 0.030$）、右京骨穴（$P = 0.047$）生物电信号值呈显著相关；额上回与左太白穴（$P = 0.042$）、左丘墟穴（$P = 0.042$）、左申脉穴（$P = 0.049$）、左后溪穴（$P = 0.038$）、左照海穴（$P = 0.020$）、左足临泣穴（$P = 0.019$）、左列缺穴（$P = 0.004$）、右腕骨穴（$P = 0.015$）、

右公孙穴（$P = 0.044$）生物电信号值呈显著相关；额中回与左公孙穴生物电信号值呈显著相关（$P = 0.031$）；额下回与左神门穴（$P = 0.006$）、右腕骨穴（$P = 0.006$）生物电信号值呈显著相关。

表 22-3　备考睡眠问题者原穴生物电信号值与功能连接相关性分析（$n = 54$）

原穴及八脉交会穴	位置	运动区 r	听觉区 r	额上回 r	额中回 r	额下回 r
太渊	右	0.101	0.142	−0.193	−0.228	0.087
	左	−0.229	−0.007	−0.016	−0.088	0.091
大陵	右	−0.056	−0.118	0.052	−0.061	−0.198
	左	−0.039	−0.146	0.216	−0.029	0.123
神门	右	−0.059	0.081	0.029	0.126	−0.185
	左	−0.095	0.053	0.013	−0.209	−0.367**
太白	右	0.022	0.133	0.085	0.057	0.044
	左	−0.106	0.159	0.278*	0.097	0.133
太冲	右	0.023	−0.062	0.196	0.225	−0.015
	左	−0.066	−0.189	0.199	0.173	0.105
太溪	右	−0.067	0.056	−0.027	−0.006	−0.054
	左	−0.026	−0.06	0.179	−0.114	0.071
合谷	右	0.170	−0.127	−0.045	0.053	−0.051
	左	−0.234	−0.115	0.132	0.164	0.113
阳池	右	0.174	−0.023	−0.162	0.031	−0.178
	左	0.011	0.146	−0.205	0.158	0.005
腕骨	右	0	0.029	−0.330*	−0.06	−0.366**
	左	−0.014	0.04	0.022	−0.054	0.045
冲阳	右	−0.108	−0.296*	0.045	0.054	0.019
	左	−0.007	−0.239	0.005	0.154	0.05
丘墟	右	0.105	−0.03	0.227	0.036	−0.104
	左	0.057	−0.182	0.278*	0.145	−0.078
京骨	右	−0.082	0.271*	0.016	−0.08	0.048
	左	−0.072	0.253	0.029	−0.202	0.051
申脉	右	0.056	0.032	0.186	0.103	0.1
	左	0.086	0.066	0.269*	0.124	−0.033
内关	右	0.154	−0.066	−0.065	0.028	−0.082
	左	0.184	0.032	−0.215	0.042	−0.179
后溪	右	−0.092	0.165	0.2	−0.147	0.173
	左	0.124	−0.038	0.283*	−0.057	0.071
照海	右	−0.128	−0.052	0.063	0.005	0.014
	左	−0.006	0.071	0.316*	−0.04	0.236

续表

原穴及八脉交会穴	位置	运动区 r	听觉区 r	额上回 r	额中回 r	额下回 r
足临泣	右	−0.056	−0.101	0.227	0.091	0.237
	左	0.023	−0.078	0.318*	0.059	0.18
列缺	右	0.336*	0.062	−0.14	−0.048	0.076
	左	0.023	0.091	−0.382**	0.143	−0.24
外关	右	0.242	0.035	−0.137	0.04	−0.059
	左	0.008	−0.017	−0.158	0.042	−0.055
公孙	右	−0.185	−0.104	0.275*	0.227	0.141
	左	−0.194	−0.048	0.039	0.294*	0.178

r，相关系数；$*P<0.05$，$**P<0.01$。

2.4　钵音组广义线性混合模型分析

对 14 名钵音组被试进行 SII 相关因子、原穴生物电信号值与功能连接相关性分析，结果如表 22-4 所示：右太冲穴生物电信号值、早醒、躯体功能紊乱得分会显著影响额上回功能连接。当右太冲穴生物电信号值每增加 1 个单位，额上回功能连接会相应增加 0.003 个单位；早醒和躯体功能紊乱分别增加 1 个单位，则额上回功能连接将分别相应增加 0.140、0.104 个单位。而对应表 22-1、表 22-2 相关统计结果显示 14 名钵音组被试在接受 7 天的钵音被动聆听干预后，相关早醒、躯体功能紊乱等睡眠问题，右太冲穴生物电信号值，额上回功能连接均表现出显著下降的现象。

表 22-4　钵音组额上回功能连接显著降低的相关性分析（$n=14$）

变量	回归系数（B）	t	P	95%CI
右神门穴生物电信号值	−0.002	−0.676	0.506	−0.007～0.003
右太冲穴生物电信号值	0.003	2.309	0.031	0.000～0.005
右冲阳穴生物电信号值	0.000	0.177	0.861	−0.001～0.001
早醒	0.140	2.091	0.048	0.001～0.280
躯体功能紊乱	0.104	2.139	0.044	0.003～0.204

3　讨　论

3.1　备考者睡眠、情绪及脑认知相关特征

在中医学中，失眠属中医"不寐""不得卧""目不瞑""不得眠"等范畴，与脏腑气血阴阳失常有着密切的联系。失眠，历代医家分别从阴阳、营卫、脏腑、魂魄和脑主睡

眠角度阐释其病机。备考学生以入睡延迟、熬夜及无充足睡眠为主要睡眠起居问题，同时考试作为典型的一过性应激事件，随着考试时间的临近，焦虑、紧张等不良情绪与认知功能问题伴随出现。

备考期间的考试应激如何影响脏腑气血阴阳、相关五脏情志特征值得关注。与考试相关的焦虑多为内外多种因素相互作用形成，一方面熬夜等睡眠不足行为导致肝藏血功能失常，肝血空虚，而肝胆失其条达，魂不归肝，从而出现睡眠不足、情绪烦躁易怒、头痛等心身病证表现。另一方面，考试焦虑症为恐则气下，思则气结，从而气机失调，经络气血循环障碍所致。本次睡眠损害量表总分及因子得分结果显示备考睡眠问题组大学生担忧程度与备考睡眠正常组相比有非常显著性差异（$P<0.01$），参考本书第 9 章关于备考大学生睡眠问题情况和中医体质、人格特征关系的相关研究结果：气虚质、阳虚质者除相关临床症状外兼睡眠质量差、维持困难症状，且阳虚质者白天精力和注意力更易受影响，此外有睡眠问题的特禀质者较为敏感，情绪波动大，易紧张，更容易对睡眠情况担忧焦虑从而形成恶性循环。备考期间学生普遍投入大量的精力和时间到记忆学习等脑功能活动中并常伴有紧张、焦虑等情绪变化，研究者[1]亦发现"肾在志为恐"及经络理论在相关焦虑的发病机制及治疗上有重要的作用。本次研究结果考虑或因备考个体特质导致担忧恐惧之情志变化，引起肾经问题；抑或因备考睡眠不足，肾阴不足而引发担忧的心理状况的发生。与此相对，现代医学对于焦虑症的治疗主要关注于心、脑、肝，而中医肾经在焦虑症的发病机制和治疗原则中却论述较少。

3.2　颂钵助眠体感共振机制讨论

音乐主要是通过艺术的感染力以音乐特有的物理特性，特定的频率、声压影响人的生理节奏，尤其在心理和生理方面对医疗起辅助作用。在声音传导过程中，听觉神经系统可对传入的声音作精确频率分析，而其如何进行这种分析却令人费解。多数理论认为频率分析是由许多共振器完成的，但各家对共振的部位认识观点各异。此外人体不同脏器生理结构与所产生共振的频率之间相关性、不同曲调的音乐或者歌唱是否是对相应的脏腑进行共振"按摩"及相关机制亦受到关注[2]，而音乐与人体频率之间生理影响机制尚未明晰。

20 世纪 70 年代末，欧洲著名声音治疗师 HansdeBack 首次提出颂钵音乐疗法。该疗法在降低癌症患者的觉醒状态、减少主观疲劳中收到了良好效果。本次研究选择临床已有显著促眠疗效的钵音音频开展相关工作，研究中所用钵音音频主音为 92Hz，为由不同频率和声压的正弦波叠加形成的规律性、周期性的乐音声波，符合现代 VAT 定义。作为一种现代新型音乐疗法，相关研究者[3]将音乐中对人体有益的 16～150Hz 低频部分电信号

① 太明蕊，张松兴. 基于"肾在志为恐"及经络理论探讨焦虑症[J]. 中医临床研究，2023，15（16）：15-19.

② 陈东红. 人体健康频率音乐的科学依据[C]//中国声学学会 2017 年全国声学学术会议论文集. 哈尔滨，2017：735-736.

③ 张琼月，蒋运兰，谢兰兰，等. 体感音乐疗法对睡眠障碍患者干预效果的系统评价[J]. 医学信息，2018，31（17）：163-165.

分拣出来，经过增幅器放大，通过换能器转换成物理振动，作用于人体传导感知，通过声波的振动，使身体同步和谐共振，产生一种类似细胞按摩的作用。本次研究结果亦首次发现备考睡眠问题者经颂钵音乐疗法干预后，显著改善了早醒和躯体功能紊乱症状。结合现有的国内外颂钵的应用形式以体感振动为主的相关理论报道[1][2]，考虑本次钵音被动聆听干预在机制上发挥了体感共振作用，即当低频通过换能器转换为机械振动时，会被人体的声学受体和振动触觉受体同时感知，从而产生相应的改善情绪的心理效应和放松肌肉等生理效应。

在早醒具体的影响机制方面，推测机体通过听觉神经传导系统感知到颂钵的乐音，现有文献[3][4]显示钵音可通过听觉系统刺激大脑边缘和网状结构系统，改善中枢神经系统的活动水平，通过神经-内分泌-免疫网络调节体温功能的脑下视丘功能状态，提高褪黑素水平，促进释放 5-HT，进而改善体温节律[5]、减少觉醒次数[6]，最终改善早醒症状。

在对躯体功能紊乱症状改善作用机制方面，Kim 等[7]已证实颂钵具有降低慢性疼痛、缓解肌肉紧张、改善焦虑和睡眠情况等功效，而本次研究亦实际发现钵音音乐可显著缓解备考睡眠问题者躯体功能紊乱的症状。熊子超等[8]认为颂钵产生的振动音波可与人体中的小分子、神经和腺体发生共振，促使体内的躁动分子逐渐平衡，释放疼痛感和焦虑情绪；研究者[9][10]利用 EEG 技术证实颂钵的声音可激活某些波形，并对身体的组织等产生影响，从而发挥情绪放松稳定的内在作用，但目前尚少有脑血流动力学方面的研究报道。

在共振的具体作用机制上，结合以往相关文献，考虑钵音正弦波形律动或直接与机体颅腔、胸腔等组织结构产生共振，直接以机械振动等形式影响呼吸、循环、内分泌和神经肌肉；颂钵较低的频率和泛音与机体整体及相应躯体局部产生共振，使得机体相应

① Wu S, Gao L T, Chen C S, et al. Resting-state functional connectivity in prefrontal cortex investigated by functional near-infrared spectroscopy: a longitudinal and cross-sectional study[J]. Neuroscience Letters, 2018, 683: 94-99.

② Goldsby T L, Goldsby M E, Mcwalters M, et al. Effects of singing bowl sound meditation on mood, tension, and well-being: An observational study[J]. Journal of Evidence-Based Complementary & Alternative Medicine, 2017, 22 (3): 401-406

③ 熊子超, 罗凤英, 蔡媛媛. 颂钵在音乐治疗中的理论基础及研究进展[J]. 亚太传统医药, 2020, 16 (8): 173-175.

④ Bulsara C, Seaman K, Steuxner S. Using sound therapy to ease agitation amongst persons with dementia: a pilot study[J]. Australian Nursing & Midwifery Journal, 2016, 23 (7): 38-39.

⑤ Lack L C, Wright H R. Treating chronobiological components of chronic insomnia[J]. Sleep Medicine, 2007, 8(6): 637-644.

⑥ Wigram A L. The effects of vibroacoustic therapy on clinical and non-clinical populations[D]. London: London University, 1996.

⑦ Kim Y J, Shin D Y. A phenomenological study of tension relaxation in middle-aged women with sleep disorders in singing bowl[J]. Industry Promotion Research, 2021, 6 (3): 25-35.

⑧ 熊子超, 罗凤英, 蔡媛媛. 颂钵在音乐治疗中的理论基础及研究进展[J]. 亚太传统医药, 2020, 16 (8): 173-175.

⑨ Bidin L, Pigaiani L, Casini M, et al. Feasibility of a trial with Tibetan singing bowls, and suggested benefits in metastatic cancer patients. A pilot study in an Italian Oncology Unit[J]. European Journal of Integrative Medicine, 2016, 8(5): 747-755.

⑩ Bergmann M, Riedinger S, Stefani A, et al. Effects of singing bowl exposure on Karolinska sleepiness scale and pupillographic sleepiness test: a randomised crossover study[J]. PLoS One, 2020, 15 (6): e0233982.

的生物节律逐步与音乐节律达到一致[1]，从而有效放松邻近部位的肌肉、缓解肌肉紧张，调节局部血流量，并进一步影响单胺能系统[2]，调节与躯体疼痛有关的神经递质的释放，从而有效地降低焦虑情绪，最终起到放松躯体紧张状态的作用。

3.3　颂钵助眠体感共振中医相关机制讨论

穴位是人体经脉脏腑之气输注会聚之处，中医经络学理论认为特定的腧穴与远隔部位存在着特异联系，并起到特殊的治疗作用。"五脏有疾，应出十二原"（《灵枢·九针十二原》），原穴反映本经脏腑病变的特性[3]，为脏腑原气转输和停留于十二正经的腧穴，其所注之气为脏腑所受于肾间动气之原气，为维持生命活动的原动力，即保持十二经脉生理功能正常运行的根本，因此原穴被认为是判断人体脏腑经络盛衰情况的诊察点，在临床上主要用于脏腑疾病的诊断和治疗。现代原穴电学特性研究[4]发现原穴导电量稳定，容易诱发经络感传，具有良好的本经代表性，对机体的生理功能和病理变化显示出特异性。本次研究结果显示备考睡眠问题者胃经、肝经、心经、肾经、脾经、肺经等多个原穴与奇经八脉穴实际生物电信号及睡眠损害量表结果分别有较高相关性，证实备考者不良睡眠状况已在经络生物电信号等生理指标上有实际影响。

"音乐者，所以动荡血脉，通流精神而和正心也"（《史记·乐书》），《黄帝内经》等书中明确指出音乐可引起"动荡血脉"的脏腑经络共振现象，发生机体的气血阴阳变化，从而生发各种情绪的变化。十二经脉作为经络体系重要的构成成分，在机体左右对称地分布于头面、躯干和四肢，纵贯全身，是中医进行经脉诊疗的首要途径，也是音乐发挥作用的重要途径，作为机体运行气血、联络表里、沟通内外的通道。在感知觉方面，"十二经脉、三百六十五络，其血气皆上于面而走空窍，其精阳气上走于目而为睛，其别气走于耳而为听，其宗气上出于鼻而为臭，其浊气出于胃走唇舌而为味"（《灵枢·邪气脏腑病形》），各种感知觉的发生被认为是由于气血津液注于各孔窍而产生的生理功能。"人声应音，人阴阳合气应律"（《素问·针解》），以《黄帝内经》为代表的中医音乐治疗理论认为五声和五音由于波动频率相同所以相应，它们都具有可以引发相应经络感传的功能。也就是当由人体发出的声音频率与各经络产生的波动频率达到一致时，就会引发相同的经络感传现象。

本次研究相关的结果提示本次备考睡眠问题被试客观存在着心经、肝经、胃经、肾经等多个原穴的生物电信号特征性变化，钵音助眠在原穴生物电信号值与睡眠损害因子

---

[1] Galińska E. Music therapy in neurological rehabilitation settings[J]. Psychiatria Polska, 2015, 49（4）: 835-846.

[2] Moraes M M, Rabelo P C R, Pinto V A, et al. Auditory stimulation by exposure to melodic music increases dopamine and serotonin activities in rat forebrain areas linked to reward and motor control[J]. Neuroscience Letters, 2018, 673: 73-78.

[3] 杜婷, 任玉兰, 孙天晓, 等. 基于文献计量学探讨原穴在临床诊断中的作用和意义[J]. 中国针灸, 2016, 36（8）: 831-834.

[4] 吕阳婷, 付高爽, 周波, 等. 节律感应和共振: 音乐疗法的机制[J]. 医学与哲学, 2019, 40（15）: 54-57.

相关性方面皆显示了正性的影响作用。现代研究成果[1][2][3][4][5]已经证实经络具有发声和导声的特性，人体发声与经络声学特性中存在着某种共振的关系；结合曹克刚等所提出的节律感应和共振的现代观点[6]，备考睡眠问题被试客观存在异常睡眠-觉醒节律，并表现为胃经、肝经、心经、肾经、脾经、肺经所循部位与所系脏腑的异常原穴电生理状态。提示本次研究机制可能是钵音等相关音乐节律与这种异常身体节律发生感应，经过听觉系统的传导，以及机体心经、肝经、胃经、脾经和肾经循行部位及相关脏腑的声学传导与整体性影响，使身体节律逐渐趋向于音乐节律，从而产生共振反应，具体表现为缓解肌肉紧张、改善睡眠-觉醒节律等。

本次研究结果提示钵音作为体感音乐影响到心经、肝经、胃经与肾经等经穴电生理状况，客观实时反映了钵音对相关经络循行之处身体局部共振作用的实际影响。

3.4　脑功能相关研究结果讨论

3.4.1　备考睡眠问题与近红外脑区功能连接结果分析

静息态是大脑皮质活动的自发波动，在休息或睡眠状态下大脑的不同脑区存在血氧水平（BOLD）信号中的自发低频波动，这种脑血氧信号的相关性，被称为静息态的功能连接（RSFC）。相关神经影像学研究[7]表明，睡眠质量与大脑静息态功能连接有关，而失眠与大脑睡眠中枢及觉醒中枢协同作用失调紧密相关。近年原发性失眠 rs-fMRI 相关研究[8]显示，异常脑区主要位于脑岛、前额叶、颞叶和边缘系统等认知-情绪相关脑区，存在默认网络、突显网络等网络内部活动与连接异常，提示失眠与负性情绪密切相关，导致认知功能减退，过度觉醒。本次备考睡眠问题被试睡眠质量与对称脑区功能连接相关性研究结果显示备考睡眠问题者 bilat-IFG RSFC 显著高于备考睡眠正常者（$P = 0.047$），且相关睡眠问题与不同脑区的连接性密切相关，具体表现为睡眠模式满意度与双侧额中回功能连接呈显著正相关，认知紊乱与双侧额上回功能连接呈显著负相关。

3.4.2　钵音助眠近红外脑区功能连接结果分析

本次研究亦发现空白组被试双侧额上回功能连接显著增加，考虑大学生备考期间，

① 丁宇, 石现, 关玲, 等. 经络寒热与经络原穴伏安特性曲线的关系[J]. 中国针灸, 2007, 27（1）: 31-33.

② 赵华, 蒋洁, 霍新慧. 痰热内扰型失眠症患者与健康人原穴体表导电量比较研究[J]. 新疆医科大学学报, 2014, 37（6）: 759-761.

③ 徐林新, 种茵, 许潇颖, 等. 基于经穴电学特性研究失眠伴焦虑状态与脏腑经络相关性[J]. 世界中医药, 2021, 16（19）: 2946-2949.

④ Li Y Y, Hao Y L, Fan F, et al. The role of microbiome in insomnia, circadian disturbance and depression[J]. Front Psychiatry, 2018, 9: 669.

⑤ 祝总骧, 谢君国, 丁治明, 等. 隐性循经感传线叩诊音的特异性及其观察（初步报告）[J]. 针刺研究, 1980, 5（4）: 312.

⑥ 吕阳婷, 付高爽, 周波, 等. 节律感应和共振: 音乐疗法的机制[J]. 医学与哲学, 2019, 40（15）: 54-57.

⑦ Cheng W, Rolls E T, Ruan H T. Functional connectivities in the brain that mediate the association between depressive problems and sleep quality[J]. JAMA Psychiatry, 2018, 75（10）: 1052-1061.

⑧ 关秋莉, 郭静. 原发性失眠的静息态功能磁共振研究进展[J]. 中国医药导报, 2020, 17（1）: 38-41.

存在因熬夜造成身体疲劳，或因学业压力过大等造成心理或脑力疲劳的客观事实；研究表明以疲劳为主要特征的慢性疲劳综合征患者额上回功能连接增强，而无重大精神障碍者通过积极情绪诱导可减低额上回功能连接[1][2]。因此考虑本次研究所发现的空白组出现此现象的内在原因为：在没有助眠手段的干预下，被试长期处于疲劳状态而导致双侧额上回功能连接增强；又或是在负面情绪得到合理宣泄，不再熬夜，有效改善认知功能后，最终使被试双侧额上回功能连接减低。

本次研究首次报告备考睡眠问题者经颂钵音乐疗法干预后，显著改善了早醒和躯体功能紊乱症状，而在近红外脑功能方面钵音组被试在连续 7 天钵音助眠后对称额上回功能连接显著降低（$P<0.05$），空白组 7 天后对称额上回功能连接显著增强（$P<0.05$）。

3.5 钵音助眠"经穴-脑相关"的具体联系

经络之间的联系沟通是中医心脑相关的基础条件之一，对于调节人体的精神活动起着至关重要的作用，经络与脑亦存在着重要的整体性关系。赖新生等当代学者[3]提出了"经穴-脑相关"假说，该假说认为人体作为生物体，针刺经穴干预的反应和调节作用必须经过中枢脑的调整和整合，再作用于靶器官，从而呈现治疗效应。

本次研究所搭建的近红外脑功能成像与原穴生物电信号同时动态检测平台符合实际需求，满足了对于大脑与经络的研究无损或微损实现载体、定点、动态、实时测量的首要条件[4]，为相关工作的开展提供了必要条件。相关经络研究首次发现颂钵干预疗法显著改变了心经、肝经、胃经等原穴生物电信号值，同时位于前额叶皮质的额上回的功能连接亦发生了改变，而相关统计分析结果显示右冲阳穴电信号值的变化与额上回功能连接的变化显著相关，有关结果为"经穴-脑相关"的具体联系提供了客观证据。

"五脏相音，可以意识"（《素问·五脏生成》），五音与内在脏腑和脑之间存在着密切联系，中医五音疗法认为五音对五脏可产生直接作用，五音作为一种声波振动，可引起五行属性相同的脏腑经络的气血产生共振；有研究认为钵音的频率可与宫商角徵羽对应，从而与人体脏腑经络产生共振，起到调理脏腑的作用。研究中所使用的助眠钵音的声波对部分经络和腧穴有选择性的影响，有关结果显示了相关钵音音频对于经络腧穴有着特别的"共振频率"，并能引起该经络腧穴气血循环的显著变化。而太冲穴与额上回功能连接提示备考睡眠问题者肝经与相应脑区之间存在着某种当下的关联性，客观显示了钵音在作用到额上回连接的同时，亦影响到肝经原穴的生物电信号特征变化。

"音乐者，所以动荡血脉，通流精神而和正心也"（《史记·乐书》），在倾听音乐的过程中，具体的音乐与在此过程中所生发出来的感情具体情况、相关生成机制为音乐治疗

---

① Boissoneault J, Letzen J, Lai S, et al. Abnormal resting state functional connectivity in patients with chronic fatigue syndrome: an arterial spin-labeling fMRI study[J]. Magnetic Resonance Imaging, 2016, 34（4）：603-608.

② Zotev V, Krueger F, Phillips R, et al. Self-regulation of amygdala activation using real-time FMRI neurofeedback[J]. PLoS One, 2011, 6（9）：e24522.

③ 赖新生, 黄泳. 经穴-脑相关假说指导下经穴特异性、针刺得气、配伍规律脑功能界定[J]. 中国针灸, 2007, 27（10）：777-780.

④ 吴汉荣, 周宜开, 卢珊, 等. "经络-脏腑学说"与脑的研究[J]. 上海中医药大学学报, 2007, 21（1）：58-59.

的基本问题。在中国古代音乐美学理论中将这种相互发生影响的实际过程与机制称为
"感"。"乐者，音之所由生也，其本在人心之感于物也"（《礼记·乐记》），声波的发生与
传播及人的听觉器官或听觉神经对声波的接收、感知既有物理性，也有生理性。音乐治
疗体现在物理性之感动、生理性之感动与心理性之感动三个层面。通过本次的相关研究，
钵音促眠相关治疗机制通过中医理论特色的腧穴-脑功能观测整体研究工作得到真实体
现，在音乐倾听的当下审美的发生值得进一步深入研究。

后　记

　　本书主要内容为自身对于中医心身相关命题研究工作的小结，在此感谢广东省科技厅科技发展专项资金（公益研究与能力建设方向）科技学术专著基金、广州市科技计划项目（201607010320）、广东省中医药局建设中医药强省课题（20192065）、华南师范大学研究生创新教育与管理研究课题（YJSCXY201101）、华南师范大学横向项目（331644、33324028）等多个课题大力支持。

　　本书中的实证研究内容主要在董国杰、于超、蔡何青、张秋芳、李彩云、臧航、肖克、张晓、任明、翁培臻、关天颖、张铭亮、蔡稚珊等多位硕士研究生与本科同学大力协助下完成，在此一并感谢！

　　在此亦衷心感谢刘颂豪院士、申荷咏教授、曹础基先生、李以坚先生、刘天君教授、杨莉教授、金花教授、方欣教授、陈琪教授、朱慧霖博士、陈灿瑞博士、吴诗婧博士、王婷婷女士、王梅女士等诸位专家、学者和好友的宝贵建议与无私帮助！

　　作为中国人，我们很庆幸能够拥有着历经千百年保存着的一套独立而完整的医学理论系统。作为一名普通中医科研工作者和临床工作者，从临床实践去认识其价值是一方面，如何用现代的科学技术与方法去诠释、印证、探索更是必要之途径。在经过近现代的科学技术洗礼之后，我们更需要在自己当下的认知方式、思维习惯、知识储备与文化经验中去找到那条理解和掌握中国医学独特的认知思维方式和科学内涵的道路。希腊德尔菲神庙将"认识你自己"（Know yourself）之箴言刻在门口上方以警示来者，而"我是谁"的问题永远是人类思考的第一永恒之问。

赵燕平

2024 年 7 月 15 日